A DIETA DO vinho

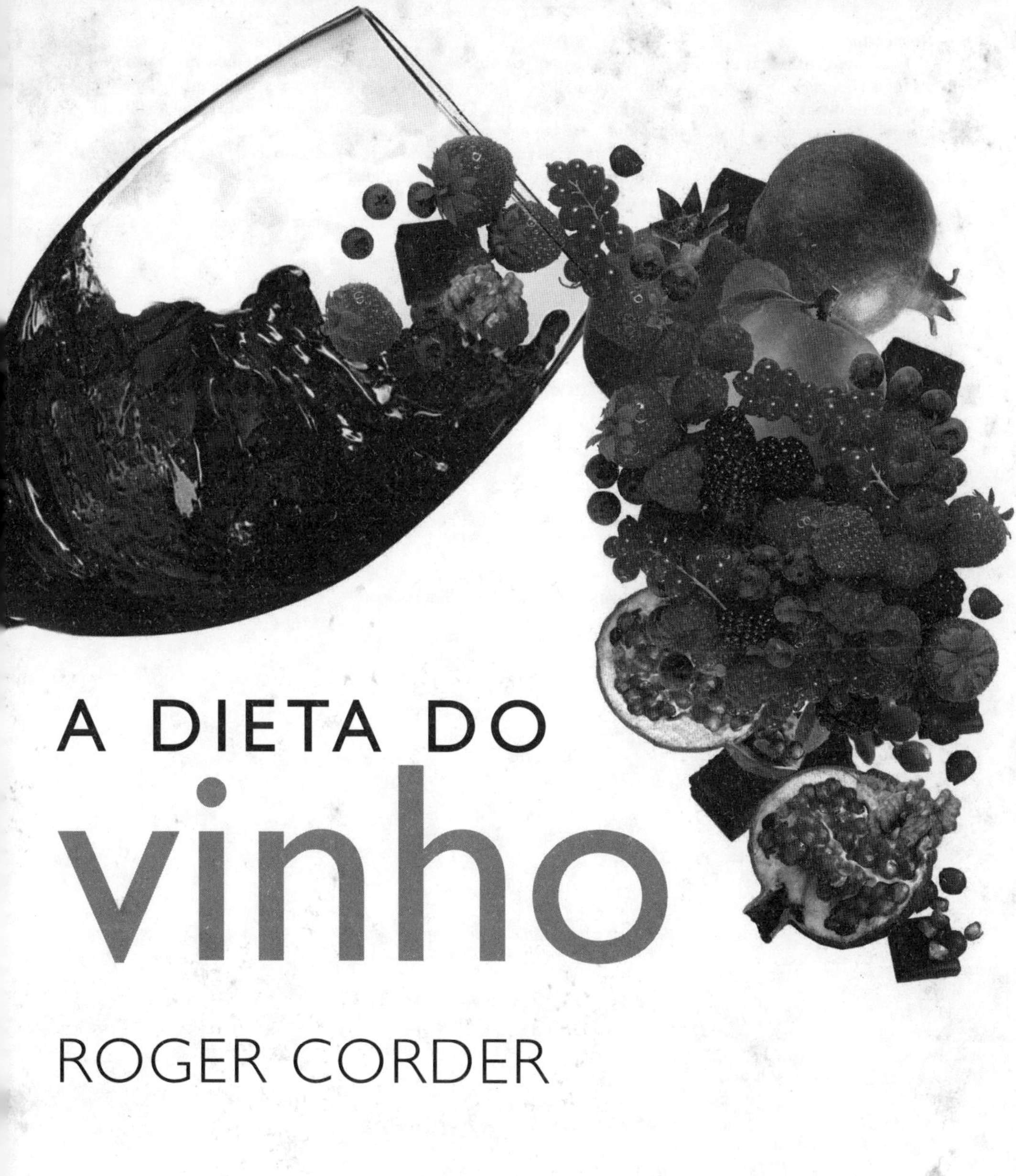

A DIETA DO vinho

ROGER CORDER

SEXTANTE

Nota editorial

Este livro contém as opiniões e idéias do autor. Seu objetivo é fornecer material útil e informativo sobre os assuntos abordados. Nem o autor nem os editores pretendem, por meio dele, oferecer serviços profissionais nas áreas de medicina e nutrição ou em qualquer outro campo. O leitor deve recorrer a um profissional qualificado, caso julgue necessitar de ajuda médica ou de outro tipo de orientação na área de saúde.

Com *A Dieta do Vinho*, desejamos prestar mais uma colaboração para a melhoria da qualidade de vida dos nossos leitores. No entanto, nos eximimos de toda e qualquer responsabilidade por prejuízos e riscos, pessoais ou não, que decorram direta ou indiretamente do uso ou da aplicação das informações aqui apresentadas.

Caso você tenha algum comentário ou sugestão a fazer sobre este livro, entre em contato com a Editora Sextante pelo e-mail *atendimento@esextante.com.br*

Título original: *The Wine Diet*

Publicado originalmente na Grã-Bretanha, em 2007, por Little, Brown Book Group Limited.

tradução
Ana Beatriz Rodrigues

preparo de originais
Valéria Inez Prest

revisão
Cristhiane Ruiz e Sérgio Bellinello Soares

projeto gráfico e diagramação
DTPhoenix Editorial

design da capa
LBBG – Jennifer Richards

imagens da capa
Cephas

adaptação da capa
Miriam Lerner

pré-impressão
ô de casa

impressão e acabamento
Yangraf Gráfica e Editora Ltda.

CIP-BRASIL. CATALOGAÇÃO-NA-FONTE
SINDICATO NACIONAL DOS EDITORES DE LIVROS, RJ

C822d Corder, Roger
A dieta do vinho / Roger Corder [tradução de Ana Beatriz Rodrigues].
– Rio de Janeiro: Sextante, 2008.

Tradução de: The wine diet
ISBN 978-85-7542-425-4

1. Vinho – Uso terapêutico. I. Título.

CDD: 613.26
08-3531 CDU: 613.24

Rua Voluntários da Pátria, 45 – Gr. 1.404 – Botafogo
22270-000 – Rio de Janeiro – RJ
Tel.: (21) 2286-9944 – Fax: (21) 2286-9244
E-mail: atendimento@esextante.com.br
www.sextante.com.br

Para Sue, minha companheira epicurista.

Sumário

Parte 1

Capítulo 1

Uma dieta para a vida inteira

Os adeptos do vinho costumam ser mais saudáveis e, não raro, vivem mais. Essa afirmação não resume um mero desejo. Passei anos pesquisando os benefícios do vinho para a saúde e descobri que as pessoas que consomem essa bebida têm menos doenças cardíacas e diabetes, além de apresentarem menor probabilidade de sofrer de demência na velhice. Seria efeito do vinho, da alimentação ou do estilo de vida? Provavelmente é uma mistura dos três fatores.

Neste livro, examino a importância de todos esses aspectos para alcançarmos o nível mais alto de bem-estar e defendo o consumo diário do vinho tinto como parte de um estilo de vida saudável. Para quem preferir se abster do vinho, sugiro bebidas e alimentos não alcoólicos que podem proporcionar benefícios semelhantes.

Na parte 1 e no apêndice, apresento uma série de informações sobre os benefícios que o consumo regular de vinho tinto proporciona à saúde. Você conhecerá a fundo os polifenóis – estruturas químicas vegetais – presentes nessa bebida e seu valioso poder de proteção contra diabetes, doenças cardíacas, diversos tipos de cânceres e degeneração macular, entre outros males. Saberá também quais tipos de vinhos tintos de diversas procedências – de países latino-americanos a europeus – mais contribuem para a melhora da saúde por conterem concentrações mais altas de polifenóis. Igualmente importante: aprenderá a incorporar à sua dieta outros alimentos ricos nessas substâncias, como é o caso do chocolate, das nozes, da maçã, da romã e do caqui. Além disso, verá por que sua alimentação atual pode estar prejudicando sua qualidade de vida e como mudar essa situação.

Na parte 2, forneço um cardápio para duas semanas e 50 deliciosas e nutritivas receitas que o ajudarão a adotar um estilo de alimentação bastante saudável. Você pode até começar a leitura deste livro por essa parte, caso pretenda dar início ao plano de nutrição completa imediatamente. No entanto, sugiro que dedique um tempo à leitura de alguns tópicos abordados na parte 1 e no anexo – você se surpreenderá com as descobertas científicas que vêm sendo feitas nessa área, além de aprender dicas valiosas para "turbinar" sua saúde e perder peso de forma segura.

As melhores dietas são para o resto da vida, e não apenas para que possamos nos recuperar de exageros que cometemos em datas festivas. Um regime alimentar saudável deve ser completo em todos os aspectos – para que nada falte e nada seja em excesso. Aqui apresento um estilo de vida e orientações alimentares que podem ajudar você a alcançar esse objetivo, proporcionando grandes benefícios à saúde a longo prazo. Se os conselhos forem seguidos cuidadosamente, auxiliarão no emagrecimento.

Estudos revelam: o vinho faz bem à saúde

Minhas orientações se baseiam em conclusões de estudos que envolveram alimentos, vinhos e estilo de vida de alguns dos povos mais saudáveis e mais longevos do mundo. Neste livro, avalio as indicações de que beber vinho é melhor para a saúde do que não beber. Ao longo dos últimos 20 anos, o conceito de que o consumo regular e moderado dessa bebida proporciona benefícios tornou-se amplamente aceito. Ganhou destaque por causa da idéia de que a ingestão de vinho é o ponto central do que chamamos de "paradoxo francês" – o fenômeno estatístico de uma incidência relativamente baixa de doenças cardíacas na França, apesar do alto consumo de gordura saturada nesse país.

Aqui avalio as indicações de que beber vinho é melhor para a saúde do que não beber.

Não se trata apenas de dizer que todo vinho faz bem – a questão é mais complexa. Mas, com alimentos nutritivos e quantidades moderadas dessa bebida, todos nós podemos ter saúde e desfrutar dos prazeres da vida. Resumi os relatórios médicos mais importantes e mais recentes e os apresento junto com conclusões quanto ao padrão ideal do consumo de vinho.

Procianidinas: as grandes protetoras

O vinho – suco fermentado de uva – tem diversos componentes. Quais deles são mais importantes para melhorar o bem-estar? Para ajudar você a entender como os cientistas estão investigando esse tópico, descrevo os resultados de diversas pesquisas. Esses estudos foram realizados no meu laboratório e também em muitos outros que buscam compreender integralmente as propriedades protetoras de uma série de componentes dos alimentos. Isso nos leva aos polifenóis – um grupo de milhares de estruturas químicas vegetais. Ainda não sabemos qual é a extensão total da ação de muitos deles e só agora estamos começando a entender sua contribuição para a saúde e o bem-estar. Os polifenóis existem em muitas formas, porém quais deles são mais eficazes?

A saúde dos vasos sangüíneos é essencial para manter o coração, o cérebro e todos os outros órgãos em bom estado. Além de poder ajudar a prevenir o câncer. Por esse motivo, incluí as conclusões das pesquisas realizadas no meu laboratório que se concentraram em descobrir quais são os elementos do vinho que conferem proteção vascular. Para resumir: nossos estudos revelaram que as procianidinas – os polifenóis mais abundantes no vinho tinto jovem, também chamados de proantocianidinas – são os componentes dessa bebida que proporcionam mais benefícios à saúde.

Fontes não alcoólicas de procianidinas

Existem numerosas fontes alimentares de procianidinas. Essas estruturas químicas vegetais são abundantes na natureza, embora o processamento dos alimentos realizado atualmente as elimine em grande quantidade. Talvez o conselho de comer uma maçã por dia para manter a saúde faça mais sentido do que se imagina. A *cranberry*, ou oxicoco, é outra excelente fonte de procianidinas, que são os principais polifenóis encontrados no cacau e no chocolate. Essas substâncias são apenas um subgrupo dos muitos milhares de polifenóis presentes nos vegetais. A romã e os frutos secos oleaginosos, como as nozes, contêm tipos diferentes de polifenóis que também contribuem de

Nossos estudos revelaram que as procianidinas – os polifenóis mais abundantes no vinho tinto jovem, também chamados de proantocianidinas – são os componentes dessa bebida que proporcionam mais benefícios à saúde.

Se você quiser evitar bebidas alcoólicas, existem outras maneiras de aumentar o consumo diário de polifenóis cardioprotetores.

forma significativa para a saúde dos vasos sangüíneos. Portanto, se você quiser evitar bebidas alcoólicas, existem outras maneiras de aumentar o consumo diário de polifenóis cardioprotetores.

Como chegar aos 100 anos de idade

Talvez você ache que a última coisa que deseja é viver até os 100 anos, decrépito, senil e completamente dependente dos cuidados de alguém. Mas esse não é necessariamente o destino dos nonagenários nem dos centenários. Um número cada vez maior de estudos mostra que as pessoas com uma vida ativa saudável, muitas vezes regada a uma ou duas taças de vinho ao dia, vivem mais.

Ser ativo e ingerir uma seleção balanceada de alimentos nutritivos é uma necessidade. Quando esses hábitos são deixados de lado, a saúde geral tende a ficar prejudicada. Demência e declínio da visão são as maiores preocupações de muitas pessoas da terceira idade – esses dois problemas são influenciados pela alimentação. Há idosos que relutam em fazer refeições adequadas, sobretudo quando comem sozinhos. Acabam escolhendo alimentos altamente calóricos ou semiprontos, inadequados do ponto de vista nutricional. Trata-se de uma abordagem totalmente equivocada. Com o envelhecimento, o organismo precisa de menos calorias e usa as vitaminas e os minerais com menos eficiência. Para ter boa saúde, as calorias devem ser adequadas às necessidades, e a dieta tem que ser variada, com muitas frutas e hortaliças.

As pesquisas destinadas a desvendar os segredos da longevidade inspiram grande interesse. Em geral, por trás disso está a idéia de que pode ser descoberta uma fórmula secreta que nos permitirá ultrapassar a expectativa de vida que temos hoje. Muitos estudos envolvem populações saudáveis, com alta proporção de centenários. Minhas investigações nessa área concentraram-se no vinho que as pessoas bebem na Sardenha, em Creta, no sudoeste da França e na Geórgia (a ex-república soviética, não o estado americano). Os resultados oferecem novos insights sobre o melhor tipo de vinho para a saúde a longo prazo. Essas pesquisas indicam também que o paradoxo francês não é uma aberração estatística;

O paradoxo francês não é uma aberração estatística; na verdade, ele revela um aspecto fundamental da nutrição e da saúde que deveríamos examinar mais a fundo.

na verdade, ele revela um aspecto fundamental da nutrição e da saúde que deveríamos examinar mais a fundo.

Os vinhos mais benéficos

É importante entender o que significa ingerir vinho de um modo saudável – e que hábitos devem ser evitados. Outra questão interessante é saber se todos os vinhos tintos proporcionam os mesmos benefícios. Testes realizados no meu laboratório mostram que alguns desses produtos contêm níveis muito mais altos de procianidinas do que outros. Optar por eles nos permite obter os benefícios máximos e, ao mesmo tempo, beber menos. Sendo assim, como escolher os vinhos mais adequados? Neste livro, menciono alguns dos mais benéficos que encontrei. Eles possuem uma série de fatores em comum em termos de vinhedo, tipo de uva e modo de produção. Forneço informações detalhadas sobre essas características para que você possa procurar outros vinhos com propriedades semelhantes. Todos eles são acompanhamentos perfeitos para as refeições, e essa é a melhor maneira de tomar vinho para obter benefícios à saúde.

Como melhorar a saúde por meio da alimentação e do estilo de vida

Em geral, as pessoas lidam com as doenças por meio de intervenções médicas ou cirúrgicas que controlam os sintomas ou a progressão do problema. Mas a melhor abordagem seria tentar nos manter saudáveis ao longo da vida para que doenças como o câncer sejam menos comuns. Deveríamos também dedicar mais recursos ao entendimento do que acontece durante o processo de envelhecimento, de modo que a velhice possa se tornar um período de vitalidade, e não uma fase da vida em que a única expectativa é o declínio das condições de saúde.

Cada vez mais a ciência reconhece que as doenças crônicas progressivas, como cardiopatias, diabetes, demência e diversas formas de perda da visão, têm vários sintomas subjacentes em comum. Aparentemente, os mais importantes deles são as anormalidades na função dos vasos sangüíneos e dos capilares. Pesquisas revelam dados surpreendentes sobre esse assunto. Por exemplo, a osteoporose é mais comum em pessoas com fatores de risco para doenças cardíacas. Será que isso ocorre porque uma alimentação e um estilo de vida que favorecem as cardiopatias também aumentam a probabilidade de ocorrência da osteoporose? Ou será que as anormalidades vasculares que se apresentam com os males do coração alteram o metabolismo ósseo de um modo que desencadeia a osteoporose?

Fatores alimentares que influenciam o risco de câncer também são discutidos. As dietas ricas em flavonóides (um tipo de polifenol) não só reduzem as ocorrências de doenças cardíacas como também diminuem a incidência de câncer. Isso pode acontecer porque essas substâncias químicas vegetais bloqueiam o crescimento de células cancerosas. Ou talvez os flavonóides, como os que se encontram no vinho tinto, atuem melhorando a saúde vascular, o que dificulta o crescimento dos tumores e a disseminação das células cancerosas.

O excesso de gordura corporal aumenta a probabilidade de diversos problemas de saúde. E ingerir os alimentos errados só piora as coisas. É importante seguir uma dieta que evite o ganho de peso, mas que também melhore a saúde em geral.

A gordura vem sendo apontada como a vilã do setor de alimentos há mais de 20 anos por promover o ganho de peso. No entanto, na quantidade adequada seu consumo faz bem. A designação "ácidos graxos essenciais" refere-se às gorduras necessárias à preservação da saúde. A gordura também ajuda na absorção de algumas vitaminas e outros nutrientes. As dietas pobres nesse componente alimentar não são a melhor opção para quem deseja se manter saudável.

Talvez os flavonóides, como os que se encontram no vinho tinto, atuem melhorando a saúde vascular, o que dificulta o crescimento dos tumores e a disseminação das células cancerosas.

A Dieta do Vinho enfatiza a importância da nutrição completa para maximizar o bem-estar. Enquanto uma dieta balanceada se concentra na necessidade de uma combinação de alimentos por seu conteúdo de carboidratos, gordura e proteína, a nutrição completa envolve o consumo de itens variados, a fim de garantir a inclusão de nutrientes essenciais, vitaminas e minerais. Além de recomendar alguns alimentos saudáveis, explico por que determinados hábitos alimentares e estilos de vida podem ser fatores de risco para doenças. A prática de exercícios é essencial para proporcionar o equilíbrio adequado entre a ingestão de calorias e o gasto de energia. A atividade física também aumenta a disposição e melhora a aparência.

Acredito que, se você compreender melhor como os fatores alimentares afetam a saúde, se convencerá com mais facilidade da importância de realizar mudanças. Caso se sinta incapaz de abrir mão de determinado hábito imediatamente, talvez consiga se adaptar aos poucos a um estilo de vida e a uma alimentação mais saudáveis sabendo quais serão as conseqüências se não fizer isso.

As melhores dietas são compostas de diversos alimentos nutricionalmente importantes que devem ser variados ao longo de uma semana ou mais, a fim de manter constante a ingestão de vitaminas e minerais essenciais.

Também recomendo que você adote uma nutrição completa por meio dos alimentos em vez de optar por suplementos de vitaminas e minerais, cuja eficácia não foi comprovada em testes clínicos. Pesquisas detalhadas sobre altas doses de vitaminas revelaram que, em alguns casos, os danos são maiores do que os benefícios. Para a saúde ideal, as melhores dietas são compostas de diversos alimentos nutricionalmente importantes que devem ser variados ao longo de uma semana ou mais, a fim de manter constante a ingestão de vitaminas e minerais essenciais.

Receitas saudáveis

As receitas que apresento neste livro são fáceis de fazer e se destinam a proporcionar uma nutrição completa. Elas são a base da Dieta do Vinho, um regime alimentar no estilo mediterrâneo que adota o consumo diário de vinho tinto como parte de um modo de vida saudável. Para quem não bebe, as orientações alimentares podem ser seguidas sem a necessidade de utilizar o vinho tinto como fonte das protetoras procianidinas. Diversas receitas incluem ingredientes ricos em polifenóis para a elaboração de refeições nutritivas e deliciosas, com benefícios um pouco maiores. Um cardápio para duas semanas o ajudará a controlar o peso e a melhorar a saúde a longo prazo.

Capítulo 2

O vinho e a saúde

NA MITOLOGIA GREGA, O NÉCTAR ERA A bebida dos deuses. A etimologia da palavra revela que seu significado é "aquela que supera a morte". Assim, será que, quando compararam o vinho ao néctar, os gregos antigos já estavam cientes dos seus benefícios para a saúde? Por volta de 400 a.C., o médico grego Hipócrates utilizava o vinho como antisséptico, diurético e sedativo. No século II d.C., Galeno, médico e erudito, desenvolveu o uso médico do vinho. Ele empregava remédios à base dessa bebida e escreveu sobre isso em *De Sanitate Tuenda*.

Antes do advento das modernas práticas de produção, a utilização do vinho como base para preparados médicos proporcionava a tais poções um grau de estabilidade e limpeza que não poderia ser obtido com a água. De fato, Louis Pasteur (1822-95), o químico francês que realizou o revolucionário trabalho em que se fundamenta a atual compreensão da microbiologia, disse: "O vinho é a mais saudável e a mais higiênica das bebidas."

Ao longo dos séculos, outras figuras notáveis falaram sobre os benefícios que essa bebida proporciona à saúde. No século XIII, Arnoldo de Villanova, médico e filósofo catalão, compilou o *Regimen Sanitatis Salernitani*, um guia para se alcançar a saúde ideal, no qual recomenda a ingestão de vinho às refeições, mas também ensina que seu consumo nos intervalos entre elas poderia ter efeitos danosos. No século XVI, Paracelso, médico suíço considerado por alguns o pai da terapêutica moderna, afirmou: "O vinho é um alimento, um remédio e um veneno – é apenas uma questão de dose."

Na Austrália do século XIX, a profissão médica estava intimamente relacionada com o desenvolvimento de alguns dos primeiros vinhedos e com a introdução do vinho na vida colonial. A influência dos médicos se faz sentir até os dias de hoje. Em 1814, dado o alto número de mortes durante as viagens da Inglaterra à Austrália, o governador Macquarie encomendou ao Dr. William Redfern um estudo para investigar as condições dos navios que transportavam os criminosos condenados. Suas recomendações para impedir a desnutrição e o escorbuto incluíam uma porção diária de cerca de 120ml de vinho com suco de limão.

Estudos do século XX

Indicações médicas de que o consumo moderado de álcool poderia ser benéfico à saúde foram relatadas em 1926 pelo biólogo americano Raymond Pearl. Ao investigar a tuberculose em Maryland, Estados Unidos, ele descobriu que as pessoas que bebiam quantidades moderadas de álcool viviam mais do que os abstêmios. Pearl se arriscou a criar uma grande controvérsia com suas observações, pois as fez durante a vigência da Lei Seca (1920-33). Naquela época, os efeitos prejudiciais da ingestão excessiva de álcool já eram conhecidos. Acredita-se que esse tenha sido o primeiro estudo científico mostrando que o consumo comedido dessa substância certamente *não era nocivo à saúde*. Em todo caso, é possível que existam pesquisas anteriores a essa descoberta.

Portanto, afirmar que o vinho contribui para a saúde não é uma idéia nova. A questão que vem causando polêmica nos últimos anos é se todas as bebidas alcoólicas conferem os mesmos efeitos positivos, particularmente porque muitos guardiões da moral insistem em dizer que o consumo de álcool causa apenas malefícios.

Os efeitos do álcool

Quando se medem os níveis de colesterol sangüíneo e o resultado aponta colesterol total alto, os médicos aconselham uma mudança na alimentação, mas se preocupam mais ainda se o nível do colesterol HDL, o "bom" colesterol, estiver baixo (veja o boxe na página 20). Uma observação comum entre os consumidores regulares de álcool é que seu HDL costuma ser mais alto do que o dos abstêmios. Isso levou alguns pesquisadores a concluir que pelo menos a metade do benefício proporcionado pelo álcool se dá por meio do aumento do HDL. Vinho, cerveja e destilados produzem esse efeito, embora o crescimento da taxa desse colesterol varie de pessoa para pessoa, com elevações mínimas em alguns indivíduos.

O consumo regular de quantidades moderadas de álcool também atua positivamente evitando a formação de coágulos sangüíneos. Um estudo publicado em 1994 analisou o efeito da ingestão de álcool no jantar por homens saudáveis. Em dias diferentes, os participantes consumiram 400ml de água, 1 litro de cerveja, 400ml de vinho tinto ou 144ml de destilados. Constatou-se que todas as bebidas alcoólicas, que continham cerca de 40g de álcool cada uma, causaram uma elevação na quantidade do ativador de plasminogênio tecidual (APT), substância que ativa a plasmina (enzima que age nos vasos sangüíneos dissolvendo os coágulos).

O baixo nível de colesterol HDL é considerado um fator de risco para doenças cardíacas.

O aumento do APT causado pelo álcool durou até a manhã seguinte. Essa foi considerada uma descoberta importante por mostrar que a ação anticoagulante desencadeada pelo consumo de álcool à noite se mantinha até o outro dia. Como uma grande quantidade dos ataques cardíacos ocorre

Você já deve ter ouvido falar no colesterol bom e no colesterol ruim. O colesterol é uma substância gordurosa produzida pelo organismo. Para sermos saudáveis, precisamos ter um pouco dele. Porém, quando fabricado em excesso, o colesterol pode se acumular nas paredes dos vasos sangüíneos. Com o tempo, existe o risco de que esses depósitos de gordura se oxidem e endureçam, formando placas – a etapa inicial da aterosclerose (veja a página 28).

No sangue, o colesterol é transportado em conjunto com uma proteína – essa combinação de gordura e proteína é chamada de lipoproteína. A lipoproteína de baixa densidade, ou colesterol LDL, contém uma proporção maior de gordura em relação à proteína – trata-se do colesterol ruim, que se deposita nos vasos sangüíneos. A lipoproteína de alta densidade, ou colesterol HDL, possui basicamente proteína e pouca quantidade de gordura. Conhecido como o bom colesterol, o HDL confere proteção de diversas maneiras. Sua ação mais importante é remover o LDL do sangue e de outras células tissulares e transportá-lo até o fígado, que quebra esse colesterol ruim, permitindo sua excreção. O HDL também está associado à paraoxonase, uma enzima capaz de proteger o LDL da oxidação. O colesterol HDL possui ainda numerosos efeitos antiinflamatórios sobre os vasos sangüíneos. Todas essas ações positivas ajudam a explicar por que baixos níveis de HDL são um fator de risco para doenças cardíacas.

logo cedo pela manhã, a inibição da formação de coágulos sangüíneos pode ter um efeito protetor valioso para as pessoas que bebem com moderação. Isso sugere que o vinho é um acompanhamento melhor para uma refeição noturna do que um simples copo d'água.

O álcool também afeta a pressão arterial. Nas horas que se seguem à ingestão dessa substância, a pressão arterial pode cair, porém no dia seguinte ela se eleva mais do que se a pessoa não tivesse bebido. Assim, consumir quantidades excessivas de álcool regularmente pode se tornar um fator de risco para a hipertensão – o segredo está na moderação. Também foi demonstrado que a ingestão de álcool antes de um teste de esforço para investigar casos de angina piora esse problema e aumenta a gravidade das alterações reveladas pelo eletrocardiograma (ECG). Sendo assim, na presença de fatores de risco para doença coronariana, não é uma boa idéia praticar exercícios vigorosos sob o efeito do álcool.

O vinho e o paradoxo francês

O interesse pelos benefícios que o consumo regular de vinho proporciona à saúde aumentou de forma considerável nos últimos 25 anos. O Dr. Selwyn St. Leger e colegas chamaram atenção para as propriedades protetoras dessa bebida quando descreveram a relação inversa entre sua ingestão e as mortes provocadas por doença coronariana na Europa, na América do Norte e na Oceania. Suas descobertas, publicadas pela revista *The Lancet* em 1979, compararam dados de homens com idades entre 55 e 64 anos – faixa etária com maior risco de apresentar doença cardíaca precoce. Elas indicaram maior incidência de morte nas regiões com um consumo tradicionalmente mais alto de cerveja e destilados – América do Norte, Oceania, Grã-Bretanha, Irlanda, Finlândia e Noruega. Na França, registrou-se o menor número de óbitos e também os índices mais altos de ingestão de vinho.

Mais ou menos nessa mesma época, epidemiologistas franceses observaram que a taxa de doença coronariana em seu país era relativamente baixa, apesar do alto consumo de gordura saturada observado ali. Esse conceito ficou conhecido como o "paradoxo francês". (Você lerá sobre outros aspectos relacionados a esse assunto nos capítulos 4 e 6.) A idéia de que a ingestão regular de vinho poderia explicar essa questão agitou os Estados Unidos quando o Dr. Serge Renaud revelou essa teoria no programa *60 Minutes*, da emissora de TV CBS, em 1991. No ano seguinte,

Renaud e De Lorgeril publicaram na *Lancet* indicações que apoiavam essa afirmação. Eles também apresentaram a idéia de que esse efeito protetor se devia à capacidade que o álcool tem de inibir os mecanismos de formação de coágulos sangüíneos. Os céticos sugeriram que o paradoxo francês era simplesmente uma anomalia estatística resultante da maneira como a causa de morte é registrada nas certidões de óbito na França. Daí em diante, os especialistas se dividiram em dois grupos: os que acreditam e os que não acreditam que o vinho pode proporcionar benefícios à saúde.

A conscientização da mídia e do público quanto à possível relação entre o consumo de vinho e a redução da incidência de doenças cardíacas acentuou-se após a veiculação de um novo programa sobre o tema na CBS, em 1995. Para quem gosta de beber, essa se tornou uma desculpa perfeita para ir em frente. No entanto, as pessoas nem sempre estão atentas à frágil linha entre o que pode ter efeitos favoráveis e o que causará danos. Voltarei a discutir esse tópico mais detalhadamente no capítulo 7.

O vinho oferece mais benefícios do que outras bebidas alcoólicas?

Boa parte da polêmica científica nos últimos 10 anos concentrou-se na seguinte questão: será que todas as bebidas alcoólicas proporcionam o mesmo benefício? O *British Medical Journal* publicou uma revisão de 25 estudos que examinam o efeito da cerveja, do vinho e dos destilados na doença coronariana. Embora muitos desses trabalhos tenham demonstrado que o consumo de vinho produz os maiores benefícios, o projeto de um grande número deles foi considerado inadequado para que se chegasse a uma avaliação definitiva. A conclusão foi de que a ingestão moderada de cerveja, vinho e destilados reduz o risco de doenças cardíacas. Os autores da revisão (o Dr. E. B. Rimm e outros) atribuíram esse resultado positivo ao consumo regular do álcool em si, e não a um dos componentes dessas bebidas. A importância de outros fatores, como o estilo de vida e as condições socioeconômicas das populações, também foi enfatizada.

Em 2003, o Dr. Rimm e seus colegas publicaram no *New England Journal of Medicine* suas análises dos dados que coletaram dos 38.077 participantes do Health Professionals Follow-up Study. Essa pesquisa incluiu dentistas, veterinários, optometristas, médicos osteopatas e podólogos do sexo masculino com idades entre 40 e 75 anos, que foram acompanhados durante 12 anos, de 1986 a 1998. Durante esse período, foi registrado o número de infartos não fatais e de mortes resultantes de doença coronariana apresentado pelo grupo. Para a avaliação da ingestão de comida e álcool, cada participante respondeu a um questionário em 1986, 1990 e 1994. As pessoas que consumiam álcool regularmente (um a quatro drinques por dia) apresentaram um número menor de problemas coronarianos do que os indivíduos abstêmios e do que aqueles que não bebiam com freqüência. Os participantes foram classificados como bebedores de vinho tinto, vinho branco, cerveja ou destilados. Mais uma vez, o Dr. Rimm concluiu que nenhum tipo específico de bebida proporcionava benefícios adicionais. Nesse estudo ficou claro que o consumo de um drinque alcoólico por dia, todos os dias, conferia algum grau de proteção contra doenças cardíacas em comparação com a abstinência de álcool e com a ingestão de uma quantidade menor de bebidas alcoólicas. Essa conclusão coincide com a de outros trabalhos.

Vejo pouco valor em analisar dados somente em relação aos males cardíacos. A influência de determinado padrão de consumo de álcool sobre o bem-estar geral e sobre a probabilidade de adquirir qualquer doença é essencial para todos os que desejam ter uma vida longa e saudável. Por isso são particularmente importantes as conclusões de dois estudos de grande porte – um deles realizado na Dinamarca e o outro na França – para examinar óbitos resultantes tanto de doença coronariana quanto de "todas as causas" (a chamada "mortalidade por todas as causas").

O estudo dinamarquês envolveu mais de 24 mil homens e mulheres que viviam em Copenhague. O recrutamento dos participantes ocorreu entre 1964 e 1976, e eles foram acompanhados até 1995. Os resultados mostraram que o consumo de um a três copos de cerveja ou vinho por dia reduzia a incidência de doença coronariana, porém somente quem bebia vinho se beneficiava de uma redução das mortes decorrentes de "todas as causas" em comparação com os abstêmios.

Serge Renaud relatou resultados semelhantes extraídos de uma pesquisa realizada no leste da França. Entre 1978 e 1983, 36.250 homens de 40 a 60 anos de idade foram recrutados para essa investigação e, depois, monitorados por um período de 12 a 18 anos. Assim como no estudo dinamarquês, a diminuição da incidência de doenças cardíacas ocorreu tanto entre os indivíduos que consumiam cerveja quanto entre os que bebiam vinho. Entretanto, talvez o aspecto mais significativo desse trabalho tenha sido a descoberta de que a incidência de morte por "todas as causas" entre os participantes que bebiam de duas a quatro taças de vinho por dia era 30% menor em relação aos abstêmios e aos que ingeriam mais de quatro taças de vinho diariamente. Em outras palavras, as pessoas que consumiam vinho com moderação eram as mais saudáveis em ambas as populações.

Não causou surpresa que, tanto no estudo dinamarquês quanto no francês, a ingestão de uma quantidade excessiva de qualquer bebida alcoólica estivesse associada a um número maior de mortes – o que mais uma vez mostra que há uma linha frágil entre o consumo moderado de álcool e o risco de efeitos prejudiciais.

A incidência de morte por "todas as causas" entre os participantes que bebiam de duas a quatro taças de vinho por dia era 30% menor em relação aos abstêmios e aos que ingeriam mais de quatro taças de vinho por dia.

Outra prova de que, de modo geral, os adeptos do vinho são mais saudáveis surgiu de uma pesquisa realizada por Klatzky e colegas na Califórnia. Publicado em 2003, esse estudo, conduzido ao longo de 20 anos, examinou a relação entre o número de mortes e os hábitos de consumo de álcool num grupo de 128.934 pessoas. Entre os indivíduos que ingeriam vinho com moderação (uma ou duas taças por dia) registraram-se menos mortes por "todas as causas" e a quantidade de óbitos decorrentes de doença coronariana foi 40 a 60% menor. Em comparação, quem bebia álcool regularmente (um ou mais drinques por dia), mas apenas cerveja ou destilados, não apresentou nenhum registro positivo em termos de morte por doença coronariana nem por "todas as causas".

A importância da alimentação e do estilo de vida

O consumo moderado de álcool certamente não é o único elemento do estilo de vida que pode nos ajudar a ter uma saúde excelente. O estudo INTERHEART (publicado pela revista *The Lancet* em setembro de 2004) examinou a relação entre fatores de risco modificáveis e a freqüência de ataques cardíacos. Essa pesquisa envolveu indivíduos de 52 países, de todos os continentes, num total de 15.152 participantes – todos eles já haviam sofrido um infarto agudo. Para cada um deles foi recrutada uma pessoa saudável da mesma idade e do mesmo sexo que vivia na mesma região. Pretendia-se com isso comparar diversos fatores de risco nos dois grupos, a fim de determinar qual deles exercia maior influência na probabilidade de alguém ter um problema coronariano. Surgiram diversas observações interessantes. Não nos surpreende, visto que conhecemos os fatores de risco para doenças cardíacas, que um diabético tabagista e hipertenso tivesse 13 vezes mais chances de sofrer um infarto do que alguém que não apresentasse esses problemas. A ingestão regular de álcool (três ou mais vezes por semana), o consumo diário de frutas ou hortaliças e a prática regular de exercícios físicos diminuíram o risco de ocorrência de infarto em 10 a 30%. A combinação de todos esses aspectos com o fato de o indivíduo ser um não-fumante reduziu a probabilidade de uma complicação coronariana a um quinto em comparação com um indivíduo que não seguia esse estilo de vida. A mensagem simples do INTERHEART é que o estilo de vida, de modo geral, é essencial à manutenção da saúde.

Um estudo francês publicado em 2004 analisou a relação entre alimentação e consumo de álcool em três projetos MONICA (MONItoring of trends and determinants in CArdiovascular diseases) realizados nos centros médicos de Lille, Estrasburgo e Toulouse. Participaram da pesquisa 1.100 homens com idades entre 45 e 64 anos. A alimentação era considerada de melhor qualidade quando envolvia uma ingestão acima da média de frutas, verduras, legumes, pães, cereais, peixe, carne magra, óleo vegetal, leite e queijos pouco gordurosos. Além disso, era classificada num nível mais alto de qualidade quando o consumo de manteiga, açúcar, batata, queijo, ovos e carnes gordurosas ficava abaixo da média. Nessa análise, a qualidade da dieta dos adeptos do vinho foi considerada melhor do que a dos bebedores de cerveja. Os primeiros comiam quantidades maiores de frutas e hortaliças e menos carboidratos e gorduras saturadas. Eles também tinham menos propensão a fumar e eram fisicamente mais ativos.

Descobertas semelhantes foram reveladas por uma pesquisa dinamarquesa realizada com 48.763 homens e mulheres com idades entre 50 e 64 anos. Os participantes que bebiam vinho regularmente fumavam menos e eram mais esguios do que os abstêmios e do que os adeptos da cerveja e dos destilados. Seu nível de escolaridade também tendia a ser mais alto. Em termos da dieta alimentar, eles consumiam uma quantidade maior de frutas, hortaliças e peixe e preferiam usar azeite de oliva na cozinha. Esse padrão estava mais fortemente associado aos que tomavam de uma a três taças de vinho por dia.

A esta altura, você já deve ter chegado à conclusão de que a menor incidência de doenças cardíacas e câncer entre os adeptos do vinho deve-se simplesmente a um estilo de vida mais saudável e mais regrado. Com tamanho

Meu desafio nas pesquisas que realizo sobre os benefícios do vinho é descobrir se os aspectos envolvidos no consumo dessa bebida realmente fornecem algo superior aos efeitos positivos proporcionados por uma alimentação saudável.

interesse por esse tópico, isso seria decepcionante. Meu desafio nas pesquisas que realizo sobre os benefícios do vinho é descobrir se os aspectos envolvidos no consumo dessa bebida realmente fornecem algo superior aos efeitos positivos proporcionados por uma alimentação saudável.

Será que o vinho é o melhor remédio?

Serge Renaud é uma das personalidades mais influentes no mundo da alimentação e das doenças cardíacas. Ele foi convencido pelos resultados do Seven Countries Study, iniciado na década de 1960, de que a incidência de doenças cardíacas entre os habitantes de Creta é baixa, embora esses indivíduos adotem uma alimentação relativamente rica em gordura. Com base nessa conclusão, decidiu desenvolver o Lyon Diet Heart Study, em 1985. O objetivo desse estudo clínico era testar o valor da alimentação no estilo mediterrâneo dos cretenses em relação à recorrência de ataques cardíacos em pacientes que já haviam sofrido esse problema e à sua sobrevivência. As pessoas que receberam a orientação de seguir a dieta mediterrânea foram aconselhadas a aumentar seu consumo de pães, hortaliças, frutas (todos os dias) e peixe e diminuir a ingestão de carne vermelha. Além disso, a manteiga e os cremes foram substituídos por uma margarina fornecida pelos organizadores do estudo. Elaborada com óleo de canola, tinha composição semelhante à do azeite de oliva, exceto pelo fato de ter níveis significativamente mais altos de ácido alfa-linolênico, fonte vegetal do ácido graxo essencial ômega-3. Quatro anos depois, os problemas coronarianos fatais e não fatais foram reduzidos à metade entre os seguidores da dieta mediterrânea.

Além de examinar a alimentação, o Lyon Diet Heart Study ofereceu uma oportunidade para se analisar a influência da ingestão de vinho na saúde cardíaca. A análise do consumo dessa bebida foi limitada a 353 homens. Durante o estudo eram levantadas informações completas sobre a alimentação e a ingestão de álcool entre os membros desse grupo. Ao longo dos quatro anos da pesquisa, 190 deles seguiram a dieta no estilo mediterrâneo. No entanto, deixando-se de considerar a dieta, o consumo de vinho por todos eles foi nitidamente um dos principais fatores que afetaram a probabilidade de ocorrência de novos ataques cardíacos – a ingestão de duas a quatro taças da bebida por dia reduziu a recorrência desse problema à metade. Essa foi uma observação muito significativa, sobretudo porque os benefícios proporcionados pelo vinho nesse grupo foram, sem dúvida, independentes da alimentação. Vale a pena mencionar que o tratamento combinado com aspirina e clopidogrel (Plavix), dois dos medicamentos mais eficazes para prevenção de coágulos sangüíneos, diminui apenas em um terço as chances de ocorrer outro problema coronariano em uma pessoa que já tenha sofrido um infarto.

O consumo de vinho de fato proporcionava benefícios além dos que poderiam ser atribuídos a um estilo de vida mais saudável e a um perfil de fatores de risco reduzidos.

Para quem gosta de beber vinho diariamente, o estudo de Lyon foi um estímulo e tanto à continuidade do hábito. Da perspectiva das minhas pesquisas, esses dados sugeriam que o consumo de vinho de fato proporcionava benefícios além dos que poderiam ser atribuídos a um estilo de vida mais saudável e a um perfil de fatores de risco reduzidos. A observação de que até mesmo as pessoas que sofriam de doenças cardíacas estavam obtendo algum grau de proteção com a ingestão da bebida indicou que pesquisas para entender esse efeito positivo poderiam levar a descobertas que permitiriam desenvolver novos medicamentos úteis a todos.

Acidente vascular cerebral e outras doenças vasculares

Os efeitos protetores do vinho no estudo de Lyon foram provavelmente resultantes de uma mudança na função vascular, isto é, dos vasos sangüíneos. Sendo assim, precisávamos examinar o que os pesquisadores estavam descobrindo nos estudos de outras doenças em que anormalidades na função vascular precedem problemas, como o acidente vascular cerebral (AVC). Estávamos particularmente interessados em saber como os adeptos do vinho eram afetados em comparação com as pessoas que tomavam outras bebidas alcoólicas.

Os indivíduos que apresentam doenças cardíacas também correm o risco de sofrer AVCs. O tipo mais comum de AVC é o isquêmico. Ele acontece quando o suprimento de sangue para o cérebro é reduzido a níveis perigosos. Esse problema apresenta muitas semelhanças com o infarto do miocárdio, ou ataque cardíaco. A aterosclerose (a obstrução dos vasos sangüíneos em decorrência da formação de placas ateroscleróticas) não acomete apenas as artérias coronarianas – ela pode se dar também em artérias que levam sangue para o cérebro. Quando essas placas se tornam instáveis e começam a se "quebrar", podem provocar a formação de coágulos sangüíneos, o que bloqueia o fornecimento de sangue para parte do cérebro. Como eleva a pressão arterial, o consumo de álcool também aumenta o risco de AVC. Sendo assim, uma questão importante é saber se os riscos de se tomar uma taça de vinho compensam os benefícios proporcionados por essa bebida.

Análises recentes da incidência de isquemia nos resultados do Health Professionals Follow-up Study revelaram que o consumo de mais do que duas medidas de cerveja ou destilados três vezes ou mais por semana causava aumento do risco. É interessante observar que entre os adeptos de vinho tinto que tomavam uma ou mais taças por dia houve uma redução de 40% no número de AVCs. Isso sugere que o vinho tinto pode impedir que as artérias do cérebro desenvolvam coágulos sangüíneos. Como não se verificou tal resultado com outras bebidas alcoólicas, não se pode dizer que o álcool seja responsável por esse efeito.

DOENÇA ARTERIAL PERIFÉRICA – Essa é outra forma de aterosclerose. Ela ocorre no fornecimento de sangue para as pernas. Costuma ser assintomática, mas pode ser detectada pela comparação da pressão arterial no braço e no tornozelo. A pressão arterial mais baixa no tornozelo indica algum grau de obstrução nas artérias da perna. O Rotterdam Study, que envolveu 3.975 pessoas com 55 anos de idade ou mais, revelou que o consumo moderado de álcool (um a dois drinques por dia) diminuiu a incidência de doença arterial periférica tanto em homens quanto em mulheres. Esse efeito protetor se perdeu totalmente nos fumantes. O Framingham Heart Study examinou a relação entre a ingestão de álcool e a ocorrência de claudicação intermitente, um sintoma característico da doença arterial periférica. Em geral, ele se manifesta como desconforto ou câimbras nas pernas durante a prática de exercícios, como caminhada em plano inclinado, e desaparece em repouso. No Framingham Study, a ocorrência desse problema foi menor entre os homens e as mulheres que tomavam um ou dois drinques por dia. Vinho e cerveja se mostraram mais estreitamente associados a essa propriedade protetora do álcool.

Entre os adeptos de vinho tinto que tomavam uma ou mais taças por dia houve uma redução de 40% no número de AVCs.

A função cerebral e a demência entre os adeptos do vinho

O consumo excessivo de álcool pode afetar a função mental de modo altamente adverso. Mas será que a ingestão moderada dessa substância ao longo de muitos anos gera riscos para a saúde na velhice? A resposta parece ser negativa. Na verdade, tudo indica que seja exatamente o oposto.

Existem dois tipos principais de demência: o mal de Alzheimer e a demência vascular. A doença vascular aterosclerótica do cérebro é a principal causa de demência vascular. Sendo assim, práticas alimentares que reduzem a aterosclerose não apenas diminuem o risco de males cardíacos como também restringem a probabilidade de a demência vir a se tornar um problema em uma idade mais avançada.

O consumo moderado de vinho (duas a quatro taças por dia) reduziu o rico de ocorrência do mal de Alzheimer e de demência vascular a aproximadamente um quarto da taxa relativa aos que não ingeriam a bebida.

Um estudo envolvendo 3.777 pessoas de 65 anos ou mais que moravam nas regiões de Gironde e Dordogne, sudoeste da França, revelou que os adeptos do vinho apresentavam uma probabilidade menor de desenvolver demência. Como é típico naquelas áreas, 95% dessas pessoas relataram beber apenas vinho – em sua maioria, vinho tinto. O consumo moderado (duas a quatro taças por dia) reduziu o rico de ocorrência do mal de Alzheimer e de demência vascular a aproximadamente um quarto da taxa relativa aos que não ingeriam a bebida.

A incidência de demência em pessoas de 65 anos ou mais também foi investigada no Copenhagen City Heart Study. Mais uma vez demonstrou-se que os adeptos do vinho corriam um risco menor de apresentar o problema comparados com quem não bebia e com quem bebia apenas ocasionalmente. Os consumidores de cerveja estavam mais sujeitos a desenvolver demência. Parece pouco provável que isso tenha resultado da ingestão de álcool, mas pode indicar outras deficiências alimentares nos adeptos da cerveja.

Nos Estados Unidos, pesquisas realizadas com 12.480 mulheres de 70 a 81 anos para o Nurses' Health Study mostraram que um drinque alcoólico por dia melhorava o desempenho nos testes de habilidade mental. O relatório sobre o estudo, publicado no *New England Journal of Medicine* em 2005, concluiu que as participantes que tomavam um copo de bebida alcoólica diariamente apresentavam um nível de função cognitiva equivalente ao que teriam se fossem cerca de um ano e meio mais jovens. Um estudo com servidores civis britânicos (homens e mulheres) desenvolvido em Londres (o Whitehall II Study) apontou resultados semelhantes – a ingestão moderada de álcool numa base regular melhorou o desempenho dos participantes em testes mentais. Nesse caso, a faixa etária das pessoas que estavam sendo testadas era menor, de 46 a 68 anos. Não se observaram efeitos adversos.

Algumas pesquisas também revelaram que o consumo moderado de álcool não causa efeitos prejudiciais à função cognitiva. O que não foi avaliado detalhadamente nesses trabalhos é se há diferença entre os estilos de vida de quem bebe e de quem não bebe. Por exemplo, fica evidente, em outros estudos, que, quanto mais uma pessoa se mantém ativa mental e fisicamente durante o processo de envelhecimento, mais lento é o declínio mental associado à idade. Sendo assim, será que os consumidores de vinho teriam um estilo de vida mais ativo, o que permitiria melhor desempenho nos testes de função mental? Ou será que o álcool exerce um efeito protetor específico sobre a função cerebral?

A nítida associação entre a ingestão de álcool e um risco menor de se apresentar demência é muito estimulante para os adeptos do vinho. Mas, para determinarmos se isso é reflexo da ação de um componente dessa bebida ou de outros hábitos alimentares ou de estilo de vida, será necessário realizar novas pesquisas.

A perda da visão relacionada à idade entre os adeptos do vinho

A degeneração macular relacionada à idade está entre as formas mais comuns de cegueira na velhice. Ainda não existe tratamento para reverter esse problema. Uma das principais causas dessa doença é o surgimento de alterações irreversíveis na estrutura dos capilares sangüíneos na parte posterior do olho. Acredita-se que diversos fatores alimentares podem afetar esse processo, mas a ação do álcool sobre a degeneração macular relacionada à idade não foi detalhadamente investigado. No entanto, uma pesquisa realizada nos Estados Unidos revelou que a incidência dessa doença é menor entre os adeptos do vinho. Isso talvez se deva a uma alimentação mais saudável. Sendo assim, tendo em vista que os consumidores de vinho apresentam melhores condições também em relação a outros aspectos da saúde, temos uma indicação clara de que sua dieta alimentar e seu estilo de vida não devem ser desencorajados apenas pelo fato de envolverem a ingestão de álcool. (No capítulo 9, você saberá quais são os alimentos que podem ajudar a evitar a degeneração macular e proteger a saúde ocular de modo geral.)

As doenças inflamatórias e das articulações entre os adeptos do vinho

Em geral, o portador de gota é retratado como um velho rabugento que bebe vinho do Porto. A gota (inflamação das articulações, principalmente do dedão do pé e do tornozelo) muitas vezes foi atribuída ao consumo excessivo de álcool, particularmente de vinho tinto e vinho do Porto. Mas será que isso é verdade? No US Health Professionals Follow-up Study, o risco de ocorrência dessa doença não foi associado à ingestão de vinho. Foram os bebedores de cerveja e de destilados que apresentaram mais probabilidade de sofrer desse doloroso problema. Embora a gota tenha sido mais fortemente vinculada ao consumo freqüente e elevado de cerveja, os motivos dessa ligação ainda não estão claros. (Veja mais sobre a prevenção da gota no capítulo 8.)

Já pesquisei muito em publicações médicas, ainda assim não consegui encontrar um só estudo que tenha comparado o nível de artrite reumatóide (inflamação crônica progressiva e enrijecimento das articulações) de adeptos do vinho com o de abstêmios. Existem indicações de que a rígida adesão à dieta mediterrânea diminui a probabilidade de ocorrência desses problemas articulares – um teste clínico de três meses avaliando os efeitos da dieta cretense tradicional em portadores de artrite reumatóide apontou redução da inflamação e melhora nos sintomas. Acredita-se, porém, que isso se deva ao menor consumo de carne e ao aumento da ingestão dos ácidos graxos ômega-3.

O vinho, o peso e a diabetes

Diabetes e obesidade são fatores de risco importantíssimos para a doença cardíaca, por isso é essencial saber se o consumo de álcool aumenta a probabilidade de ocorrência desses problemas. Isso é particularmente relevante quando se orienta as pessoas quanto à melhor maneira de emagrecer. Em geral, os programas de dieta restringem ou excluem o álcool porque o valor nutricional das calorias é considerado insignificante. Mas quem bebe vinho com moderação tem menos probabilidade de ficar acima do peso do que quem não o ingere.

Em um estudo francês, voluntários (homens e mulheres) que tomavam até seis taças de vinho por dia eram mais esguios do que os abstêmios e do que as pessoas que bebiam muito. Na Espanha, a rígida adoção da dieta mediterrânea, incluindo a ingestão diária de vinho, está estreitamente associada a um índice de massa corporal (IMC) mais baixo e à ausência de obesidade. Um estudo realizado nos Estados Unidos revelou que a síndrome metabólica (obesidade combinada com sintomas de diabetes iminente, conhecida também como resistência à insulina, ou síndrome X) era menos comum nas pessoas que consumiam álcool com moderação, independentemente da bebida ingerida. O menor nível de síndrome metabólica foi observado entre os adeptos do vinho.

Diversos estudos mostraram que, em comparação com a abstenção de álcool, o consumo regular – pelo menos cinco dias por semana – de um a três drinques por dia de qualquer tipo de bebida alcoólica reduz de 40 a 50% a ocorrência de diabetes do tipo 2. Em 2004, uma revisão detalhada desses trabalhos revelou que as doenças cardíacas eram menos comuns em diabéticos que ingeriam regularmente uma quantidade moderada de álcool. A consistência de tais observações sugere que a eliminação do consumo de álcool por alguém que está tentando emagrecer pode ser contraproducente, pois isso poderia aumentar o risco de desenvolver diabetes.

A eliminação do consumo de álcool por alguém que está tentando emagrecer pode ser contraproducente, pois isso poderia aumentar o risco de desenvolver diabetes.

O álcool intensifica a sensibilidade do organismo à insulina. Em alguns diabéticos, isso pode causar hipoglicemia (baixos níveis de açúcar no sangue), mas muitas vezes não se observa efeito nenhum. O grau de sensibilidade à insulina é uma medida do risco de doenças cardíacas: em geral, quanto mais sensível à insulina é um indivíduo, menor sua probabilidade de apresentar esses males. Um estudo publicado em 1998 revelou que, em homens saudáveis que haviam feito jejum durante a noite, o álcool poderia inibir a sintetização da glicose pelo fígado. De qualquer modo, esse efeito não era suficiente para alterar os níveis da glicose sangüínea. No caso dos diabéticos, portanto, a ocorrência ou não de hipoglicemia depende de quando eles se alimentaram pela última vez e de sua capacidade de compensar a ação do álcool na inibição da produção de glicose pelo fígado. De modo geral, o consumo moderado de álcool às refeições não parece gerar riscos específicos para os diabéticos, podendo até mesmo aumentar a sensibilidade à insulina.

Portanto, adotar a dieta mediterrânea, tomando uma taça de vinho no almoço ou no jantar, pode promover mais bem-estar a longo prazo do que seguir uma dieta radical que exclua o consumo de álcool.

O álcool e o câncer

Costuma-se dizer que o aumento do risco de câncer de mama nas mulheres com menos de 40 anos que bebem uma taça de vinho por dia é superior aos benefícios que elas poderiam obter em termos de redução das doenças cardíacas. O Nurses' Health Study, porém, eliminou grande parte das maiores preocupações para aquelas que tomam vinho com moderação. Publicada em 2000, uma análise da incidência de câncer de mama realizada em 1980 examinou 58.520 mulheres entre 30 e 55 anos de idade, que foram acompanhadas até 1994. A ingestão do equivalente a uma taça de vinho por dia aumentou em 7% a probabilidade de câncer de mama em comparação com a abstinência. É uma diferença tão pequena que talvez possa ser explicada em parte por outros fatores alimentares ou de estilo de vida. Com base nesse estudo, o álcool como fator de risco para câncer de mama foi muito menos importante do que o histórico familiar, a terapia de reposição hormonal e o excesso de ganho de peso na pós-menopausa.

Uma análise da relação entre o consumo de álcool e o câncer de mama, baseada em 42 relatórios que incluíram 41.477 casos, revelou a associação entre um drinque por dia e o aumento de 10% na incidência de câncer de mama, um percentual próximo ao do Nurses' Health Study. Não foram encontradas diferenças entre a ingestão de vinho, cerveja e destilados. Com dois drinques por dia, o risco aumentou para 21% – isso indica que, como prevenção, as mulheres devem ingerir álcool com moderação. Não se sabe ao certo como o álcool causa esse efeito, o que dificulta o desenvolvimento de outras medidas preventivas. De qualquer modo, alguns hábitos alimentares também podem contribuir para o problema. Por exemplo, beber vinho sem comer eleva os níveis de álcool no sangue, o que provavelmente é mais prejudicial.

CÂNCER DE PRÓSTATA E OUTROS TIPOS DE CÂNCER – Na maior parte dos estudos sobre o consumo de álcool, os homens tendem a beber mais do que as mulheres. Será que isso os sujeita a uma probabilidade maior de desenvolver câncer? Alguns relatórios sugeriram que a ingestão de álcool é um fator de risco para o câncer de próstata, enquanto outros não estabeleceram ligação nenhuma nesse sentido. A avaliação das informações coletadas pelo Health Professionals Follow-up Study indica que beber de dois a quatro drinques por dia eleva ligeiramente o risco, em torno de 13%. No entanto, não se verificou aumento entre os adeptos do vinho tinto. A ingestão de quantidades excessivas de qualquer bebida alcoólica em um ou dois dias da semana foi associada ao câncer de próstata com mais freqüência (risco 64% mais alto) do que outros padrões de consumo de bebida. Os homens com diabetes do tipo 2 também apresentaram uma probabilidade maior de ter câncer de próstata, mas isso pode decorrer de outros hábitos alimentares, além do nível de ingestão de álcool.

O consumo excessivo de álcool está associado a uma chance mais elevada de se desenvolver câncer de boca, garganta e estômago. Isso costuma envolver outros fatores de risco, como o tabagismo. Esses tipos incomuns de câncer geralmente não estão vinculados à ingestão moderada de vinho.

SERÁ QUE O VINHO PODE REDUZIR O RISCO DE CÂNCER? Indícios experimentais associaram os polifenóis (substâncias químicas vegetais presentes no vinho tinto) a ações anticancerígenas, porém o significado desses estudos de laboratório ainda não está claro. A alimentação tem uma influência tão grande no risco de câncer que muitas vezes é difícil distinguir entre o benefício proporcionado pelo vinho e o padrão alimentar saudável dos adeptos dessa bebida. Na verdade, uma dieta rica em frutas e hortaliças pode ser suficiente para prevenir qualquer elevação no risco de câncer de mama em mulheres que tomam de uma a duas taças de vinho por dia.

Uma dieta rica em frutas e hortaliças pode ser suficiente para prevenir qualquer elevação no risco de câncer de mama em mulheres que tomam de uma a duas taças de vinho por dia.

Um estudo publicado em 2005 no *American Journal of Gastroenterology* sugere que o consumo moderado de vinho reduz a probabilidade de se desenvolver câncer de cólon. As descobertas foram impressionantes quando comparadas ao aumento do risco no caso das pessoas que bebiam quantidades excessivas de destilados ou cerveja. Entretanto, uma análise mais rigorosa revelou que os adeptos do vinho eram mais magros, comiam mais frutas e hortaliças, exercitavam-se mais e tendiam menos a fumar. Todos esses são hábitos associados a uma chance menor de se apresentar câncer de cólon – por isso talvez existam outros fatores além da mera ingestão de vinho.

No caso de outros tipos de câncer, porém, o vinho pode proporcionar mais benefícios do que um estilo de vida salutar. Segundo um estudo dinamarquês realizado com 28.463 homens e mulheres, o câncer de estômago é menos comum entre os adeptos do vinho do que entre abstêmios e apreciadores de outras bebidas. Os pesquisadores concluíram que a ingestão de uma ou duas taças de vinho por dia pode prevenir a ocorrência de câncer de estômago. Observaram também que 80% do vinho consumido na Dinamarca é tinto e sugeriram que os polifenóis presentes nessa bebida talvez sejam os responsáveis por esse efeito protetor.

Conclusão

Com exceção de um risco maior de câncer de mama para as mulheres, o consumo moderado de vinho – ou seja, de uma a três taças por dia, acompanhando as refeições – em geral está associado a uma saúde acima da média. A questão para mim e para outros pesquisadores da área é descobrir se isso se deve principalmente a uma alimentação de melhor qualidade e a um estilo de vida mais saudável ou se componentes específicos do vinho contribuem para o segredo de se ter mais saúde.

No apêndice deste livro, analiso exatamente como o vinho tinto pode ajudar você a se manter saudável. Nessa seção, apresento uma boa dose de informações científicas e explico como minhas pesquisas me levaram a concluir que determinadas moléculas do vinho tinto têm um efeito específico e muito benéfico para os vasos sangüíneos.

Capítulo 3

Substitutos para o vinho: alimentos ricos em procianidinas e seus poderes mágicos

Muitos estudos mostram que a incidência de doenças cardíacas e o risco de câncer são menores entre as pessoas que consomem mais frutas ricas em flavonóides. Essas substâncias fazem parte da grande família dos polifenóis, compostos químicos naturais presentes em vários alimentos. Todos os diversos tipos de flavonóides possuem propriedades antioxidantes, o que costuma ser considerado uma explicação para seus efeitos positivos. No entanto, algumas vezes, suplementos antioxidantes, como vitamina C, vitamina E e betacaroteno, falham em demonstrar determinados benefícios à saúde. Agora os cientistas estão começando a perguntar se há interações específicas entre os flavonóides e os sistemas enzimáticos, o que poderia explicar com mais propriedade a ligação entre uma dieta rica em flavonóides naturais e um nível melhor de saúde. Pesquisas realizadas em meu próprio laboratório e em outros lugares indicam que as procianidinas, que são um tipo de flavonóide, exercem um efeito específico dentro dos vasos sangüíneos, diferente de qualquer propriedade antioxidante.

Alimentos como remédio

As pesquisas resumidas no apêndice identificam as procianidinas como os polifenóis mais ativos do vinho tinto. O capítulo 4 discute mais detalhadamente como identificar os vinhos tintos que contêm os maiores níveis dessas substâncias. Tomar vinho tinto durante as refeições, porém, não é uma opção para todos, seja por motivos médicos, religiosos, etc. À medida que compreendemos melhor a procianidina, a pergunta mais comum é se existem fontes alternativas dessa substância química vegetal protetora. A resposta é simples: sim. Chocolate, maçã, nozes, temperos e outros alimentos contêm quantidades abundantes de procianidinas. A partir da página 190, apresento uma seleção de receitas que utilizam esses ingredientes.

Como as procianidinas são encontradas sobretudo nas sementes (caroços) da uva e só se dissolvem no vinho durante a fermentação, elas praticamente não existem no suco de uva. Assim, em geral, essa bebida não é uma alternativa ao vinho tinto. A exceção é o suco da uva Concord, que contém procianidinas (veja o boxe da página 38).

As procianidinas não são os únicos polifenóis que podem afetar a função dos vasos sangüíneos. Alguns alimentos contêm polifenóis que ainda são muito pouco conhecidos. Talvez você se surpreenda, mas a complexidade das estruturas químicas dessas substâncias torna difícil sua purificação ou estudo detalhado. A romã, por exemplo, é uma rica fonte de muitos tipos de polifenóis que atuam nos vasos sangüíneos e um bom substituto para as procianidinas do vinho.

Polifenóis de todos os tipos costumam ser adstringentes, por isso é interessante observar algumas das estratégias adotadas ao longo do tempo no desenvolvimento de produtos mais suaves (o cultivo de frutas menos ácidas, mudanças nas técnicas de produção, adição de açúcar em sucos de frutas). Infelizmente, isso deu origem a uma série de bebidas e alimentos com potencial benéfico, mas com pouca quantidade de polifenóis protetores. O melhor exemplo é o chocolate. Originalmente produzido como uma bebida amarga, ficou cada vez mais conhecido como um bloco de gordura cheio de açúcar, bastante processado e quase sem nenhum resíduo de procianidinas. À medida que o significado das procianidinas vai sendo conhecido, os processos de produção e preparo dos alimentos são adaptados para proteger essas moléculas da destruição.

Se você costuma beber vinho tinto e também comer duas ou três porções de frutas todos os dias, é provável que esteja ingerindo de l a 2g de polifenóis protetores diariamente. A proporção de procianidinas nessa cota pode variar muito, contudo o ideal seria consumir de 300 a 500mg de procianidinas todo dia. Neste capítulo, identifico vários alimentos e bebidas que oferecem benefícios específicos à saúde dos vasos sangüíneos. Para cada um deles, sugiro quantidades aproximadas que substituiriam uma taça de 125ml de vinho tinto. Usei como referência um vinho argentino Cabernet Sauvignon rico em procianidinas que obteve a classificação ♥♥♥ (veja as páginas 64-65). Esse vinho contém menos procianidinas do que os supervinhos ♥♥♥♥♥, mas está acima da média da maioria dos tintos modernos.

Assim como acontece com qualquer recomendação nutricional, a variedade é importante. Por isso, mesmo que você tome vinho tinto, coma maçã e acrescente outros alimentos ricos em polifenóis à sua alimentação, lembre-se de que uma nutrição completa significa consumir alimentos de diferentes tipos. Veremos outros detalhes sobre esse assunto no capítulo 10.

O suco da uva Concord

O suco da uva Concord tem um sabor aromático e incomum, porém nem todos o consideram agradável. Ao contrário das uvas européias, que são todas da espécie Vitis vinifera, *a Concord é uma uva da espécie* Vitis labrusca. *Foi desenvolvida a partir de uvas nativas dos arredores da vila Concord, em Massachusetts, na década de 1850.*

Uma taça de 250ml de suco da uva roxa Concord contém aproximadamente a mesma quantidade de procianidinas que uma taça de 125ml de vinho tinto rico em procianidinas.

A história do consumo de cacau

A árvore do cacau é nativa de regiões da América Central e do Sul. Acredita-se que os olmecas a tenham cultivado na costa do golfo do México há cerca de 3.500 anos. Os maias fizeram as primeiras plantações de cacau nas regiões ao norte da América do Sul em torno de 600 a.C. e criaram a bebida com sementes moídas do fruto.

A partir do século X, as sementes de cacau passaram a ser usadas como moeda de troca em várias partes da América Central e do Sul. Essa prática foi mantida pelos astecas, que dominaram o México Central do século XIV até o início do século XVI. Eles elaboraram seus próprios mitos e rituais em torno do chocolate, que chamavam de *cacahuatl* ou *xocolatl* – "água amarga", de *xococ*, "amargo", e *atl*, "água".

Não se sabe exatamente quando a bebida de chocolate foi consumida pela primeira vez na Europa. Há relatos de que entre os presentes do conquistador Fernando Cortez para o imperador espanhol em 1528 estavam sementes da fruta e instruções para o preparo da bebida. Outros sugerem que o chocolate foi introduzido na Europa pelos quichés (um dos grupos étnicos maias), levados em 1544 por monges dominicanos à corte do futuro rei da Espanha, Felipe II. A adição de açúcar tornou a bebida amarga mais interessante ao paladar europeu e, em um século, seu consumo se espalhou para quase todos os países do continente, embora apenas a elite pudesse adquirir o produto.

O cacaueiro foi chamado de *Theobroma cacao* – que significa "alimento dos deuses" – pelo grande naturalista sueco Lineu, no século XVIII. O sabor amargo dessa fruta vem da teobromina, um alcalóide estruturalmente semelhante à cafeína, com propriedades similares – estimulante e diurético.

Como o chocolate se tornou menos saudável

Enquanto o consumo de chocolate se disseminava em todos os níveis da sociedade, as mudanças nos processos de fabricação e o avanço da mecanização levaram a uma queda no preço e à maior facilidade de seu preparo como bebida. Produtores de vários países descobriram também maneiras de fabricar "chocolate para comer" – uma grande novidade na primeira metade do século XIX.

As sementes de cacau são uma das mais ricas fontes de procianidinas, no entanto as várias etapas da moderna produção do chocolate praticamente eliminam esses elementos químicos saudáveis do produto final. Depois que os frutos do cacaueiro são colhidos e abertos, as sementes são removidas e fermentadas. Isso reduz o amargor e também as procianidinas: quanto mais longa e mais quente a fermentação, maior a eliminação dessas substâncias. As sementes são então secas e torradas, basicamente para aprimorar o aroma. Ambos os processos (secagem e torrefação) diminuem o nível de procianidinas. As sementes torradas são esmagadas, peneiradas para remover a casca e, em seguida, moídas, transformando-se em uma massa viscosa. Açúcar, leite e outros ingredientes podem ser misturados ao extrato de cacau para torná-lo menos amargo.

As sementes de cacau são uma das mais ricas fontes de procianidinas. As várias etapas da moderna produção do chocolate praticamente eliminam esses elementos químicos saudáveis do produto final.

No processo *dutching*, criado pelo químico holandês Van Houten em 1825, é usada uma base alcalina para neutralizar os ácidos do cacau e produzir um chocolate de sabor mais suave. As procianidinas, porém, são particularmente suscetíveis à oxidação em um ambiente alcalino; assim, o tratamento da massa provoca uma perda ainda maior desses polifenóis.

O enigma dos cunas

Desde a época dos maias, algumas populações da América Central continuam a elaborar uma bebida amarga a partir de sementes frescas de cacau, sem a sofisticação dos modernos processos de produção. Os índios cunas, que habitam as ilhas de San Blas, na costa norte do Panamá, são um desses povos. O professor Norman Hollenberg, da Harvard Medical School, observou que os habitantes desse arquipélago raramente desenvolviam hipertensão, a não ser que se mudassem para o continente. Hollenberg reconheceu a existência de uma associação entre a pressão arterial saudável dos cunas e seu consumo médio diário de cinco bebidas à base de cacau, preparadas com sementes locais.

Chocolate, a história saudável

A ação antioxidante dos flavonóides, como é o caso dos flavonóis encontrados no chocolate, foi bem documentada, porém os efeitos específicos de determinadas procianidinas de flavonóis sobre os vasos sangüíneos são uma área de estudo mais recente.

Em 2003, o professor Norman Hollenberg e sua colega Naomi Fisher publicaram um estudo mostrando que o chocolate rico em flavonol causava vasodilatação dependente do endotélio (relaxamento benéfico e dilatação dos vasos sangüíneos). Nessa pesquisa, foram consumidos diariamente 920ml de bebida de cacau durante quatro dias, o correspondente a uma dose diária de cerca de 670mg de procianidinas, que resultou em efeitos significativos sobre a função vascular. Em um estudo subseqüente, Fisher e Hollenberg informaram que a resposta dos vasos sangüíneos foi melhor nas pessoas com mais de 50 anos do que nos jovens. Já se sabe que a capacidade vasodilatadora do endotélio diminui com a idade, e esse trabalho sugere que a maior ingestão de procianidinas pode melhorar a função vascular em indivíduos com mais de 50 anos.

Outro estudo demonstrou o efeito do consumo de chocolate amargo (escuro), rico em flavonóis, sobre a pressão arterial durante 15 dias. Vinte pacientes com pressão arterial um pouco elevada que não realizavam nenhum tratamento receberam chocolate amargo ou chocolate branco sem flavonol. No caso dos que consumiram chocolate amargo, a pressão arterial baixou, os níveis de colesterol LDL se reduziram e a sensibilidade à insulina aumentou. Esses resultados podem estimular outras pesquisas sobre os benefícios do chocolate amargo, rico em procianidinas.

Os relatórios que associam o conteúdo de procianidinas do cacau e do chocolate a benefícios à saúde vascular reforçam minha idéia de que as procianidinas presentes no vinho são um elemento fundamental na proteção dos vasos sangüíneos dos consumidores de vinho tinto.

Em 2006, o Zutphen Elderly Study, desenvolvido na Holanda, também sugeriu que o consumo de chocolate pode ser benéfico na velhice. Esse estudo de 15 anos, realizado com 470 homens, mostrou que o número de mortes entre aqueles que consumiam uma média de 4,2g de cacau por dia era 45 a 50% menor do que entre os que não ingeriam produtos com chocolate. Esse benefício pode se dever aos flavonóides do chocolate, porém outros aspectos da alimentação dos indivíduos desse grupo podem ter contribuído, uma vez que eles comiam menos carne e mais nozes.

Chocolate para o futuro

Os fabricantes de chocolate estão começando a investir em produtos com níveis mais altos de procianidinas.

Parece haver uma expectativa de que o chocolate rico em procianidinas e produtos à base de cacau ganharão grande importância como novos alimentos funcionais, alcançando vendas bilionárias por ano. No entanto, os benefícios serão mínimos, a não ser que esses itens contenham pouco açúcar. Portanto, se você for consumir o chocolate para melhorar a saúde vascular, precisará abrir mão daqueles que são muito doces e aceitar o amargor do produto real.

O suco de romã também revelou propriedades anticancerígenas em pesquisas experimentais. É difícil julgar se isso se traduzirá em um benefício significativo em estudos com pacientes.

Cada vez mais, os cientistas estão aceitando a idéia de que vasos sangüíneos saudáveis oferecem realmente algum nível de proteção contra o câncer, talvez contribuindo para reduzir a disseminação da doença. Embora seja necessário realizar mais pesquisas, isso ajudaria a explicar a menor incidência de câncer em pessoas que consomem vinho tinto com regularidade ou que adotam dietas ricas em flavonóides e outros polifenóis.

As procianidinas combatem o câncer?

Alguns cientistas se perguntam se as procianidinas podem ajudar a prevenir o câncer. Pesquisadores da Universidade de Georgetown, Washington, D.C., liderados por Robert Dickson, professor de Oncologia, investigaram os efeitos das procianidinas nas células de câncer de mama. Esse estudo mostrou que as procianidinas purificadas dos extratos de semente de cacau, e também sintetizadas quimicamente, conseguiam inibir o crescimento de células de câncer de mama em cultura. Isso levanta a possibilidade de que os efeitos diretos das procianidinas em algumas células cancerígenas poderiam ajudar a reduzir a disseminação da doença.

Pesquisas sobre o chocolate rico em flavonol estão testando a eficiência desse produto em modificar a taxa do HDL em relação ao LDL, os níveis dos antioxidantes e a pressão arterial. Outros estudos estão examinando se esse item à base de cacau pode melhorar a função vascular de diabéticos e de portadores de doença coronariana. Outra área de interesse é o efeito do chocolate no fluxo sangüíneo cerebral e no desempenho cognitivo. No último caso, a combinação da melhora na função vascular com a suave ação estimuladora da teobromina poderia resultar em uma ajuda valiosa, particularmente na velhice. Nesse sentido, é interessante observar que a supercentenária francesa Jeanne Louise Calment afirmou que sua longevidade era resultado do consumo de azeite de oliva, de uma taça normal de vinho e de até 1kg de chocolate por semana. Sua agilidade mental e lucidez, mesmo com 122 anos de idade, eram notórias.

Um guia para os amantes do chocolate

Alguns pesquisadores, em especial os que estão voltados para a indústria do chocolate, afirmam que esse alimento é uma fonte muito mais rica de antioxidantes e procianidinas do que o vinho tinto. De acordo com nosso trabalho de laboratório, não acredito que isso possa ser justificado pelas quantidades encontradas em uma porção "normal" de 50g ou menos. Alguns vinhos tintos modernos são uma fonte deficiente de procianidinas, mas isso também acontece com a maioria das marcas de chocolate.

Análises realizadas em meu laboratório com uma grande variedade de chocolates e cacau em pó disponíveis no mercado mostraram que a maioria desses produtos não contém uma quantidade suficiente de procianidinas para garantir que seu consumo promova benefícios à saúde. O chocolate ao leite não é a melhor opção nesse sentido. Seriam necessários pelo menos 500g da maioria desse tipo de produto para se ter a quantidade equivalente de procianidinas presente em uma taça de vinho tinto. Mesmo entre os chocolates amargos existe uma variação considerável no nível das procianidinas. No caso de algumas marcas, seriam precisos pelo menos 125g para fornecer a mesma quantidade de procianidinas encontrada em uma taça de 125ml de vinho tinto rico nessas substâncias, o que representa de 600 a 700 calorias. Nossas pesquisas mostraram que até mesmo os chocolates que possuem 70% ou mais de sólidos de cacau não são garantia de procianidinas de boa qualidade. Para que você tenha uma idéia, 99% dos sólidos de cacau de uma das marcas de chocolate não apresentaram quase nenhuma procianidina.

Em nossas análises iniciais, o chocolate que se mostrou mais rico em procianidinas foi o do Equador. Entre os *connoisseurs*, o chocolate equatoriano tem uma sólida reputação por seu sabor agradável, mas também é conhecido por ser bem amargo. As pessoas habituadas ao sabor adocicado da maior parte dos chocolates comerciais acharão que vale a pena saborear esse gosto diferente se obtiverem resultados benéficos para a saúde.

Aproximadamente 25 a 30g de um "bom" chocolate amargo contendo de 70 a 85% de sólidos de cacau, ou 15g (três colheres de sopa) de cacau em pó sem açúcar, equivalem a uma taça de 125ml de vinho tinto rico em procianidinas. Essa quantidade mantém o consumo de gordura e açúcar em um nível aceitável e tem cerca de 150 calorias.

No caso do melhor chocolate rico em procianidinas, 10 a 15g equivalem à minha medida de vinho. No futuro, rótulos que incluam informações sobre a composição de polifenóis ajudarão o consumidor a reconhecer as melhores marcas.

Questões gerais de saúde. É provável que os benefícios do consumo regular de chocolate amargo rico em procianidinas e com pouco açúcar em uma quantidade moderada (25 a 30g por dia) superem qualquer efeito nocivo da gordura saturada. Na verdade, embora exista um movimento pela redução do conteúdo de gordura do chocolate, mais da metade da gordura saturada nele contida vem do ácido esteárico, que é "dessaturado" no fígado e não provoca níveis elevados de colesterol no sangue.

Os principais problemas da gordura nos produtos feitos com chocolate são a gordura extra dos laticínios adicionados ao chocolate ao leite e a gordura hidrogenada, presente em chocolates de baixa qualidade e em itens com sabor de chocolate – que devem ser evitados a qualquer custo.

Os riscos à saúde causados pelo consumo de uma pequena quantidade de chocolate provavelmente são insignificantes em comparação com a importância de se controlar a ingestão total de calorias e a quantidade de gordura saturada na alimentação.

Maçã para a saúde

A antiga recomendação de comer uma maçã por dia para manter a saúde era muito comum antes que se começasse a incentivar as pessoas a ingerir pelo menos cinco porções de frutas ou hortaliças diariamente. A origem histórica desse conselho é incerta, mas pode ter se originado na época do Império Romano. Será que os romanos perceberam que quem comia maçã tinha uma saúde melhor?

A maçã contém apenas pequenas quantidades de vitamina C, potássio, ácido fólico e fibras, porém uma pesquisa recente mostrou que essa fruta é rica em procianidinas. Um estudo publicado em 2004 comparou os conteúdos de vitamina C e os vários compostos polifenóis encontrados em oito variedades de maçãs cultivadas na Itália. Elas continham entre 10 e 100 vezes mais procianidinas do que vitamina C (a média de procianidinas era de 77mg por 100g, enquanto a de vitamina C, de 4mg por 100g). Assim, uma maçã normal de 150g forneceria cerca de 10% da quantidade diária recomendada de vitamina C e uma porção generosa de procianidinas. Os tipos Braeburn e Golden Delicious (Deliciosa amarela) tinham um dos níveis mais baixos de procianidinas e um alto teor de vitamina C. A opção mais comum na Itália, a Renetta, apresentou as maiores concentrações de procianidinas e bons níveis de vitamina C. A Red Delicious (Deliciosa vermelha) e a Granny Smith também são boas opções de conteúdo de procianidinas, embora possuam quantidades muito pequenas de vitamina C.

Parece provável que, com o reconhecimento cada vez maior da contribuição da maçã para o consumo diário de procianidinas, será criada uma lista das variedades mais ricas nessas substâncias.

Parece provável que, com o reconhecimento cada vez maior da contribuição dessa fruta para o consumo diário de procianidinas, será criada uma lista das variedades ricas nessas substâncias.

Isso não quer dizer que, se comer uma maçã por dia é bom, comer duas ou três é ainda melhor. O consumo de frutas variadas permite a ingestão de outros nutrientes. Por exemplo, uma maçã e um kiwi fornecem uma boa concentração de procianidinas (maçã) e mais da metade da quantidade diária recomendada de vitamina C (kiwi).

O conteúdo médio de procianidinas de uma maçã média equivale a uma taça de 125ml de vinho tinto rico em procianidinas. Assim, uma maçã por dia pode ser uma ótima contribuição para o consumo dessas substâncias.

Evite cozinhar demais os alimentos

Como as moléculas dos polifenóis não são muito estáveis, ao preparar qualquer um dos alimentos ricos nessas substâncias mencionados neste capítulo, utilize um método de cocção leve, isto é, cozinhe-os somente por alguns minutos. As procianidinas são mais estáveis sob condições ácidas; assim, qualquer receita contendo ingredientes com alta concentração de polifenóis poderá se beneficiar de um pouco de suco de limão fresco.

Maçãs silvestres – Contêm grandes quantidades de procianidinas. Minhas análises de laboratório mostram que, dependendo da variedade, são encontradas de 200 a 500mg de procianidinas em cada 100g da fruta. As maçãs silvestres são muito pequenas e ácidas para serem consumidas como as maçãs comuns. Entretanto, podem ser picadas e acrescentadas à salada para ajudar a aumentar o consumo de procianidinas.

Sidra – Seguindo meu interesse em descobrir como as bebidas alcoólicas afetam a função vascular, analisei os níveis de procianidinas em sidras selecionadas. As que são produzidas do modo tradicional e não filtradas, como as Somerset, apresentaram um nível de procianidinas superior ao de muitos vinhos. Com apenas 6% de álcool, elas são uma boa alternativa ao vinho tinto. Isso não se aplica, porém, às “sidras” mais comerciais que analisei, que em geral continham de 1 a 5% do conteúdo de procianidinas encontrado em uma autêntica Somerset. A sidra, uma bebida tradicional em algumas partes da Inglaterra, França e Espanha, deveria ser fabricada naturalmente com a maçã e submetida a pouca manipulação. Os produtos modernos costumam ser elaborados com concentrados de suco de maçã. A fermentação para converter todo o açúcar em álcool (7 a 8%) indica que são adicionados adoçantes artificiais para equilibrar o álcool. E, com o objetivo de aumentar sua durabilidade nas prateleiras, a bebida é filtrada para a remoção de todos os polifenóis, pois eles podem gerar uma aparência turva durante o armazenamento, o que é considerado inaceitável. É por isso que os níveis de procianidinas são tão baixos nas sidras comerciais.

Suco de maçã – Assim como acontece com a sidra, o suco de maçã costuma ser filtrado para a remoção das procianidinas. Com isso, obtém-se um líquido marrom-dourado que é armazenado sem o risco de apresentar mudanças na aparência. Pergunto-me como esses produtos podem ser vendidos como suco de maçã 100% natural sem violar as normas da descrição comercial. O suco de maçã é marrom porque alguns polifenóis se oxidam durante a elaboração – é difícil fazer essa bebida sem que esse processo ocorra. Assim, talvez a melhor opção para manter a saúde seja comer uma maçã ao dia.

> ***As sidras produzidas do modo tradicional e não filtradas apresentaram um nível de procianidinas superior ao de muitos vinhos. Com apenas 6% de álcool, elas são uma boa alternativa ao vinho tinto.***

Cranberry

Há muitos séculos, o consumo de *cranberry* é associado a benefícios à saúde. Historicamente, os índios norte-americanos usavam essa fruta como comida e remédio. Os primeiros marinheiros americanos a ingeriam como fonte de vitamina C para prevenir o escorbuto.

Nas últimas décadas, essa fruta foi reconhecida por proporcionar benefícios ao trato urinário. Acredita-se que ela iniba a adesão bacteriana nessa região, o que pode evitar ou aliviar infecções e cistite. Os diabéticos têm risco maior de contrair infecções do trato urinário.

A *cranberry* é uma excelente fonte de procianidinas, substâncias consideradas responsáveis pela ação protetora no trato urinário. No entanto, suas procianidinas são de um tipo diferente daquele encontrado no vinho, no chocolate e na maçã. Assim, embora a ação dos extratos das procianidinas da *cranberry* sobre a função dos vasos sangüíneos seja muito semelhante à do vinho tinto, as procianidinas dessa bebida não parecem ter a mesma ação protetora no trato urinário.

> ***A* cranberry *é uma excelente fonte de procianidinas.***

Como a *cranberry* resiste bem ao congelamento, ela pode ser utilizada ao longo de todo o ano. Lave em água corrente e seque em papel-toalha antes de congelar porções de 40 a 50g. Em geral, não é necessário descongelar antes de empregá-la no preparo de receitas.

Bebidas feitas com suco de *cranberry* – São encontradas em alguns supermercados e lojas de produtos naturais. É importante, porém, ler os rótulos para verificar se elas contêm pelo menos 25% de suco de *cranberry* (algumas marcas têm 100%). O único problema com essas bebidas é a grande quantidade de açúcar que se costuma adicionar para disfarçar a acidez. Se possível, faça seu próprio suco em um liqüidificador, misturando outras frutas, como maçã e melão. Outra opção é acrescentar a *cranberry* fresca ou congelada a vitaminas.

Nossas análises mostram que 40 a 50g de *cranberry* fresca ou congelada ou 250ml de suco contendo 25% dessa fruta equivalem a uma taça de vinho tinto rico em procianidinas.

***Cranberry* seca** – Aproximadamente 40g de *cranberry* seca equivalem a uma porção de 250ml de suco. A quantidade de açúcar adicionada à *cranberry* seca é um pouco inferior à que costuma ser adicionada aos sucos comuns dessa fruta.

Framboesa e outras frutas vermelhas

Análises feitas em meu laboratório mostraram que a framboesa é uma ótima fonte de muitos polifenóis. Uma pesquisa realizada por Bill Mullen e colegas na Universidade de Glasgow revelou que essa fruta contém uma grande proporção de elagitaninos – polifenóis não-flavonóides com efeitos benéficos semelhantes aos proporcionados pelas procianidinas. Utilizando métodos analíticos básicos, é difícil distinguir entre as procianidinas e os elagitaninos. Nossas pesquisas demonstraram que a amora-preta, o morango e a groselha contêm cerca de metade do nível de polifenóis complexos encontrados na framboesa. Mesmo assim, é uma boa quantidade e, certamente, vale a pena incluir uma porção diária de frutas vermelhas na alimentação.

A framboesa é uma rica fonte de vários polifenóis.

Aproximadamente 50g de framboesa – ou 100g de amora-preta, morango ou groselha – contêm a mesma quantidade de polifenóis que 125ml de vinho tinto rico em procianidinas.

Romã

Nativa do Irã e da área leste do Himalaia, no norte da Índia, a romã é cultivada em países mediterrâneos desde os tempos mais remotos. Existem muitas variedades dessa fruta. A maioria delas tem sementes macias e comestíveis, enquanto outras possuem sementes mais duras e ficam melhor na forma de suco.

O suco de romã pode prevenir a aterosclerose.

A romã contém uma mistura complexa de polifenóis – estudos experimentais mostraram que seu suco pode prevenir a aterosclerose. Pesquisas realizadas com pacientes revelaram seus efeitos positivos sobre o funcionamento dos vasos sangüíneos e a diminuição da pressão arterial. O consumo regular de suco de romã é certamente uma abordagem válida para melhorar a saúde vascular.

Nossos estudos revelaram que o suco de romã fresca tem tanto potencial para modificar a função dos vasos sangüíneos quanto uma quantidade semelhante de vinho tinto rico em procianidinas.

Duas romãs médias rendem cerca de 250ml de suco. Para obter um suco de melhor qualidade, use romãs frescas e um espremedor de frutas. Primeiro, role a romã firmemente sobre uma superfície dura para esmagar as sementes. Corte-a ao meio sobre um recipiente para conservar o suco e, em seguida, esprema para extrair o restante e coloque-o no recipiente. Existem vários produtos comerciais disponíveis, mas nem todos são feitos integralmente com suco de romã.

Salada de frutas com romã

Gosto de comer romã em uma salada de frutas simples. Para duas pessoas, use uma romã, uma pêra sem casca e um kiwi. Acredito que a melhor maneira de recuperar todas as sementes suculentas sem fazer muita bagunça é cortar a romã em quatro partes e retirar cuidadosamente as sementes com os dedos – faça isso sobre um recipiente para não perder o suco. Descarte a parte branca.

Caqui

Originário da China, o caqui é apreciado no Japão e na Coréia há muitos séculos. Foi introduzido na Europa e na Califórnia na metade do século XIX. Acredita-se que existam mais de 2 mil variedades dessa fruta, mas há essencialmente dois tipos dela: o adstringente e o doce. A adstringência (ou cica) do caqui ainda verde é encontrada em poucas frutas. Ela é decorrente de um alto nível de taninos, inclusive procianidinas. Quando o caqui amadurece, adquirindo uma polpa tenra e suculenta, o tanino fica menos aparente. Essa fruta é um bom exemplo de como o ser humano conseguiu desenvolver sabores mais agradáveis ao paladar: o tipo cultivado em Israel não é adstringente e pode ser consumido antes de amadurecer, enquanto está mais firme. Congelar frutas adstringentes durante a noite e descongelá-las no dia seguinte as deixa mais macias e com menos cica.

É difícil saber quando o caqui está maduro o suficiente para comer, porém é bom que ele conserve um pouco da adstringência, pois isso mostra que ainda restam procianidinas. De qualquer modo, mesmo madura e macia, essa fruta continua sendo uma boa fonte de vitamina C, betacaroteno e potássio.

Remédio tradicional japonês

*No Japão, o adstringente caqui é usado para fazer suco de tanino de caqui (*Kaki-shibu*). É um remédio tradicional para reduzir a pressão arterial e tratar casos de AVC. Experimentos demonstraram que camundongos propensos a AVCs que receberam tanino de caqui viveram mais. O mecanismo exato por meio do qual esse efeito é produzido ainda não está claro, mas parece provável que essa substância promova alterações na função dos vasos sangüíneos, reduzindo a ocorrência desses problemas.*

Nozes e outros frutos secos oleaginosos

Foi uma surpresa para a brigada antigordura quando se descobriu que as pessoas que comem nozes e outros frutos secos oleaginosos apresentam menor probabilidade de desenvolver doenças cardíacas em comparação com os indivíduos que consomem pouca ou nenhuma quantidade desses alimentos.

O Adventist Health Study investigou a ligação entre padrões de consumo alimentar e risco de doenças graves em 34 mil adventistas que viviam na

Califórnia. Aqueles que comiam esses frutos mais de cinco vezes por semana apresentavam uma incidência de doenças cardíacas 50% menor. Os céticos sugeriram que o efeito protetor desses alimentos deve-se ao fato de os vegetarianos os utilizarem como substitutos para a carne e os laticínios, reduzindo, assim, o consumo de gordura saturada. O mais importante, porém, foi que o estudo mostrou que os benefícios da ingestão regular desses frutos foram tão significativos nos não-vegetarianos quanto nos vegetarianos.

As nozes e outros frutos secos oleaginosos são ricos em gordura e proteína. Além disso, são boas fontes de uma série de vitaminas e minerais. Têm pouca quantidade de gordura saturada, contêm de 10 a 60% de gordura monoinsaturada saudável e de 5 a 50% de gordura poliinsaturada. As nozes possuem gordura poliinsaturada ômega-3. Mas a importância desses alimentos vai além de seu perfil nutricional saudável.

Hoje sabemos que as nozes são uma das principais fontes de polifenóis, encontrados sobretudo na membrana que envolve a semente, chamada de película. Embora os polifenóis protejam a gordura da noz contra a oxidação, eles também podem sofrer esse mesmo processo com o passar do tempo. Por isso é melhor consumir os frutos frescos da estação, de preferência diretamente da casca. Nesse caso, muitas vezes podemos sentir a adstringência da noz, o que indica a presença de alta quantidade de polifenóis. No entanto, quando o gosto está um pouco rançoso, é sinal de que as gorduras começaram a se oxidar e os polifenóis perderam muito em qualidade.

Os polifenóis presentes nas películas das nozes não são procianidinas, e sim uma mistura complexa de polifenóis antioxidantes. Em meu laboratório, testamos sua atividade em células endoteliais e verificamos uma melhora acentuada na função dos vasos sangüíneos.

Na mesma linha dos resultados da nossa pesquisa experimental, um estudo realizado no Hospital Clinic, em Barcelona, Espanha, mostrou os efeitos benéficos das nozes em pacientes com níveis elevados de colesterol. Os participantes adotaram uma dieta mediterrânea suplementada pelo consumo diário de 40 a 65g de nozes como lanche ou em sobremesas e saladas. O resultado foi uma melhora de 64% na vasodilatação dependente do endotélio. Ao mesmo tempo, o nível do colesterol LDL caiu 6,4%. Assim, o aumento do consumo de nozes pode substituir, em grande parte, a ingestão de vinho.

As nozes são excelentes fontes de polifenóis. O aumento do seu consumo pode substituir, em grande parte, a ingestão de vinho.

Uma porção de 40g de nozes fornece uma quantidade de polifenóis protetores comparável à de uma taça de 125ml de vinho tinto rico em procianidinas.

Amêndoa, avelã e amendoim contêm procianidinas nas cascas e podem contribuir bastante para a qualidade da alimentação.

Feijões e grãos

O feijão-rajado e o sorgo, com suas cascas pigmentadas de marrom, são ricas fontes de procianidinas. No entanto, ainda precisamos investigar maneiras de prepará-los sem destruir as procianidinas durante o cozimento.

Canela

A canela é uma das fontes mais ricas de procianidinas. É um condimento altamente versátil, adequado a pratos doces e salgados. Portanto, se você gosta de canela, vá em frente. Experimente salpicar um pouco sobre os cereais, o mingau ou o iogurte natural no café da manhã. Veja na página 191 minha receita de barras feitas com *cranberry*, nozes e canela.

Porções de 2 a 3g de canela contêm o mesmo conteúdo de procianidinas que uma taça de 125ml de vinho tinto rico nessas substâncias. Mas cuidado: há grande quantidade de canela nessas porções.

Chá

Uma xícara de chá forte é uma bebida tão adstringente que seria de se esperar que fosse uma rica fonte de procianidinas. No entanto, análises químicas realizadas com extratos de chá verde e preto revelaram pequenas moléculas de procianidinas, porém nenhuma procianidina grande (oligomérica), do tipo capaz de beneficiar a saúde vascular. Minhas pesquisas mostraram que os extratos de chá têm pouco efeito sobre a função das células endoteliais que revestem os vasos sangüíneos. Embora flavonóides individuais sejam abundantes, sua ação protetora sobre a função dos vasos sangüíneos é limitada.

Estudos realizados com indivíduos que tomam chá revelaram resultados inconsistentes. No Reino Unido, onde essa é a bebida preferida de muitas pessoas, não há indícios de um nível reduzido de doenças cardíacas entre seus adeptos. O chá preto, comum ali, tem aproximadamente metade do nível de polifenóis do chá verde. A baixa incidência de doenças cardíacas entre apreciadores do chá apontada por alguns estudos pode ser mais um reflexo de hábitos alimentares saudáveis do que um efeito específico do consumo dessa bebida. Análises de várias pesquisas indicaram que a ingestão de três xícaras de chá por dia diminui o risco de doenças cardíacas em apenas 11% – um efeito pequeno em comparação com os benefícios do consumo regular e moderado de vinho. Contudo, outros estudos mostraram que houve uma melhora em pacientes com doença coronariana que tomaram 900ml de chá preto por dia durante quatro semanas. Assim, beber grandes quantidades de chá pode ser útil, desde que isso complemente outros hábitos alimentares destinados a aumentar a ingestão de polifenóis.

Lembre-se

Este capítulo examinou vários substitutos para o vinho tinto. Porém, é importante não se concentrar em uma única fonte de polifenóis protetores. Os maiores benefícios para a saúde são obtidos com uma combinação de alimentos para assegurar o maior consumo possível de diversos tipos de vitaminas, minerais e outros micronutrientes. Lembre-se também de que os polifenóis são apenas uma pequena parte de uma alimentação balanceada. A variedade é o tempero da vida.

Capítulo 4

Escolhendo os vinhos mais benéficos

Ao contrário de outros regimes alimentares, a Dieta do Vinho não estabelece a abstinência de álcool como forma de reduzir a ingestão de centenas de calorias por dia. Já mencionei os efeitos positivos que o consumo regular de quantidades baixas a moderadas de álcool em geral e de vinho em particular pode proporcionar à saúde a longo prazo. Para grande parte dos adultos, essa é uma abordagem apropriada, desde que a mensagem de moderação seja rigidamente seguida. Neste capítulo, analiso os tipos de vinho com maior probabilidade de conferir os principais benefícios.

Advertência global

Em muitos aspectos, a fabricação do vinho tinto é semelhante à de outros alimentos e bebidas. Novos métodos de produção podem gerar lucros maiores, mas não necessariamente produtos melhores em termos de qualidade e de benefícios nutricionais. Além disso, não sabemos quais serão as conseqüências do seu consumo a longo prazo, daqui a 50 anos ou mais. No entanto, influenciados por campanhas na mídia e pela pressão de pessoas próximas, muitas vezes acabamos trocando um produto que vínhamos consumindo há anos por um novo.

Os efeitos protetores do vinho tinto sobre a saúde dos vasos sangüíneos provavelmente começam cedo em nossa vida, mesmo que só se tornem aparentes anos depois. Muitas das conclusões sobre os benefícios do consumo moderado de vinho – extraídas de estudos envolvendo homens e mulheres acima de 55 anos – mostram os efeitos do vinho tinto que é produzido por métodos tradicionais. Portanto, se existir uma grande diferença na composição dos vinhos fabricados pelos atuais processos e aqueles elaborados por meio das técnicas antigas, não será surpresa se suas ações a longo prazo forem bem distintas.

Os efeitos protetores do vinho tinto sobre a saúde dos vasos sangüíneos provavelmente começam cedo em nossa vida, mesmo que só se tornem aparentes anos depois.

Nossas pesquisas associaram alguns dos importantes benefícios do vinho tinto às procianidinas, que contribuem de modo expressivo para a adstringência dos vinhos jovens produzidos pelos métodos tradicionais. Mas esse sabor adstringente é exatamente o que falta a um grande número de vinhos modernos. Com base nas minhas análises, parece provável que, em muitos casos, qualquer benefício obtido com o consumo de duas a três taças de vinho tinto por dia será reduzido se esse produto for fabricado pelos métodos atuais. Os vinhos elaborados da maneira tradicional contêm mais taninos observáveis e também costumam apresentar uma ampla variedade de sabores fascinantes e complexos. Além disso, complementam bem mais os alimentos do que outros vinhos suaves e adocicados comercializados hoje. Existem muitos vinhos que se situam entre esses dois extremos e que proporcionam parte das procianidinas necessárias à proteção dos vasos sangüíneos.

As sensações do paladar

As descrições tradicionais do paladar têm quatro características básicas: doce, azedo, amargo e salgado. Qualquer pessoa que beba vinho regularmente reconhecerá que se trata de uma descrição inadequada da grande variedade de sabores que se encontra nos vinhos. Na verdade, doce, azedo, amargo e salgado são apenas pontos de referência em todo um espectro de sensações de sabor e paladar. O Projeto Genoma Humano indica a existência de 50 a 100 genes para diferentes receptores de sabor. Cada receptor se liga a substâncias químicas específicas – como se fossem cadeado e chave. Quando surge uma substância química adequada, ela se associa ao receptor, que então envia sinais ao cérebro, órgão em que são processadas as informações sobre o sabor.

Além das sensações básicas de sabor na língua, nosso olfato registra elementos voláteis nos receptores de odor da cavidade nasal. A língua e o nariz transmitem sinais ao cérebro, e é a combinação de um conjunto de substâncias químicas (às vezes, milhares de moléculas diferentes) que o cérebro interpreta como responsável por um sabor específico. São esses os sabores descritos pelos autores especializados em vinhos: groselha-preta, groselha-verde, cedro, chocolate, e assim por diante.

Os cientistas já reconhecem a existência de uma quinta sensação de sabor – *umami* (palavra japonesa que significa "delicioso"). *Umami* é o sabor do glutamato (um aminoácido, um dos blocos construtores de grande parte das proteínas) e possui seu próprio receptor. Muitas pessoas estão familiarizadas com o glutamato monossódico, utilizado para acentuar o gosto de alguns pratos da culinária japonesa e chinesa e também de sopas instantâneas, patês, tortas e outros itens à base de carne. O glutamato está presente ainda em alguns tipos de queijo e em alimentos fermentados e curados no sal.

Gosto adquirido

A variação individual na sensação do sabor pode ser muito acentuada: algumas pessoas colocam três colheres cheias de açúcar no café, quantidade que tornaria a bebida intoleravelmente doce ao paladar de outras. E os sabores de determinado vinho nem sempre proporcionam o mesmo prazer a todo mundo. Em parte, isso se deve a diferenças genéticas e, em parte, ao gosto aprendido ou "adquirido".

As crianças, de modo geral, preferem doces, mas essa tendência acaba diminuindo na idade adulta. Da mesma forma, o paladar dos jovens parece não pender para alimentos amargos. Quando eu era criança, meu pai me deixava provar a cerveja que fazia em casa – era horrível. Aos 16 anos, porém, eu havia perdido totalmente a aversão ao sabor amargo do lúpulo. Essa adaptação ao gosto é um fenômeno reconhecido. Na França e na Itália, onde o consumo regular e moderado de vinho é considerado parte natural de qualquer refeição, costuma-se dar às crianças vinho diluído em água.

Outro aspecto da adaptação do sabor ocorre quando a exposição à substância amarga aumenta a sensibilidade ao açúcar ou ao doce – os vinhos tânicos podem reduzir a vontade de comer doces. Os alimentos salgados parecem intensificar os sabores amargos e azedos. Assim, uma dieta rica em sal pode causar aversão aos vinhos tânicos. Talvez o excesso de sal presente em muitos alimentos hoje seja, em parte, responsável pela popularidade das bebidas alcoólicas suaves e frutadas, entre as quais uma série de vinhos tintos produzidos em massa.

A acidez confere o elemento "refrescante" à fruta, seja uma maçã crocante, um limão ou uma uva suculenta. E amplia a sensação de doçura. Todos os vinhos precisam de acidez – sem ela, tornam-se insípidos, sem personalidade. Um produtor de vinho experiente utiliza sua habilidade para garantir a dose certa de acidez – nem mais nem menos – para equilibrar os componentes da fruta e o tanino e criar um todo harmonioso.

Combinar vinho com comida é uma arte que muitos apreciadores dessa bebida aprendem por tentativa e erro, e é verdade que os diferentes sabores dos alimentos afetam o gosto percebido do vinho. Carne vermelha e de caça, sobretudo quando malpassadas, podem abrandar a adstringência do tanino. O sabor *umami* de determinados produtos ricos em proteínas, inclusive dos queijos, pode fazer com que alguns vinhos adquiram um gosto mais forte e mais tânico. Por isso, os vinhos brancos doces e o vinho do Porto costumam ser acompanhamentos melhores para queijos do que os tintos. Da mesma maneira, a comida indiana e a tailandesa, altamente condimentadas, podem tornar desagradável o sabor de alguns vinhos. Muitos especialistas recomendam os brancos frutados e os tintos com baixo teor de taninos como acompanhamento para tais pratos. Eu procuro tomar cerveja com comida tailandesa e indiana. Será que a crescente popularidade dos alimentos salgados e condimentados estimulou a tendência global pelo consumo de vinhos tintos frutados com baixo teor de taninos?

Será que a crescente popularidade dos alimentos salgados e condimentados estimulou a tendência global pelo consumo de vinhos tintos frutados com baixo teor de taninos?

A adaptação do sabor pode fazer parte de uma mudança nos seus hábitos alimentares e de consumo de vinho com o objetivo de obter um equilíbrio mais saudável. Os vinhos tânicos têm a capacidade de reduzir a vontade de ingerir alimentos e bebidas doces – do ponto de vista da saúde, isso só pode ser bom. Eles quase sempre combinam melhor com comida, o que constitui a maneira mais fácil de incluir o vinho em um estilo de vida saudável. Neste capítulo, espero inspirá-lo a experimentar alguns vinhos diferentes – talvez de gosto mais tânico do que aqueles com os quais você está acostumado – até encontrar uma seleção de que realmente goste.

O sabor dos polifenóis

A enorme variedade do espectro de sabores de um vinho pode ser atribuída sobretudo aos polifenóis que ele contém. Essas substâncias também interagem com a acidez, criando outras sensações de sabor. Na produção de vinho, sua principal fonte são as uvas, mas o envelhecimento em barris de carvalho introduz mais polifenóis que ampliam a complexidade da bebida.

Nos vinhos tintos jovens, alguns dos polifenóis mais abundantes são as procianidinas – acredita-se que elas sejam as responsáveis pela adstringência característica desses vinhos. Essa sensação não é classificada como um sabor-padrão (embora às vezes seja confundida com amargor). A adstringência é sentida como uma sensação de boca seca. É causada por polifenóis no vinho que interagem com as proteínas da saliva. Essa interação provoca a precipitação dos polifenóis, que se tornam então não solúveis, de modo que o efeito lubrificante da saliva se perde temporariamente. A acidez apresenta o efeito oposto: causa salivação. Os vinhos que têm como única característica a adstringência são pouco interessantes, a não ser que esta seja balanceada pela acidez.

As moléculas que causam a adstringência ainda não são inteiramente conhecidas. A sidra tradicional, por exemplo, é rica em procianidinas, porém não costuma deixar a boca seca. A coisa mais adstringente que já provei foi um caqui verde, fruta que contém outros taninos além das procianidinas. O chá forte também é tânico e adstringente, mas não é rico em procianidinas benéficas. Assim, acredito que essa sensação gerada por alguns vinhos jovens talvez se deva aos efeitos combinados das procianidinas com outros componentes dos polifenóis.

A enorme variedade do espectro de sabores de um vinho pode ser atribuída sobretudo aos polifenóis que ele contém.

A adstringência diminui à medida que o vinho envelhece e os polifenóis sofrem polimerização, transformando-se em substâncias químicas mais complexas, taninos condensados, que formam um sedimento no fundo da garrafa.

Taninos do carvalho

Os taninos do barril de carvalho – os galotaninos da madeira em si – são, em muitos aspectos, mais atrativos do que os taninos da uva, pois não têm a mesma adstringência. No entanto, não apresentam grande atividade biológica e não proporcionam os mesmos efeitos protetores à função dos vasos sangüíneos que as procianidinas. Os vinhos envelhecidos em barris de carvalho podem aumentar a sensação de taninos no produto final, embora grande parte do sabor "de carvalho" venha, na verdade, da carbonização que ocorre no interior dos barris como parte do processo de fabricação desses recipientes. Os barris de carvalho novo conferem um sabor mais intenso dessa madeira do que os mais antigos. Nos vinhos produzidos em massa, normalmente se acrescentam pedaços de carvalho – durante um período de armazenagem em tanques de aço inoxidável – para criar um sabor semelhante ao do vinho envelhecido nos barris, à moda tradicional.

Em busca de pistas

Muitas pessoas ficam confusas diante da variedade de vinhos que encontram nas lojas, na internet e nos cardápios dos restaurantes. Citações e comentários de especialistas são úteis apenas quando se confia no gosto do autor em questão. A linguagem de marketing dos rótulos muitas vezes nada significa. Os vinhos que, para o consumidor comum, parecem mais sedutores – "Fácil de beber, de sabor suave" – costumam ser desprovidos da acidez, dos taninos e da complexidade que tornam esse tipo de bebida interessante. Seu sabor frutado pode também disfarçar o fato de que muitos deles contêm mais de 14% de álcool. Por isso, quem os consome pode estar ingerindo álcool demais sem obter os benefícios protetores pretendidos.

"Sabor concentrado de frutas, com grande acidez e um toque final tânico; bom envelhecimento." Juntos, comentários desse tipo sugerem um vinho promissor. Em vez de optarmos por um vinho "fácil de beber", devemos buscar algo mais desafiador, que possa ser saboreado em pequenos goles, junto com a comida, e não apressadamente e em grandes quantidades.

Aprendendo a interpretar os rótulos

Assim como em muitos países as normas locais exigem a especificação do teor alcoólico do vinho no rótulo, não vejo motivo para que, no futuro, não exista uma norma exigindo a descrição do seu conteúdo de procianidinas. Será necessário definir critérios internacionais, mas prevejo que, cedo ou tarde, saberemos exatamente quais benefícios à saúde poderemos esperar de uma taça de vinho.

O efeito protetor de determinados polifenóis não se restringe ao vinho. Fabricantes de alimentos e bebidas em todo o mundo estão interessados no estudo dos polifenóis. Como cientista e pesquisador, sei que não demorará muito para que passemos a ouvir falar mais sobre os benefícios dessas moléculas à saúde. Surgirão no mercado alimentos e suplementos funcionais, alguns potencialmente benéficos, outros inúteis. Um dos meus objetivos com este livro é ajudar você a identificar a dose diária ideal de procianidinas para obter o máximo benefício à saúde: 300 a 500mg dessas substâncias é a meta ideal. Quantidades maiores devem ser obtidas de diversas fontes, e não apenas do vinho.

Vinhos ricos em procianidinas: as principais influências

Os fatores que afetam a quantidade de procianidinas no vinho podem ser divididos em três áreas: o ambiente da vinha, a uva e o produtor do vinho. O consumidor também pode influenciar a quantidade de procianidinas escolhendo se deseja beber o vinho jovem ou apenas depois de armazená-lo por vários anos. Com o tempo, o conteúdo de procianidina de qualquer vinho diminui gradualmente.

Principais fatores para as vinhas:
- ***terra infértil***
- ***videiras já formadas***
- ***amadurecimento longo e lento***
- ***grandes altitudes***
- ***baixa produção***

NA VINHA – Existe uma complexa interação na vinha entre o tipo de solo, a quantidade de chuva ou de irrigação, a luz do sol e a temperatura. Alguns desses fatores estão além do controle do viticultor e são responsáveis pela variação da safra.

- Uma terra infértil ou inadequada a outros propósitos agrícolas em geral é ideal para as vinhas. Muitos dos melhores vinhos tradicionais do mundo são feitos de uvas cultivadas em solos em que há mistura de barro, giz e cascalhos sobre calcário ou em terrenos rochosos em declives acentuados.
- Videiras já formadas não costumam precisar de muita água, pois suas raízes fincam-se profundamente no solo. A irrigação pode aumentar a quantidade de vinho produzido, mas também o dilui. O excesso de

água da irrigação ou de chuva na época errada do ano estimula o crescimento excessivo das folhas, impedindo o amadurecimento das uvas.

- O amadurecimento lento tende a aumentar os níveis de todos os polifenóis. Em clássicas regiões de clima frio, a longa estação de amadurecimento ideal tem dias ensolarados de mornos a quentes e noites frias. Em partes mais quentes do mundo, pode-se obter uma estação mais longa plantando-se as videiras em altitudes mais elevadas ou em vales onde haja brisa do mar ou nevoeiros.
- Duas enzimas importantíssimas envolvidas na síntese dos polifenóis são aumentadas pela luz ultravioleta (UV). Assim, as uvas cultivadas em grandes altitudes, onde ocorre maior exposição aos raios UV, poderiam potencialmente alcançar níveis mais elevados de procianidinas.
- A maior exposição das uvas à luz solar direta durante o amadurecimento estimula a síntese de polifenóis. No entanto, se as uvas ficarem quentes demais, essa síntese é suprimida. Em condições de calor extremo, a acidez do suco da uva também cai. Portanto, o uso de proteção (existem várias técnicas com esse fim) pode ter um profundo efeito na composição dos polifenóis das uvas, o que, por sua vez, altera as características do sabor do vinho.
- A redução da produção com a remoção de cachos ("poda verde") antes do amadurecimento pode aumentar a qualidade das uvas remanescentes, o que resulta em um vinho mais concentrado.
- As videiras com baixa produção costumam dar origem a vinhos de melhor qualidade. A produção tende a se reduzir naturalmente após 20 ou 30 anos. Assim, por razões econômicas, alguns viticultores optam pelo replantio. Outros, porém, fazem da idade da videira, que pode viver mais de 100 anos, um trunfo na comercialização de seu vinho.

Vinhas velhas – Observei que os vinhos produzidos com uvas de vinhas velhas costumam ter um nível mais alto de procianidina do que os vinhos do mesmo estabelecimento vinícola provenientes de vinhas mais jovens. Não sei se isso reflete uma diferença genuína na qualidade das videiras mais antigas ou se é resultado do modo de administração da vinha e das técnicas de produção do vinho. As uvas das vinhas mais velhas são muito usadas na fabricação dos melhores produtos da casa vinícola.

Escolha da uva – O tipo de uva pode fazer uma enorme diferença no conteúdo de procianidinas do vinho, mas somente se o viticultor e o vinicultor explorarem a vantagem que a fruta oferece. Quanto menor a uva e maior seu número de sementes, maior a quantidade potencial de procianidinas.

Pelas minhas pesquisas, a uva que dá origem aos vinhos mais ricos em procianidinas é a Tannat, que está entre as mais tradicionais do sudoeste da França. A Cabernet Sauvignon também tem frutos pequenos e uma alta proporção de sementes em relação à polpa. Quando comparei os vinhos Cabernet Sauvignon com os Malbec fabricados com uvas cultivadas em condições similares na Argentina, os Cabernet tendiam a apresentar maior quantidade de procianidinas. Assim, o tipo de uva pode influir mais do que outros aspectos.

Embora tenham perdido para os Cabernet em uma comparação direta, tive ótimos resultados com vários vinhos Malbec – tanto com os que eram provenientes de vinhedos argentinos localizados em grandes altitudes quanto com os que eram procedentes de sua região de origem, Cahors, no sudoeste da França.

Minha análise mais recente de uma seleção de vinhos tintos foi elaborada com o objetivo de seguir algumas das dicas que descobri ao escrever este livro. Os vinhos italianos, por exemplo, são conhecidos como excelente acompanhamento das refeições, com um toque de amargor e boa acidez equilibrada com taninos. Entre as uvas que me impressionaram estão a Nebbiolo, típica do noroeste da Itália; a Sangiovese, usada na produção do Chianti e de diversos outros vinhos da Toscana; e a Aglianico, cultivada no sul do país.

É difícil falar de forma genérica sobre os tipos de uva porque a influência do fabricante do vinho é essencial (veja a seguir).

Produção do vinho – Embora o tipo de uva e o ecossistema da vinha contribuam para as diferenças que se verificam na quantidade de procianidinas do vinho tinto, é o fabricante que desempenha o papel-chave quanto ao produto final. O aspecto mais importante da produção para assegurar a alta concentração dessas substâncias é o tempo que o sumo permanece em contato com as sementes e as cascas das uvas. As procianidinas começam a ser extraídas durante a fermentação, quando a concentração de álcool atinge cerca de 6%. Dependendo da temperatura de fermentação, esse processo pode levar dois dias ou mais para começar. As cascas das uvas flutuam e as sementes afundam, por isso a quantidade de vezes que são empurradas e misturadas ao vinho também aumenta a extração de procianidinas. Após o término dessa etapa, que costuma ser longa, muitos vinhos tintos passam pela maceração com as sementes e as cascas da uva, o que pode levar de dias a semanas, a fim de que se extraiam a cor, o sabor e os taninos em sua totalidade. Os vinhos com um tempo de contato de 10 a 14 dias são mais ricos em procianidinas. Quando esse período é inferior a sete dias, o conteúdo dessas substâncias é relativamente baixo. Os bons comerciantes sabem quais são os vinhos produzidos desse modo. Portanto, pergunte.

O aspecto mais importante do processo de produção para assegurar a alta concentração dessas substâncias é o tempo que o sumo permanece em contato com as sementes e as cascas das uvas. Os vinhos com um tempo de contato de 10 a 14 dias são mais ricos em procianidinas. Quando esse período é inferior a sete dias, o conteúdo dessas substâncias é relativamente baixo.

Na fabricação de alguns vinhos mais leves, o suco da fermentação é separado das sementes e das cascas das uvas antes da extração das procianidinas. Dada a ausência de taninos e de outros polifenóis, esses vinhos são menos estruturados. Não terão a mesma capacidade de se transformar em algo mais interessante com o tempo, portanto não se destinam ao armazenamento a longo prazo. Esse tipo de produto não oferece ao consumidor o benefício máximo à saúde.

Não foi o que o médico mandou

A advertência de não ingerir álcool com alguns medicamentos pode ser vista sob uma ótica diferente: a medicação pode neutralizar os benefícios dos polifenóis no vinho tinto. Mas não suspenda o uso de medicação por conta própria.

Colagem e filtragem – Para clarificar o vinho, torná-lo microbiologicamente estável e reduzir os taninos agressivos, ele pode ser submetido à colagem e/ou filtragem. A colagem é um método tradicional, e a maior parte dos vinhos é submetida a ela. Agentes como gelatina, clara de ovo, bentonita ou uma substância química chamada polivinilpolipirrolidona (PVPP) são acrescentados ao vinho fermentado para remover partículas sólidas microscópicas. O agente se liga a uma série de polifenóis, inclusive às procianidinas, que, depois de assentados no fundo do barril, podem ser retirados com facilidade. A filtragem requer investimento em equipamentos caros, mas é uma maneira rápida e eficiente de garantir uma aparência clara e estável aos vinhos. Dependendo do grau de colagem ou filtragem e das substâncias utilizadas, a quantidade de procianidinas pode sofrer uma redução significativa.

O vinho acaba se tornando "reluzente", ou se clarificando, entretanto isso exige tempo e a cuidadosa separação (trasfega) do líquido clareado para eliminar os sedimentos que se depositam no fundo do barril. Sempre que possível, escolha vinhos que não foram clarificados nem filtrados e que tiveram assentamento natural – os pequenos depósitos de partículas que podem aparecer no fundo da garrafa não são prejudiciais.

Uma boa idade – Decidir quanto tempo se deve guardar um vinho antes de consumi-lo pode influenciar a quantidade de procianidinas que ele contém. Isso ocorre porque essas substâncias são moléculas relativamente instáveis que, com o tempo, formam taninos condensados, que aparecem sob a forma de um sedimento vermelho-amarronzado no fundo da garrafa. O longo período de envelhecimento não é a melhor solução do ponto de vista da saúde, tampouco ajuda a aprimorar o sabor de alguns vinhos mais baratos. As comunidades conhecidas pela longevidade de seus habitantes ou por sua saúde excepcional, como as de Creta, do sudoeste da França e da Sardenha, consomem os vinhos locais ainda jovens – em geral, não mais de três anos após a safra – e muitas vezes tirados direto do barril. Não há dúvida de que isso contribui para que essas pessoas tomem vinhos mais ricos em procianidinas.

A diminuição das procianidinas é um processo gradual. Se um vinho apresenta uma alta concentração dessas substâncias desde a sua produção, continuará assim após cinco anos. Mas as diferenças tendem a se acentuar depois de 10 anos, dependendo das condições de armazenamento (em especial da temperatura) e da estrutura geral do vinho.

A busca por vinhos ricos em procianidinas

Quando iniciei minhas pesquisas sobre vinhos, pretendia demonstrar que os produtos mais baratos poderiam proporcionar os mesmos benefícios à saúde que os mais caros. Ao perceber que era o longo processo tradicional de fermentação e maceração das sementes e das cascas das uvas que tornava o vinho rico em procianidinas, constatei que poderia estar promovendo um estilo que vi descrito nos rótulos de vinhos franceses como *vinifié à l'ancienne san compromis* – produzido da maneira tradicional, sem qualquer concessão às demandas dos gostos modernos.

No entanto, à medida que provo e analiso um número maior de vinhos, percebo que as coisas não são assim tão definidas – velho versus novo. Muitos fabricantes combinam longa fermentação e maceração com variadas técnicas modernas para melhorar as características da fruta e a qualidade geral do produto. Seus vinhos retêm quantidades razoáveis de procianidinas. Tenho certeza de que esses vinhos vão se tornar cada vez mais populares à medida que os consumidores forem reconhecendo como eles combinam bem com comida.

Medindo os polifenóis

Embora não seja comum analisar os vinhos quanto ao seu conteúdo de procianidinas, existe um teste relativamente simples, usado para medir o conteúdo total de polifenóis, ou índice fenólico, que inclui taninos, procianidinas, antocianinas (que conferem cor às uvas) e outros polifenóis. Os produtores de vinho citam cada vez mais o índice de polifenóis totais, ou IPT (do francês *Indice des Polyphénols Totaux*), em seus dados técnicos, que muitas vezes são encontrados na internet e em revistas especializadas. Em geral, quanto maior o IPT, mais elevado o nível de procianidinas do vinho.

Devo ser franco e dizer que o IPT mede a quantidade dos polifenóis, e não sua qualidade. Algumas uvas, como a Syrah e a Malbec, apresentam IPTs maiores em razão do seu alto conteúdo de antocianinas. Não quero dizer com isso que não seja possível encontrar exemplos de vinhos elaborados com essas uvas que tenham níveis muito bons de procianidinas. Mas, com base nos testes laboratoriais que realizei, posso afirmar que, sendo todos os outros fatores iguais, a Cabernet Sauvignon provavelmente concentra um teor mais alto de procianidinas do que a maior parte dos outros tipos "internacionais" de uvas.

Recomendando vinhos tintos

Minhas pesquisas mostram que nas regiões de maior longevidade os vinhos tintos consumidos são muito mais ricos em procianidinas do que a média. Depois das análises, criei uma classificação em uma escala que vai de ❤ a ❤❤❤❤❤, na qual a maioria dos vinhos tintos recebeu pelo menos ❤. Até mesmo os vinhos brancos proporcionam algum benefício à saúde, pois elevam o colesterol HDL (o bom colesterol). Assim, ❤ representa a menor classificação dos vinhos tintos. No entanto, cheguei a identificar vinhos tintos que estavam abaixo do nível ao qual eu poderia atribuir a categoria ❤. A classificação ❤❤❤❤❤ representa os melhores vinhos que encontrei.

❤ = regular
❤❤ = promissor
❤❤❤ = bom
❤❤❤❤ = muito bom
❤❤❤❤❤ = excelente

Uma taça de 125ml de um vinho altamente rico em procianidinas ❤❤❤❤❤ contém pelo menos 120mg dessas substâncias, às vezes mais. No caso de um vinho rico em procianidinas ❤❤❤, uma taça apresenta em geral uma concentração de 60 a 90mg. Um vinho regular ❤ pode ter de 30 a 45mg. As classificações ❤❤ e ❤❤❤❤ referem-se aos níveis intermediários – melhores do que a categoria anterior, mas não alcançam o próximo nível.

Uma vantagem importante da escolha de vinhos ricos em procianidinas é que podemos consumi-los em menores quantidades para obter os mesmos benefícios. Uma taça de um vinho ❤❤❤❤❤ ou duas taças de um vinho ❤❤❤ normalmente contêm a mesma quantidade de procianidinas que três ou quatro taças de um vinho regular ❤.

Os melhores resultados que obtive em meu laboratório vieram dos vinhos de Madiran. Esses produtos contêm os mais altos níveis de procianidinas que encontrei – um resultado proporcionado pela uva local, a Tannat, e pelos longos processos de fermentação e maceração tradicionais. Essas demoradas etapas são importantes para a produção de vinhos de qualquer região. Em outras partes do mundo, obtive bons resultados de vinhos fabricados com uvas cultivadas em grandes altitudes e/ou provenientes de vinhas velhas ou de baixa produção.

Os vinhos básicos, fabricados em massa e vendidos em lojas e bares, não estão de acordo com os critérios mencionados e, quando analisados, decepcionaram, revelando níveis baixos de procianidinas. Além disso, em geral seu teor alcoólico é bastante alto. Acredito que os vinhos que mais contribuem para a saúde são aqueles que se destinam à degustação em pequenos goles, como acompanhamento das refeições, e não os que podem ser tomados rápido e em grandes quantidades. Se estiver com sede, beba água.

Como encontrar mais informações

Os vinhos mais ricos em procianidinas costumam ser aqueles em que as uvas (sementes, casca e polpa) ficaram em contato com o líquido durante a fermentação e a maceração. Esse tipo de informação técnica raramente é descrita nos rótulos. No futuro, o conteúdo de procianidina dos vinhos poderá ser fornecido da mesma forma que o teor alcoólico, mas, até lá, você pode ser proativo e tentar descobrir mais dados. Muitas casas vinícolas apresentam em seus sites explicações sobre as técnicas de produção que utilizam. Prefira um tempo de contato de pelo menos 10 dias, pois isso garante um bom nível de procianidinas. Um fabricante gabaritado tem que ser capaz de informá-lo sobre o processo que emprega na elaboração de seus produtos. Por isso, na dúvida, pergunte.

Com milhares de vinhos sendo produzidos em todo o mundo a cada ano e com tantas variáveis em termos de clima, condições de cultivo, tipos e misturas de uvas, seria necessário dispormos de um laboratório dedicado apenas à análise sistemática desses produtos. O vinho de uma safra não garante que vinhos de safras anteriores ou posteriores estejam no mesmo patamar. Os exemplos do que se pode beber a cada dia são muitos para serem enumerados aqui, mas este capítulo fornece uma boa noção dos vinhos que podem ser mais benéficos, com algumas indicações específicas que deverão ser úteis. A seguir, apresento uma visão pessoal dos vinhos tintos que analisei e provei. Eu os classifiquei em categorias que vão de bom a excelente em termos do seu conteúdo de procianidinas.

Este capítulo fornece uma boa idéia dos vinhos que podem ser mais benéficos, com algumas indicações específicas que deverão ser úteis.

Argentina

Esse é um país que possui todas as condições certas – inclusive vinhedos em grandes altitudes. No entanto, com a profusão da produção destinada ao mercado de massa, nem todos os vinhos argentinos têm um conteúdo de procianidinas considerado adequado. A Malbec, uma das uvas que mais se destacam ali, é rica em taninos e seu sabor lembra o da ameixa. Se o vinho for produzido com uvas de vinhas velhas de baixa produção e sofrer longos processos de fermentação e maceração, é provável que apresente um bom nível de procianidinas ♥♥♥. Analisei um Malbec Reserva ♥♥♥♥♥ da Altos Las Hormigas cujo processo de fermentação e maceração leva quatro semanas. Por outro lado, a classificação de um Malbec fabricado em massa seria de apenas ♥ ou ♥♥.

A Bodega Catena Zapata é uma das melhores casas vinícolas do país. Seus vinhedos estão localizados a 800 e 1.500m de altitude. Todos os aspectos desse estabelecimento são cuidadosamente controlados e a produção é baixa. Analisei várias safras de Cabernet Sauvignon das linhas Catena e Catena Alta e as classifiquei como ♥♥♥, beirando ♥♥♥♥.

A Bodega Norton foi criada em 1895 e seu melhor vinho, o Norton Privada, nunca me decepciona. Trata-se de uma mistura de uvas Malbec, Cabernet Sauvignon e Merlot, de vinhas que têm de 50 a 80 anos, cultivadas em uma altitude que vai de 850 a 1.100m. As uvas são fermentadas durante sete dias e seu processo de maceração leva de 25 a 30 dias. A análise mostrou consistentemente a classificação ♥♥♥.

Austrália

Sinto dizer que, de modo geral, as grandes marcas de vinhos australianos mais exportadas contêm baixas quantidades de procianidinas. Os críticos de vinhos também observam que esses produtos estão se tornando cada vez mais doces para agradar ao paladar do mercado de massa. De qualquer forma, existem numerosos vinhos de produtores independentes na Austrália – particularmente dos que usam a uva Cabernet Sauvignon – que são benéficos. Opte por produtos de casas vinícolas menores, sobretudo de propriedade familiar, que têm muito mais probabilidade de empregar os melhores aspectos dos métodos tradicionais. Se o rótulo da parte posterior da garrafa mencionar vinhas velhas, baixa produção e longo tempo de fermentação e maceração, melhor ainda.

Ao sul de Adelaide, o ensolarado McLaren Vale abriga um grande número de vinhas velhas de baixa produção. Um dos meus fabricantes preferidos é D'Arenberg: seu High Trellis Cabernet Sauvignon tem uma boa ♥♥♥ classificação de procianidinas. Mais ao sul, a região de Coonawarra é conhecida por seus Cabernets Sauvignons elaborados com uvas cultivadas em calcário, com uma fina camada superficial de solo vermelho. A casa vinícola Wynns é um dos maiores e melhores produtores da região. Seu Cabernet Sauvignon ♥♥♥ contém bons níveis de procianidinas. Balnaves of Coonawarra, uma pequena empresa de propriedade familiar, produz um promissor ♥♥ Cabernet Sauvignon que chegou muito perto de ser incluído na categoria seguinte.

O Barossa Valley, também no sul da Austrália, é outra região conhecida por suas vinhas velhas e de baixa produção, em especial das uvas Shiraz e Grenache. Surpreendentemente, não consegui encontrar ali muitos exemplos de vinhos ricos em procianidinas.

Chile

Com uma grande concentração de vinhas velhas e tradicionais, não há razão para que um bom número de vinhos chilenos – sobretudo o Cabernet Sauvignon, submetido a um longo processo de fermentação e maceração – não tenha bons níveis de procianidinas. Entre os ♥♥♥ Cabernets Sauvignons que usei como referência estão Concha y Toro Casillero del Diablo, Cono Sur Reserva, Errazuriz, Montes e Montes Alpha, Valdivieso Reserva e Veramonte.

Espanha

O Rioja, o mais famoso vinho tinto da Espanha, é produzido em uma extensa área e nos mais variados estilos. Os vinhos básicos fabricados em massa são os que têm menos potencial de proporcionar benefícios, junto com os Gran Reservas, que são envelhecidos durante muitos anos antes da comercialização e, por isso, perdem grande quantidade de procianidinas. Um dos meus favoritos é o do ótimo produtor Telmo Rodriguez, que tende a usar vinhas mais velhas. Classifiquei-o como ♥♥♥. Os tintos escuros da Ribera del Duero são, como o Rioja, baseados na uva Tempranillo e, às vezes, apresentam também Cabernet Sauvignon e Merlot na mistura. Fiquei agradavelmente surpreso com o Ribera del Duero Reserva com o rótulo Altos de Tamaron, que classifiquei como ♥♥♥♥.

Estados Unidos

A produção de vinho concentra-se nos estados da costa do Pacífico. As uvas são cultivadas em quase todos os lugares em que as condições climáticas e o preço da terra permitem. Não há dúvida de que fatores geográficos e ambientais têm um impacto significativo tanto em sua qualidade geral quanto no conteúdo de procianidinas. Uma prática que considero contraproducente, ainda que cada vez mais comum, é a da vindima tardia, isto é, deixar que as uvas maduras permaneçam mais tempo nas videiras antes de colhê-las, a fim de produzir vinhos mais suaves. Uvas excessivamente maduras contêm menores quantidades de procianidinas. Além disso, dada a maior concentração de açúcares, os níveis de álcool são mais altos – em alguns vinhos, chega a ser superior a 16%. Por isso, os vinhos produzidos desse modo não são ideais nesses dois aspectos. No entanto, as casas vinícolas norte-americanas em geral fornecem informações muito detalhadas.

CALIFÓRNIA – A Cabernet Sauvignon é a uva de escolha dos tintos californianos clássicos e a que me proporcionou os melhores resultados. Atribuo ♥♥♥♥ para o Robert Mondavi Napa Valley Reserve e ♥♥♥ para os Cabernets comuns de Mondavi, o Napa Valley e o Private Selection. Outros Cabernets ♥♥♥ são: Franciscan Oakville Estate, Hess Select e Mount Veeder Winery. Vinhos promissores na categoria ♥♥♥ podem ser encontrados em todas as faixas de preço, do Ridge Monte Bello (um dos mais caros) ao Gallo Turning Leaf (bem em conta), passando pelo Beringer (preço mediano). É provável que os bons Cabernets do estado de Washington também apresentem níveis de procianidinas acima da média. De qualquer modo, os vinhos mais extraordinários foram os da Hess Collection: o Mount Veeder Cabernet Sauvignon e o Mountain Cuvee (uma mistura de Cabernet Sauvignon com Merlot, Malbec e Syrah) receberam a classificação ♥♥♥♥. O lento amadurecimento das uvas em vinhedos de grandes altitudes associado à influência dos solos de argila e vulcânicos resulta em vinhos maravilhosamente estruturados, com taninos bem integrados. Na verdade, o Hess Collection Mount Veeder Cabernet Sauvignon 2004 destaca-se como o melhor vinho californiano que já provei, além de possuir um nível de procianidinas bem acima dos outros.

WASHINGTON – Os longos dias de verão e as noites frescas do Columbia Valley, região onde se concentra o cultivo de uvas no estado, produzem vinhos de coloração e sabor intensos. As minhas melhores classificações foram para duas misturas no estilo de Bordeaux produzidas pela Matthews Cellars: Red ♥♥♥♥♥ e Claret ♥♥♥♥. Gordon Brothers Cabernet Sauvignon e três Cabernets da Woodward Canyon – Nelms Road, Old Vines e Artist Series – também mereceram ♥♥♥♥. Gostei ainda dos Cabernets da Amavi, Chateau Sainte Michelle, Columbia Crest (Grand Estates), L'Ecole Nº 41 e Pepper Bridge – todos classificados como ♥♥♥. O Pendulum Red, uma mistura de oito uvas, ficou na categoria ♥♥♥.

França

Bordeaux – Há milhares de casas vinícolas na região de Bordeaux que produzem dos vinhos *cru classé* (de vinhedos classificados) a marcas destinadas ao consumo de massa. Não tive oportunidade de testar os caríssimos vinhos da categoria *cru classé*, mas, com base em indícios laboratoriais que sugerem que o longo tempo de extração é responsável por um alto nível de procianidinas, é provável que existam diversas marcas benéficas à saúde cardíaca entre os produtos mais caros, que, por norma, são submetidos a um demorado processo de maceração. Entretanto, provei e analisei uma quantidade satisfatória de vinhos tintos Bordeaux de preços razoáveis e posso afirmar que a maior parte deles possui níveis de procianidinas acima da média (entre ♥♥ e ♥♥♥). Alguns podem conter concentrações ainda maiores dessa substância. Encontrei um vinho ♥♥♥♥, o Château Montaiguillon, que tem a modesta denominação de origem e qualidade Montagne-St.-Émilion – e isso na difícil safra de 2002.

Em sua maioria, os vinhos tintos Bordeaux são feitos de uma mistura relativamente promissora de uvas, em especial Cabernet Sauvignon, Merlot e Cabernet Franc, em proporções variadas. No entanto, as safras e os métodos usados na produção podem sofrer enormes variações. Um dos motivos pelos quais os vinhos Bordeaux de modo geral não conseguem obter uma classificação ainda mais alta é o fato de que muitos deles passam pelo processo de colagem com clara de ovo, o que reduz os níveis de procianidinas. Quando se trata dessa região, é de fato necessário ter uma atitude proativa e descobrir mais informações sobre os vinhos específicos (em sites da Web ou em guias de vinhos).

A Pinot Noir da Borgonha, uva que produz o Borgonha tinto, em geral não é rica em procianidinas, porém os vinhos da vila de Pommard são conhecidos por serem extraordinariamente tânicos e envelhecidos. O solo da região é rico em calcário e argila, e a interação entre esses dois elementos pode ser responsável por vinhos mais encorpados. Em minhas análises, encontrei vinhos Pommard com classificações entre ♥♥♥ e ♥♥♥♥♥.

Sudoeste da França – Minhas pesquisas sobre longevidade levaram-me a descobrir as interessantíssimas propriedades dos vinhos de Madiran ♥♥♥♥♥, baseados na uva Tannat, apresentados com mais detalhes nas páginas 74 a 76. Os Cahors, tânicos conhecidos pela coloração escura, quase negra, e ideais para acompanhar refeições, utilizam a Malbec (conhecida também como Auxerrois). Quando bem produzidos, com longo período de maceração, podem conter alto teor de procianidinas. Clos Triguedina, Château de Gaudou Cuvée Tradition e Chatêau du Cèdre Cuvée le Cèdre são todos vinhos de Cahors ♥♥♥.

Languedoc-Roussillon – É impossível generalizar sobre essa vasta região. Produtores preocupados com a qualidade plantaram uvas Cabernet Sauvignon e Merlot ao lado das tradicionais – e às vezes antiqüíssimas – Carignan, Grenache, Syrah e Mourvèdre. Gostei particularmente dos seguintes vinhos: Domaine de l'Hortus Grande Cuvée ♥♥♥, de Pic St.-Loup; Côtes du Roussillon-Villages, fabricados por Domaine des Chênes (Le Mascarou ♥♥♥), Vignerons Catalans (Cuvée Extrême ♥♥♥) e Les Maîtres Vignerons de Tautavel ♥♥♥; Gérard Bertrand Corbières Boutenac Domaine de Villemajou ♥♥♥ ; Vignoble du Loup Blanc La Mère Grand ♥♥♥♥♥ e Domaine Tour Trencavel Lo Cagarol ♥♥♥, de Minervois e, também, da área superior de Minervois la Livinière, Domaine la Rouvioule ♥♥♥♥♥, Les Trois Blason Cuvée Gaïa ♥♥♥♥ e Gérard Bertrand Château Laville Bertrou ♥♥♥. Um dos vinhos mais famosos do sul da França é o Mas de Daumas Gassac, um Cabernet Sauvignon tânico mas rico em procianidinas. A excepcional safra de 2003 produziu um vinho impressionante ♥♥♥♥♥♥, embora o de 2004, mais leve, tenha recebido a classificação ♥♥♥.

Rhône – Há duas zonas distintas no vale do Rhône: o norte, mais frio, onde os vinhos tintos são produzidos inteiramente com a uva Syrah, e o sul, mais quente, onde a Grenache e outras uvas se misturam à Syrah em produtos como o Châteauneuf-du-Pape, Côtes du Rhône e outros. Todos são perfeitos para acompanhar refeições. Da Cave de Tain, no norte, provei o Cornas "Arènes Sauvages" ♥♥♥♥ e o Hermitage ♥♥♥: as boas classificações desses vinhos talvez se devam a uma combinação de fatores – solo (areia granítica), vinhas velhas, baixa produção e longo tempo de maceração. No sul, tive resultados inconsistentes com vinhos fabricados com a uva Grenache de vinhas velhas. Por outro lado, alguns tintos Côtes du Rhône de preço acessível se saíram bem em minhas análises de laboratório: Domaine Chapoton ♥♥♥ e Domaine Ferraton ♥♥♥.

Itália

A uva mais famosa do norte do Piemonte é a Nebbiolo. Com alto grau de acidez e profundamente tânica, ela amadurece no final do outono. O Barolo e o Barbaresco são os vinhos mais conhecidos. Em geral fabricados com a Nebbiolo, eles passam por um longo período de maceração de três ou quatro semanas. Entre os vinhos Nebbiolo aos quais atribuí melhor classificação estão: Ciabot-Berton Barolo ♥♥♥♥, Cordero di Montezemolo Vigna Bricco Gattera e Barolo Vigna Enrico VI (ambos ♥♥♥♥), Langhe Nebbiolo De Forville ♥♥♥♥, Marcarini Barolo Brunate ♥♥♥♥♥, Oddero Barolo Rocche di Castiglione ♥♥♥♥, Aurelio Settimo Barolo Rocche ♥♥♥♥♥ e Pio Cesare Barolo ♥♥♥. A Nebbiolo não é a única uva interessante dessa região. Fiquei impressionado também com a Dolcetto e a Barbera: Luigi Einaudi Dolcetto di Dogliani♥♥♥♥, Vajra Dolcetto d'Alba ♥♥♥ e Ca' del Matt Barbera d'Asti Terre Caude ♥♥♥.

A região do Vêneto, no nordeste da Itália, é mais conhecida pelo leve Valpolicella, mas chamo sua atenção para os vinhos da excepcional casa vinícola Allegrini: Palazzo della Torre ♥♥♥♥ e La Grola ♥♥♥.

A Sangiovese, do centro da região da Toscana, é a uva tinta mais cultivada na Itália e a principal uva usada na fabricação do Chianti. São tantos os estilos de produção de vinho, clones da Sangiovese e nomes alternativos para a uva que é praticamente impossível fazer qualquer generalização. No entanto, fiz ótimas degustações de vinhos Sangiovese, entre eles o Avignonesi Vino Nobile di Montepulciano ♥♥♥, Isole e Olena Chianti Classico ♥♥♥, Cantine Leonardo Chianti ♥♥♥ e Il Colombaio di Cencio Chianti Classico Riserva ♥♥. A Morellino di Scansano, um dos alter egos da Sangiovese, revelou-se uma excelente uva – tanto o Le Pupille quanto o Lohsa, fabricados com ela, alcançaram a classificação ♥♥♥♥.

Fiquei agradavelmente surpreso com o Luigi D'Alessandro Il Bosco, um Syrah toscano classificado como ♥♥♥, e com o Poggio Bestiale ♥♥♥♥, uma mistura no estilo Bordeaux de uvas Cabernet Sauvignon, Merlot e Cabernet Franc fabricado pela Fattoria di Magliano, em Maremma, na costa sul da Toscana.

A região da Úmbria, vizinha da Toscana, fabrica vinhos baseados na Sangiovese e outros tintos no estilo internacional (Sportoletti Villa Fidelia, uma mistura de uvas Merlot e Cabernet, recebeu a classificação ♥♥♥), mas sua especialidade é uma uva tânica, a Sagrantino. O Arnaldo-Caprai Sagrantino di Montefalco Collepiano ♥♥♥♥♥ não só é um vinho rico e potente como também tem um dos mais altos conteúdos de procianidinas que já encontrei. É o rei dos vinhos italianos. Outros exemplos excepcionais são o Caprai "25 Anni" e o Còlpetrone Montefalco Sagrantino, ambos bem mais ricos em procianidinas do que os outros vinhos da categoria ♥♥♥♥. Considero excelentes: Montefalco Sagrantinos, da Azienda Agraria Scacciadiavoli, Rocca Di Fabbri, Perticaia, Ruggeri e Tabarrini (todos eles classificados como ♥♥♥♥). Além de ser a fonte do melhor Sagrantino di Montefalco, a casa vinícola Caprai fabrica dois outros vinhos intensos, embora bem estruturados, que refletem sua combinação de *terroir* e boas técnicas de produção: Contemporare (uma seleção especial de uvas Sangiovese) e Rosso Outsider (uma mistura 50:50 das uvas Merlot e Cabernet Sauvignon), ambos ♥♥♥♥. O segundo nível de vinho de Montefalco é o Rosso, basicamente Sangiovese com um percentual menor de Sagrantino (em geral 15%), além de um pouco de Merlot ou Cabernet Sauvignon. Nas minhas degustações e análises, o Còlpetrone Montefalco Rosso ♥♥♥♥♥ foi o melhor.

SUL DA ITÁLIA, SICÍLIA, SARDENHA – A uva Aglianico, que amadurece tardiamente, mantém sua acidez em climas quentes. Entre os vinhos desse tipo que provei, os que mais se destacaram foram Di Majo Norante Aglianico Contado ♥♥♥♥ e Vesevo Beneventano Aglianico ♥♥♥♥.

A melhor uva siciliana é a escura e altamente ácida Nero d'Avola que, nas mãos certas, produz vinhos deliciosos e benéficos à saúde. Costuma ser misturada a outras uvas: à Syrah, no Alire Fatascia ♥♥♥♥, e à Cabernet Sauvignon e à Merlot, no Ceuso ♥♥♥♥.

A Sardenha foi a base de grande parte das minhas pesquisas sobre longevidade. A Cantina del Mandrolisai, onde as uvas locais cultivadas em vinhedos de grandes altitudes produzem o tradicional Rosso Superiore del Mandrolisai ♥♥♥♥♥, rico em procianidinas, e o Kent'annos (que significa "100 anos") ♥♥♥♥. Muitos outros vinhos locais receberam a classificação ♥♥♥.

Portugal

Os íngremes declives de granito da região do Douro, no norte de Portugal, estão produzindo vinhos tintos cada vez melhores, que acompanham muito bem pratos fortes. São feitos de uma mistura de uvas, entre as quais uma das mais promissoras é a Touriga Nacional. Experimentei um vinho da Quinta do Crasto ♥♥♥ e outro da Quinta de Fafide ♥♥♥♥.

Uruguai

O Uruguai é um dos poucos lugares do mundo, à exceção do sudoeste da França, em que se cultiva uma quantidade substancial da uva Tannat, rica em procianidinas. Ela foi introduzida no país por um francês da região basca. No entanto, os vinhos Tannat uruguaios parecem ser fabricados em um estilo mais leve, e poucos deles se comparam aos de Madiran em termos do conteúdo de procianidinas. Uma exceção é o Catamayor Tannat ♥♥♥♥, da Bodegas Castillo Viejo.

Os vinhos de Madiran, da região de Gers

Como você verá no capítulo 6, minhas pesquisas me levaram a analisar os vinhos de Gers, no sudoeste da França. Se havia de fato um paradoxo francês, ele estaria lá. Os vinhos dessa região são os mais ricos em procianidinas que encontrei. A explicação parece estar na uva Tannat, muito cultivada nessa área. A denominação de origem controlada Madiran requer pelo menos 40% de Tannat, mas não é incomum encontrarmos vinhos feitos integralmente com essa uva. Os outros tipos permitidos na mistura são Cabernet Sauvignon, Cabernet Franc e um tipo local chamado Per, ou Pinenc. A Tannat também é usada em outros vinhos do sudoeste da França: Côtes de Saint-Mont (pelo menos 60% de Tannat), Béarn, Irouléguy e Tursan e, como componente menos importante, Côtes du Brulhois. Concentrei-me nos vinhos da região de Madiran e nos vinhos de Côtes de Saint-Mont por dois motivos: seu alto conteúdo de procianidinas e o fato de que muitos produtores dinâmicos e preocupados com a qualidade estão elevando o perfil dessas denominações de origem.

A tradição dos vinhos de Madiran. A reputação desses vinhos ainda não se espalhou como deveria. Mesmo na França, muitos acreditam que tudo o que eles têm a oferecer é um charme rústico com taninos agressivos, mais adequados aos fortes pratos regionais. Mas não se deixe enganar: esses vinhos sempre acompanham bem as refeições, seja um filé malpassado ou uma nutritiva sopa de legumes.

A região de Madiran não fica longe dos Pireneus, que podem ser avistados em dias claros. Quase todo ano, o verão dura até outubro, por isso a Tannat, que amadurece lentamente, se adapta tão bem a essa região.

No século XXI, monges beneditinos fundaram uma abadia em Madiran, e a reputação do vinho ali produzido se espalhou entre os peregrinos a caminho de Santiago de Compostela, embora não se saiba exatamente por que a Tannat se tornou o principal tipo de uva em Madiran. No século XIX, a região foi devastada pela filoxera (doença das vinhas causada por insetos de mesmo nome). Graças aos esforços de entusiastas se conseguiu manter o cultivo das uvas locais.

A Madiran moderna – Os vinhos de Madiran em geral têm um tempo total de fermentação e maceração de três semanas ou mais, o que garante a boa extração de polifenóis – inclusive as procianidinas. A Tannat é tão rica em antocianinas que os vinhos costumam apresentar uma colocação vermelho-roxa intensa, às vezes quase preta. Quando jovens, têm um sabor frutado (com um toque de framboesa e groselha-preta). Ao envelhecerem, alguns deles adquirem um leve sabor de especiarias. São vinhos fortes, intensos e complexos. Em geral bem estruturados, têm taninos duradouros e boa acidez. Apesar de serem ricos em taninos, é pouco comum encontrarmos mais do que leves sedimentos nesses vinhos, mesmo quando têm cinco anos ou mais. Eles envelhecem graciosamente, transformando-se em tesouros dos quais podemos desfrutar, ao mesmo tempo em que continuam contendo uma quantidade de procianidinas muito acima da média.

O moderno Madiran é um vinho em ascensão, que vem sendo cada vez mais aprimorado. Nesse sentido, Patrick Ducournau (cujos vinhos são vendidos com os rótulos Domaine Mouréou e La Chapelle Lenclos) teve uma influência fundamental ao desenvolver o sistema de microoxigenação – a injeção de pequenas quantidades de oxigênio no vinho jovem, em diferentes etapas do processo de produção, a fim de gerar uma estrutura bem equilibrada e reduzir a agressividade dos taninos. Hoje essa técnica é usada não apenas em Madiran, mas também em Bordeaux e em outros países além da França. Laboratórios especializados ainda estão investigando as reações químicas provocadas pela microoxigenação. Com base em comparações com vinhos produzidos pelos métodos tradicionais, os que são submetidos a esse sistema não parecem sofrer redução dos níveis de procianidinas de maneira observável, embora sejam bem mais suaves.

Produtores de vinho do século XXI – Meus vinhos de Madiran favoritos são Cuvée Charles de Batz, da Domaine Berthoumieu, e Chapelle Lenclos, da Domaine Mouréou. Os dois fabricantes são membros da Altema, uma aliança local de produtores de vinho independentes. Quando visitei a região, em setembro de 2005, passei uma tarde muito agradável na Altema, para uma sessão de degustação. Não analisei todos os vinhos que provei – a Altema tem 18 membros e alguns produzem mais de um *cuvée*, mas minha expectativa é de classificações ♥♥♥♥ a ♥♥♥♥♥ para a maioria das safras. Pode haver exceções para a de 2003. Entre os vinhos de que mais gostei e que receberam uma alta classificação estão: Château d'Aydie ♥♥♥♥♥, Domaine Dou Bernès ♥♥♥♥♥, Domaine Berthoumieu (Haute Tradition ♥♥♥♥ e Cuvée Charles De Batz ♥♥♥♥♥), Clos Basté ♥♥♥♥♥, Domaine Labranche Laffont ♥♥♥♥♥, Domaine Laougué ♥♥♥♥♥, Domaine Mouréou (Domaine Mouréou e Chapelle Lenclos ♥♥♥♥♥) e Château de Viella ♥♥♥♥♥.

Alain Brumont esforçou-se para elevar o perfil dos vinhos de Madiran durante as décadas de 1980 e de 1990, adquirindo merecida reputação por sua atenção aos detalhes, dos vinhedos ao engarrafamento. Seus Madiran mais conhecidos levam os rótulos Château Montus e Château Bouscassé. O *cuvée* comum do Château Montus, feito com 80% de Tannat e 20% de Cabernet Sauvignon, obteve a classificação ♥♥♥♥♥, enquanto o Château Bouscassé Vielles Vignes (com 100% de Tannat, sem clarificação nem filtragem) ficou na categoria ♥♥♥♥.

Centrada na qualidade, a cooperativa Producteurs Plaimont produz diversos Madiran, Côtes de Saint-Mont e variados *vins de pays*, tanto tintos quanto brancos. O diretor geral da cooperativa, Andre Dubosc, estruturou um grupo muito bem organizado de produtores determinados a extrair o melhor das uvas da região. A produção das vinhas usadas para os Madiran e os Côtes de Saint-Mont é limitada, a fim de conferir sabores mais concentrados. A colheita feita à mão (uma exigência obrigatória para os vinhos Côtes de Saint-Mont) significa que apenas as melhores uvas são aproveitadas. Nas casas vinícolas, a tecnologia moderna, como a microoxigenação, é associada às características principais dos métodos tradicionais – como a longa maceração –, garantindo assim vinhos excepcionais, com o caráter autêntico da região.

A seguir, relaciono alguns dos melhores vinhos de Madiran fabricados pela cooperativa. Todos obtiveram classificações de ♥♥♥♥ a ♥♥♥♥♥ na maior parte dos anos, com os níveis de procianidinas caindo ligeiramente seis ou sete anos após a safra. O Château Viella Village (produzido com 50% de Tannat e 50% de Cabernet Sauvignon) é uma boa opção para os novos apreciadores por ser um pouco mais leve do que muitos dos vinhos de Madiran. O Plénitude (80% de Tannat e 20% de Cabernet Franc e/ou Cabernet Sauvignon) também é bastante agradável. O Château de Crouseilles e o Château d'Arricau-Bordes (ambos com 80% de Tannat e 20% de Cabernet Franc) são vinhos de excelente qualidade.

Os vinhos Côtes de Saint-Mont da Producteurs Plaimont receberam a classificação ♥♥♥ a ♥♥♥♥♥. São eles: Château de Sabazan, Château Saint-Go, Château du Bascou e Le Faîte de Saint-Mont.

Capítulo 5

Remédios tradicionais, medicina moderna

ESTE CAPÍTULO ANALISA OS FUNDAMENTOS históricos das principais pesquisas sobre polifenóis e outros remédios – extratos de semente de uva, vinho tinto, casca de pinheiro e pilriteiro – hoje utilizados para conferir proteção contra diversas doenças, da hipertensão ao mal de Alzheimer. Mas será que eles funcionam? Em caso positivo, como fazem isso?

A descoberta das vitaminas

As pesquisas sobre a capacidade que os alimentos têm de conferir proteção à saúde surgiram a partir do estudo das vitaminas. Durante muitos séculos, acreditou-se que doenças como escorbuto (deficiência de vitamina C) e beribéri (deficiência de tiamina/vitamina B1) eram provocadas por infecções. No século XVIII, o médico escocês James Lind descobriu a possibilidade de tratar o escorbuto com frutas cítricas, entretanto a causa desse mal continuava sendo um mistério. Foi somente no início do século XX que os cientistas reconheceram a importância das vitaminas: credita-se ao bioquímico polonês Casimir Funk a origem do termo vitamina, de *vita* (vida, em latim) e *amina* (um tipo de composto do nitrogênio). Trabalhos posteriores mostraram que nem todos esses componentes essenciais eram aminas, mas a palavra vitamina pegou.

Grande parte do trabalho realizado no início do século XX tinha o objetivo de identificar a natureza das vitaminas. O cientista húngaro Albert

Szent-Györgyi ganhou um Prêmio Nobel por seu trabalho com a vitamina C, que ele havia isolado em 1927. Szent-Györgyi também foi responsável pela descoberta da função biológica dos flavonóides, substâncias químicas naturais das plantas. Tendo observado que a fragilidade capilar causada pelo escorbuto, que provoca sangramento sob a pele, não podia ser tratada apenas com vitamina C, ele descobriu que extratos flavonóides do pimentão vermelho húngaro e do suco de limão restauravam com sucesso a força das paredes capilares. O princípio ativo responsável por esse efeito nas paredes do vaso sangüíneo ganhou o nome de vitamina P. Em 1936, Szent-Györgyi e colegas divulgaram estudos experimentais que sustentavam a afirmação de que o escorbuto era provocado por deficiências combinadas de vitaminas C e P. O termo vitamina P caiu em desuso, sobretudo porque não foi possível demonstrar totalmente os estados de deficiência, o que significa que ela não atendia aos critérios necessários para ser considerada uma verdadeira vitamina.

Outros trabalhos sobre os flavonóides

Em 1947, ao iniciar o doutorado na Universidade de Bordeaux, Jack Masquelier provavelmente não sabia que se tornaria um dos pioneiros nas pesquisas sobre os flavonóides. Seu objetivo inicial era verificar se a pele vermelha interna do amendoim era tóxica. Logo descobriu que não. No processo, ele isolou uma substância dessa pele que exercia uma forte atividade da vitamina P dentro das paredes dos vasos sangüíneos. Na época, Masquelier não sabia que isso se devia às procianidinas: uma mistura de flavonóides foi reconhecida, mas sua identidade estrutural estava pouco clara.

Na década de 1950 não era fácil obter a pele vermelha do amendoim em Bordeaux, por isso Masquelier buscou outra fonte dessa atividade: o pinheiro-marítimo, *Pinus maritima*, que cresce na costa da França. Não se sabe ao certo quantos produtos ele testou antes de identificar a casca dessa árvore como um bom fornecedor dos polifenóis que havia descoberto no amendoim. Em um relatório escrito em co-autoria com Roger David e publicado em 1952, ele cita relatos da década de 1920 sobre taninos presentes em outras espécies de pinheiro como o estímulo para preparar extratos de várias partes do pinheiro-marítimo.

O reconhecimento do papel do vinho tinto

Em meados da década de 1950, Masquelier identificou fatores semelhantes à vitamina B – substâncias com a capacidade de agir sobre as paredes dos vasos sangüíneos – no vinho e na sidra. Isso foi atribuído à presença de leucoantocianinas, que, por sua descrição, entendo ser basicamente procianidinas oligoméricas (veja a página 239). De fato, um relatório da década de 1930 já havia apontado a existência de leucoantocianinas nas uvas. Em uma revisão publicada em 1965, abordando o papel do vinho na nutrição, Masquelier afirmou que, dada a abundância de polifenóis com atividade de vitamina P, o vinho tinto, sozinho, pode manter a função vascular a salvo de qualquer deficiência. É surpreendente que ele não tenha publicado outros relatórios sobre as propriedades dessa bebida.

A casca do pinheiro

Em um artigo publicado no *International Journal of Vitamin and Nutrition Research* em 1979, Masquelier propôs que os flavonóides nos quais vinha trabalhando (oligômeros dos flavonóis) deveriam ser chamados de picnogenol. No entanto, essa utilização não foi amplamente aceita e os termos procianidina oligomérica (OPC – do inglês *oligomeric procyanidin*) e proantocianidina são usados para descrever tais substâncias. A palavra picnogenol é empregada para designar as procianidinas da casca do pinheiro e é uma marca registrada dessas substâncias em muitos países. Em termos químicos, são elementos quase idênticos aos encontrados no vinho tinto e no extrato da semente de uva.

As ações do picnogenol

Picnogenol é hoje uma marca registrada da Horphag Research. São tantas as propriedades atribuídas a esse produto que ele mais parece uma panacéia moderna. Quero deixar claro que não considero nulos seus propalados benefícios, porém acredito que ainda não tenham sido adequadamente comprovados. Baseando-me no conhecimento atual da ação das procianidinas, creio que alguns dos seus supostos efeitos merecem testes mais extensos, como:

- Redução da pressão arterial e melhora da função do endotélio em pacientes com hipertensão.
- Redução do risco de ataque cardíaco.
- Prevenção de coágulos sangüíneos e trombose venosa profunda (ou "síndrome da classe econômica").
- Proteção contra doenças oculares relacionadas à idade e à perda de visão.

Outras supostas propriedades, das quais estou menos convencido mas que poderiam proporcionar algum benefício, são:

- Prevenção da doença de Alzheimer; melhora da memória.
- Diminuição do risco de câncer.
- Ação antiinflamatória.
- Redução dos sintomas da artrite.
- Efeitos benéficos sobre a asma e a bronquite crônica.
- Inibição das cólicas menstruais; redução dos sintomas da endometriose.
- Melhora da pele; tratamento da psoríase; prevenção de rugas.

Um tópico não relacionado na lista que na minha opinião, porém, deveria ter sido incluído, é a disfunção erétil. O mau funcionamento vascular é um fator importante nesse distúrbio e, com base nas ações conhecidas da procianidinas, é plausível afirmar que o tratamento com picnogenol proporcionaria benefícios. Essa omissão é surpreendente, pois afirmações de eficácia nessa área normalmente aumentam as vendas dos produtos. No entanto, a dose diária correta exigirá cuidadosa prescrição antes que o picnogenol possa ser considerado o Viagra natural.

Extrato de pilriteiro – um remédio tradicional para a insuficiência cardíaca

O extrato de pilriteiro é um popular remédio à base de ervas nos Estados Unidos e na Europa. Na Alemanha, só é vendido com receita médica. Preparado com elementos do *Crataegus monogyna*, ou *Crataegus laevigata*, seja sob a forma de extratos das folhas e flores ou dos frutos, é o único remédio encontrado na farmacopéia européia cujas características são definidas pelo nível de procianidinas. Pesquisas revelaram que ele melhora o fluxo sangüíneo nas artérias coronarianas e, portanto, aumenta a quantidade de sangue que chega ao músculo cardíaco. Isso condiz com as observações de que eleva a eficiência da contração cardíaca. Estudos clínicos em pacientes com insuficiência cardíaca mostraram melhora na função cardíaca, maior tolerância a exercícios e diminuição dos sintomas relacionados à insuficiência cardíaca, sem quaisquer efeitos colaterais aparentes.

O uso histórico do extrato de pilriteiro como remédio à base de ervas para insuficiência cardíaca destaca o potencial que as fontes alimentares de procianidinas podem ter para prevenir sintomas desse problema. Na velhice, quase todas as pessoas acabam sendo acometidas, de forma progressiva, por certo grau de insuficiência cardíaca. Os sintomas típicos podem ser tosse ou falta de ar à noite, em razão do acúmulo de fluidos no pulmão ao deitar-se, e edema nos tornozelos durante o dia. Dificuldade de caminhar qualquer distância, principalmente em plano inclinado, também pode ser sinal de algum nível de insuficiência cardíaca. Se você apresenta esses sintomas com freqüência, procure o médico.

Por que a insuficiência cardíaca ocorre à medida que envelhecemos? O músculo cardíaco pode se tornar mais retesado e trabalhar com menos eficiência. O suprimento de sangue para o coração pode ser reduzido pelas lesões ateroscleróticas que bloqueiam parcialmente as artérias coronarianas. Os vasos sangüíneos ficam menos flexíveis com a idade, e isso aumenta a resistência contra a qual o coração deve bombear, o que, por sua vez, intensifica o esforço que esse órgão tem que fazer para enviar o sangue pelo corpo. Parece que as procianidinas do extrato de pilriteiro e outras fontes ajudam melhorando o fluxo sangüíneo e causando a dilatação de outros vasos. Isso ajuda o coração a bombear com mais eficácia e reduz sua carga de trabalho. A conseqüência é a diminuição dos sintomas.

O grau de benefícios proporcionado pelo extrato de pilriteiro nos casos de insuficiência cardíaca poderia depender da gravidade da doença no início do tratamento. Um estudo realizado pelo professor Michael Tauchert, na Alemanha, revelou que esse remédio melhorou a condição de pacientes com insuficiência cardíaca avançada. O extrato utilizado foi padronizado para conter 18,75% de procianidinas. Depois de 16 semanas de tratamento, foram observados o alívio dos sintomas e o aumento na carga de esforço tolerada durante a prática de exercícios em indivíduos que tomaram 1.800mg desse extrato por dia, o que representa aproximadamente 340mg de procianidinas. Não se registraram benefícios com a ingestão de apenas metade dessa dose. Portanto, para que haja melhora nos pacientes com insuficiência cardíaca, a dose é importantíssima.

Procianidinas protetoras

O estudo de Tauchert foi realizado com pacientes que já apresentavam insuficiência cardíaca relativamente grave. Será que a ingestão diária de grandes quantidades de procianidinas durante muitos anos pode reduzir a probabilidade de ocorrência desse problema? Observei esse fato interessante em minhas pesquisas na ilha italiana da Sardenha, onde havia um número incomum de centenários vivendo na província de Nuoro. Será que sua longevidade se devia a outras fontes alimentares de procianidinas? Os habitantes de Nuoro que consomem cerca de meia garrafa (375ml) por dia do tânico vinho local estão ingerindo de 250 a 350mg de procianidinas, uma quantidade próxima à contida na dose de extrato de pilriteiro administrada no estudo de Tauchert. Assim, talvez os vinhos ricos em procianidinas tenham sido úteis para ajudar essas pessoas a viver mais, conferindo-lhes proteção tanto contra a aterosclerose quanto contra a insuficiência cardíaca, duas das principais causas de morte no mundo moderno.

Será que a ingestão diária de grandes quantidades de procianidinas durante muitos anos pode reduzir a probabilidade de ocorrência de insuficiência cardíaca?

A alta dose de extrato de pilriteiro necessária para que se observem benefícios em pacientes de insuficiência cardíaca enfatiza a importância de mais pesquisas sobre a dose diária ideal de suplementos contendo procianidinas. Parece-me que as dosagens de 50 a 100mg – as mais usadas na prescrição do extrato de pilriteiro, do picnogenol e do extrato de semente de uva – provavelmente não produzem o máximo efeito possível. São precisos mais estudos e testes clínicos que permitam definir melhor a quantidade diária adequada de procianidinas que se deve consumir para que ocorram mudanças benéficas na função cardíaca.

Capítulo 6

Coma, beba e seja saudável até os 100 anos de idade

VOCÊ VAI VIVER ATÉ OS 100 ANOS DE IDADE? Estará saudável o bastante para aproveitar essa festa de aniversário? Em algumas sociedades, isso é considerado tanto razoável quanto possível. Na Sardenha, por exemplo, a saudação comum "*A'kent annos*" (Até os 100 anos) costuma ser respondida com a frase "Que você possa viver para contá-los". Aparentemente, esse desejo costuma se realizar. A província montanhosa de Nuoro, naquela região, é conhecida por ter a maior quantidade relativa de centenários na Europa, embora possua um serviço médico rudimentar, assim como outras partes remotas da ilha. Portanto, que fatores na alimentação e no estilo de vida estariam por trás da excepcional longevidade do povo de Nuoro?

O que podemos aprender sobre as pessoas que ultrapassam a expectativa média de vida? São os genes? O local onde vivem? Os alimentos que ingerem ou as bebidas que consomem? Há outros aspectos de seus hábitos diários que as protegem das doenças comuns relacionadas à idade? Podemos ter idéias para melhorar nossa alimentação e nosso estilo de vida observando as populações em que a incidência de doenças cardíacas e câncer é menor ou ocorre mais tarde? A resposta para a última pergunta certamente é afirmativa.

Os hábitos e o estilo de vida atuais estão, sem dúvida, reduzindo o tempo de vida em muitos países. Estima-se que a expectativa média de vida nos Estados Unidos seja 10 anos inferior ao que deveria ser porque muitas pessoas fumam, 75% estão acima do peso ou são obesas e poucas se exercitam todos os dias. No entanto, quantos centenários em Nuoro

Os hábitos e o estilo de vida atuais estão reduzindo o tempo de vida em muitos países. Estima-se que a expectativa média de vida nos Estados Unidos seja 10 anos inferior ao que deveria ser.

têm acesso a uma academia atualmente, sem falar há 50 anos? Séries curtas de exercícios intensos na academia talvez não sejam o substituto ideal para as atividades tradicionais e outros hábitos diários desse povo da Sardenha.

Entendendo a longevidade

Os cientistas que estudam o processo de envelhecimento costumam declarar que os avanços médicos logo elevarão a expectativa de vida para, no mínimo, 100 anos. No entanto, dado o alto custo dos tratamentos, como os implantes de células-tronco em casos de insuficiência cardíaca e de restauração da função cerebral, é pouco provável que muita gente se beneficie. Para ajudar mais pessoas a viver mais tempo, mantendo-se saudáveis e ativas na velhice, será necessário realizar outras pesquisas sobre a prevenção de doenças relacionadas à idade. Essa seria uma abordagem mais abrangente, com uma relação custo/benefício melhor do que esperar oferecer a todos novas e complexas terapias. Só assim a quantidade de idosos aumentará sem sobrecarregar os recursos dos serviços de saúde.

As pesquisas atuais concentram-se em três perguntas importantes:

- Qual é o tempo de vida máximo possível para os seres humanos?
- Até que ponto os genes contribuem para a longevidade?
- Quais são os fatores do estilo de vida que mais afetam a sobrevivência a longo prazo?

A última questão é a mais importante porque é o único aspecto que podemos modificar para mudar nossa expectativa de vida.

Qual é nosso tempo máximo de vida?

Estimativas sugerem que há cerca de 200 mil centenários no mundo inteiro. Espera-se que esse número chegue aos 3 milhões até 2050, desde que não haja uma pandemia de gripe mortal ou de alguma outra doença altamente contagiosa. Alguns pesquisadores estão voltando a atenção para os supercentenários – pessoas com 110 anos ou mais. Nesse grupo, hoje existem não mais do que 300 a 400 indivíduos em todo o mundo. Nos últimos 10 anos havia menos de 50 deles documentados. Muitas vezes, as investigações sobre pessoas que declaravam ter atingido a idade de 110 anos se deparavam com a ausência de registros exatos que sustentassem suas declarações ou mostravam que elas eram falsas.

A pessoa que viveu mais até agora – segundo o *Livro Guiness dos Recordes* – foi a francesa Jeanne Louise Galment, que morreu em 4 de agosto de 1997, aos 122 anos e 164 dias. Há quem imagine que é apenas uma questão de tempo para que esse número seja ultrapassado, mas pouquíssimos centenários viveram mais de 115 anos e é improvável que esse recorde seja quebrado no futuro próximo sem uma ajuda considerável da ciência médica. Talvez os patrocinadores das pesquisas sobre envelhecimento ofereçam prêmios por descobertas que permitam às pessoas viver até essa idade. Mas, quanto maiores os incentivos, maiores as chances de trapaça.

A genética da longevidade

No caso de muitas pessoas, não há relação entre a idade com que morrerão e a idade com que seus pais faleceram. No entanto, em famílias em que muitos membros vivem até os 90 anos ou mais, há uma relação muito mais próxima entre o tempo de vida dos pais e o dos filhos. É provável que os genes desempenhem um papel importante nesses casos. Os especialistas em geral acreditam que a genética da longevidade é uma complexa interação entre os genes que favorecem um ritmo de envelhecimento mais lento e aqueles que influenciam a susceptibilidade a males relacionados a esse processo – ou a ausência de genes que exponham as pessoas ao risco de doenças. A importância dos fatores genéticos em relação a algumas doenças é clara. Pesquisas mostram que a incidência de diabetes e problemas cardíacos entre filhos de centenários é de aproximadamente metade em relação a outras pessoas da mesma idade.

Cerca de 95% dos centenários são mulheres. Embora algumas dessas pessoas cheguem à idade avançada por meio de intervenção médica, outras podem não ter tido doenças graves. Para abordar a questão de como os genes contribuem para a longevidade, Evert e colegas examinaram históricos médicos de centenários e os usaram como base para classificá-los em três grupos: "os sobreviventes", "os proteladores" e "os que escaparam".

- Os sobreviventes são aqueles que tiveram cardiopatias ou câncer antes dos 100 anos, mas que, graças a intervenções médicas, conseguiram viver até lá.
- Os proteladores também foram acometidos por doenças relacionadas à idade, no entanto o surgimento da enfermidade foi protelado até seus 80 anos ou mais.
- Os que escaparam viveram até essa idade livres das doenças comumente relacionadas à idade.

Categorias de centenários

	Homens (%)	
Sobreviventes	24	43
Proteladores	44	42
Os que escaparam	32	15

(Adaptado de Evert e outros, 2003)

O grupo mais interessante em termos de estudo dos fatores genéticos e das influências do estilo de vida que permitem que alguém viva até os 100 anos de idade é o dos que escaparam. No entanto, extensas pesquisas realizadas sobre sua vida e seus hábitos nada revelaram que pudesse ser considerado uma proteção contra as doenças. Obviamente, é difícil identificar os diferentes aspectos de um estilo de vida que tenha exercido a maior influência durante 100 anos. Um retrato dos hábitos de uma pessoa em seus últimos anos pode deixar de lado fatores importantes da juventude. Portanto, resta-nos acreditar que a genética desempenha um papel significativo.

Apesar dessas dificuldades para definir o que influencia a longevidade, alguns cientistas afirmam que a expectativa de vida ilimitada é apenas uma questão de tempo. Com nossos atuais conhecimentos sobre os processos de envelhecimento, tenho dúvidas de que isso se realize durante a vida desses cientistas. A expectativa de vida está crescendo em muitos países, mas não há indícios reais de que a longevidade máxima esteja mostrando um aumento semelhante. Na verdade, a idéia de que haverá uma época em que o tempo de vida humano será ilimitado está em total discordância com os fatos e os conhecimentos científicos atuais.

Embora seja improvável que se encontre um único gene responsável pelo aumento da longevidade, isso não impediu os cientistas de procurá-lo. Aqueles que esperam descobrir a resposta genética para ampliar o tempo de vida de modo indefinido estudaram até agora leveduras, moscas das frutas e vermes nematódeos. De certa forma, é fácil realizar esses experimentos e viver para ver os resultados porque o tempo máximo de sobrevivência dessas espécies é de semanas ou meses, e não de anos. A abordagem comum usada para estudar o papel desempenhado por genes específicos é desativar seletivamente um deles e observar o que acontece. A abordagem alternativa é superativá-lo para verificar como isso afeta o tempo de vida. Essas pesquisas estão longe de atingir a escala humana. Mesmo que os principais genes que influenciam a longevidade possam ser identificados, será necessário descobrir como ativá-los e desativá-los nos seres humanos. Assim, a criação de um Matusalém moderno ainda está distante (de acordo com a Bíblia, Matusalém viveu 969 anos. *Gênesis*, 5: 21-27).

A pseudociência na luta pela eterna juventude

Muitas pessoas estão mais preocupadas em esconder os sinais do envelhecimento do que em fazer as mudanças em seu estilo de vida que poderiam lhes garantir a longevidade. As terapias antienvelhecimento oferecem a seus defensores a oportunidade de ganhar muito dinheiro. Hoje se diz que a ingestão de altas doses de vitaminas pode prolongar a juventude. Alguns desses produtos conseguem de fato proporcionar benefícios. Mas as teses sobre seus efeitos não se baseiam em testes clínicos de longo prazo nem em estudos populacionais que associem a terapia proposta a pessoas longevas. Seria possível alcançar muito mais por meio de outras alterações no estilo de vida a longo prazo.

A questão do envelhecimento foi completamente tomada pela pseudociência. Uso o termo pseudociência para me referir à ciência que não apresenta nenhum grau de comprovação. No entanto, quando se repete uma informação numerosas vezes, todos começam a acreditar em sua veracidade. Ela não se limita a confundir os leigos; às vezes, até os próprios cientistas parecem perder a capacidade de avaliar seu trabalho de forma crítica. O bordão mais martelado nessa área é de que é possível prevenir o envelhecimento com um alto consumo de antioxidantes.

O sistema de defesa antioxidante

Muitas pesquisas indicam o estresse oxidativo como o gatilho para os processos de envelhecimento acelerado. Ele ocorre quando formas altamente reativas de oxigênio, às vezes denominadas radicais livres, danificam as proteínas e o DNA (o código genético que fornece as informações por meio das quais cada célula sabe que funções executar como parte integrante do organismo). Com o estresse oxidativo prolongado, os danos às células se acumulam e elas deixam de funcionar da maneira adequada ou morrem. Assim, segundo o bordão da pseudociência, os processos de envelhecimento podem ser facilmente evitados se consumirmos grandes quantidades de antioxidantes, como betacaroteno, vitamina C e vitamina E. Entretanto, testes clínicos de grande porte, realizados sobre terapias com altas doses dessas substâncias, em geral não demonstraram benefício nenhum. Em alguns casos, os suplementos podem até ser prejudiciais porque, como se viu, as pessoas que os ingeriram sobreviveram numa condição pior do que as que não receberam tratamento.

Você deve estar se perguntando como isso é possível. O organismo conta com um equilíbrio natural entre mecanismos pró-oxidativos e antioxidantes. A capacidade que o organismo tem de combater as infecções e matar as células cancerígenas depende do oxigênio reativo, ou radicais livres. As células saudáveis têm mecanismos próprios de defesa antioxidante que são ativados quando expostas a um estresse pró-oxidativo. Doses elevadas de antioxidantes por vezes impedem o funcionamento adequado desses sistemas de defesa, o que pode deixar algumas células mais vulneráveis do que se essas vitaminas "protetoras" não tivessem sido ingeridas. Portanto, o objetivo mais importante para todos é conseguir o equilíbrio apropriado entre vitaminas, minerais e outros micronutrientes. Um suplemento de vitaminas pode ser útil para quem não tem uma alimentação adequada, mas é pouco provável que altas doses de suplementos propiciem uma cura mágica para os processos de envelhecimento.

A teoria de que aumentar as defesas antioxidantes é uma boa idéia não está equivocada. O problema é como fazer isso. Cada célula do organismo contém estruturas minúsculas denominadas mitocôndrias, que são responsáveis pela transformação da glicose e de outros combustíveis em energia – imagine diminutas fornalhas queimando rapidamente e soltando fagulhas. Quando os processos de criação de energia estão operando com força total, os radicais livres, responsáveis pelo estresse oxidativo, podem ser produzidos. A mitocôndria costuma impedir que os radicais livres causem danos por meio de mecanismos de defesa que logo os desativam. O que parece acontecer durante o envelhecimento é que esses sistemas de proteção deixam de ser eficientes. Modificações genéticas em camundongos e moscas de frutas mostraram que é possível prolongar seu tempo de vida por meio de mudanças na função de genes específicos que aumentam a defesa contra o estresse oxidativo. Esses genes atuam produzindo proteínas que eliminam os radicais livres antes que estes possam causar algum mal. O motivo que torna essas proteínas eficientes poderia ser o fato de sua atividade se restringir às partes das células que exigem maior proteção.

Restrição calórica como estratégia para a longevidade

Estudos laboratoriais têm demonstrado com freqüência que a restrição calórica pode aumentar o tempo de vida. Há um interesse considerável em se descobrir que benefícios a longo prazo podem ser obtidos por pessoas dispostas a seguir esse tipo de dieta radical. Em animais de laboratório, a restrição calórica não costuma ser eficiente quando iniciada mais tarde na vida. A única exceção parece ser nas raças de camundongos propensas ao câncer, em que a diminuição da ocorrência de tumores com a restrição calórica aumenta o tempo médio de vida. Para os seres humanos, ainda é preciso definir o ponto em que a restrição calórica pode ser mais benéfica. Com certeza, seria de se esperar que tal estratégia também reduzisse o aparecimento da diabetes e retardasse a progressão de doenças cardíacas. Fontana e colegas confirmaram isso em 2004 quando relataram que a pressão arterial e outros fatores de risco para problemas do coração eram muito mais baixos em pessoas que seguiam uma dieta de restrição calórica a longo prazo.

Se você quiser mais um estímulo para seguir nesse caminho, ficará contente ao saber que há estudos mostrando que pessoas mais magras têm uma expectativa de vida maior, o que reforça indiretamente os benefícios da restrição calórica. Dois relatórios, um sobre homens e outro sobre mulheres, mostraram que pessoas com um peso corporal 15 a 20% abaixo da média apresentavam um índice de mortalidade menor, desde que o peso mais baixo não tivesse como causa doenças ou o tabagismo.

Os habitantes das ilhas Okinawa, no Japão, são citados como as pessoas que têm o tempo de vida médio mais longo do mundo. Em parte, atribui-se isso à sua alimentação, que contém menos calorias do que a dieta alimentar comum no país – e significativamente menos do que a da maior parte da Europa e da América do Norte. Uma dieta típica dessas ilhas é composta sobretudo de muitas hortaliças, proteínas de origem vegetal ou peixes e carboidrato do arroz ou da batata. A atividade física também pode ser um fator importante. A agricultura é a principal ocupação dos centenários de Okinawa, que, em muitos casos, continuam trabalhando mesmo depois dos 70 anos.

A dieta de restrição calórica não é isenta de problemas. Entre eles estão: pressão baixa (o que provoca desmaios), perda da libido, infertilidade, osteoporose, falta de força muscular e, claro, baixos níveis de energia. Como se não bastasse, seus seguidores podem ser afetados por irritabilidade e depressão. Tudo isso parece ruim demais para quem deseja ter uma vida plena e ativa.

Estão sendo realizadas pesquisas para identificar os mecanismos protetores ativados pela restrição calórica. Se for possível acioná-los por outros meios, talvez alguns dos efeitos desse tipo de dieta possam ser obtidos sem limitar demais a ingestão de alimentos. Não conheço nenhum estudo que mostre que a restrição calórica aumenta as defesas antioxidantes. Portanto, seus efeitos talvez não estejam relacionados ao estresse oxidativo como explicação para o envelhecimento. No entanto, a redução da atividade metabólica decorrente da ingestão de uma quantidade menor de calorias pode simplesmente diminuir a produção de radicais livres pela mitocôndria, de modo que a sobrecarga sobre os mecanismos de defesa antioxidantes seja mais branda.

Não recomendo a restrição calórica extrema como estratégia para aumentar a longevidade, pois há um perigo real de desnutrição caso a dieta não seja balanceada com todo o cuidado. A simples redução do consumo de alimentos ricos em calorias é potencialmente tão eficaz quanto esse método para se alcançar o peso ideal em um prazo mais longo – além de ser bem mais fácil de seguir.

Em busca da fonte da eterna juventude

Como saber qual a melhor alimentação e o melhor estilo de vida para assegurar a máxima longevidade ao conjunto de genes que herdamos dos nossos pais? Para que possamos obter uma visão equilibrada dessa questão, a única abordagem viável é estudar pessoas que vivem com boa saúde até à velhice, mesmo que nem todas elas sejam centenárias. O foco excessivo na alimentação e nos hábitos dos centenários que nunca foram acometidos por doenças importantes pode dificultar a separação entre o estilo de vida e os genes. Isso é especialmente verdadeiro quando ex-fumantes sedentários que se encontram um pouco acima do peso são apresentados como exemplos de pessoas que chegaram aos 100 anos apesar do estilo de vida.

Meu interesse pelos fatores que afetam a longevidade surgiu de observações de que a mortalidade entre as pessoas que bebiam vinho com moderação foi menor durante o período dos estudos. O motivo seria o vinho ou o estilo de vida mais saudável dos adeptos dessa bebida? Se o índice de mortalidade entre esses indivíduos era menor, eles viviam em média mais tempo? Essa é uma pergunta difícil de responder porque esse tipo de investigação quase nunca acompanha cada pessoa até o dia de sua morte. Como eu poderia resolver esse dilema? Usei uma abordagem alternativa para pesquisar se os apreciadores de vinho mais longevos consumiam vinhos com propriedades especiais. A Sardenha me pareceu um bom lugar para iniciar essas investigações, pois eu estava ciente de que uma quantidade surpreendente de centenários vivia nessa ilha. Além disso, naquela época, o homem mais velho do mundo era Antonio Todde, da cidade de Tiana, justamente nessa ilha. Ele morreu algumas semanas depois de seu aniversário de 113 anos, em janeiro de 2002.

Os centenários da Sardenha

O professor Luca Deiana, da Universidade de Sassari, liderou o estudo AKEA sobre a longevidade extrema na Sardenha. Sua pesquisa revelou que naquela região havia uma quantidade de centenários maior do que em qualquer outro país da Europa (mais de 16 em 100 mil pessoas, em comparação com uma média de 10 em 100 mil). Surpreendentemente, a proporção de mulheres para homens era de apenas dois para um quando costuma ser de mais de cinco para um. Outras investigações mostraram que o maior número de indivíduos longevos se concentrava na parte central-leste da ilha. Essa região montanhosa, que abrange a província de Nuoru, ficou conhecida como Zona Azul, em referência à cor do marcador usado para mapear a localização dos centenários.

O acesso às cidades e vilas remotas dessa região se dá por estradas muito íngremes e sinuosas e, durante gerações, suas comunidades estiveram afastadas de influências externas. Isso é considerado um bom argumento em favor dos fatores genéticos subjacentes a essa incomum longevidade. O afastamento limitou o número de pessoas que iam até lá, portanto os casamentos entre famílias com parentesco levaram, certamente, a um conjunto restrito de genes. Assim, quaisquer genes que favorecessem a longevidade ou conferissem proteção contra determinadas doenças poderiam se tornar comuns nessa população.

O interessante é que a dieta na Zona Azul não se enquadrava no típico padrão da alimentação mediterrânea. Ali, os peixes não representavam a base da alimentação e a quantidade de hortaliças era reduzida. Queijo e carne apareciam como os itens mais importantes. A Sardenha é famosa pelos queijos feitos com leite de cabra e de ovelha, como o pecorino. Carne de carneiro, de cabra e de javali selvagem também são bastante comuns na ilha. De fato, costumamos considerar o consumo excessivo desses alimentos uma escolha pouco saudável. Porém, como os animais daquela região se alimentam nos pastos das montanhas e também de outras plantas, é possível que tanto o queijo quanto a carne sejam ricos em ácidos graxos ômega-3 – um tipo de gordura poliinsaturada que proporciona vários benefícios à saúde.

É igualmente possível que essa região remota tenha passado por períodos de restrição de calorias em razão de uma escassez sazonal de alimentos.

Qual é o segredo dos vinhos da Sardenha?

Os tipos de uvas da Sardenha não são tão diferentes daqueles encontrados em outras partes do Mediterrâneo. A Cannonau é provavelmente a mais popular para a produção dos vinhos tintos. Trata-se do nome local para a Grenache, ou Garnacha, cultivada em toda a Espanha e no sul da França. É também a uva principal utilizada na mistura do vinho Châteauneuf-du-Pape, no vale do Rhône.

Outra cooperativa, a Cantina Del Mandrolisai, em Sorgono, produz vinhos de uvas cultivadas na parte oeste da Zona Azul. Seus vinhos tintos são uma mistura de várias uvas: basicamente a Muristellu (conhecida também como Bovalo Sardo) da Sardenha, junto com a Cannonau (Grenache), a Monica e a Barbera.

As análises que realizei no meu laboratório mostraram que os vinhos da província de Nuoro tinham níveis mais elevados de procianidinas protetoras do que os das regiões costeiras da Sardenha. Embora isso não prove que eles contribuam em grande parte para a longevidade da população dessa parte da ilha, certamente me estimulou a pesquisar outros países para descobrir se o vinho consumido por seus habitantes longevos era diferente daqueles bebidos em outros lugares.

Os vinhos da província de Nuoro – que tinha a proporção mais elevada de centenários na Europa – mostravam níveis mais altos de procianidinas protetoras do que os vinhos das regiões costeiras da Sardenha.

A longevidade e os estilos de vida da montanha

O professor Deiana e colegas comentaram em seus relatórios sobre os centenários da Sardenha que a maioria dos locais de "maior longevidade" em todo o mundo ficam em regiões montanhosas. Mesmo que o tempo de vida nem sempre seja validado, há uma sugestão de que residir em altitudes mais elevadas pode estar associado à longevidade.

Em muitas populações, estudar os centenários envolve problemas. A ausência de registros confiáveis em localidades isoladas pode impossibilitar a confirmação dos dados apresentados por pessoas longevas. Os habitantes das montanhas do Cáucaso – que abrangem partes da Geórgia, Armênia e Azerbaijão – são famosos por sua longevidade. Hoje existem na Geórgia milhares de pessoas que afirmam ser centenárias. Acredita-se que isso se deva, em grande parte, a homens que assumem os dados da identidade dos pais e avós. No passado, isso os ajudava a se livrar do serviço militar. Assim, mesmo que haja uma quantidade substancial de centenários na Geórgia, é impossível garantir essas informações. Isso é decepcionante, pois alguns dos indícios arqueológicos mais antigos sobre a fabricação do vinho, datados de cerca 7.000 a.C, foram encontrados nessa região.

Meus estudos mostraram que o vinho tinto da Geórgia produzido com as uvas Saperavi tem concentrações especialmente altas de procianidinas protetoras. Muitas vezes, as uvas são cultivadas em altitudes de 500 a 1.500m. Além disso, o vinho branco costuma ser fabricado no estilo do tinto, com fermentação de sementes e cascas, dando origem a um vinho branco incomum, rico em procianidina, chamado Kakhuri. É provável que esses produtos proporcionem o máximo de benefícios à saúde, portanto não seria surpresa se os habitantes da Geórgia fossem de fato longevos.

O vale Hunza, no Himalaia, é outro lugar onde não foi possível atestar as afirmações de longevidade excepcional. Seus habitantes são conhecidos pelo estilo de vida vegetariano. Uma alimentação composta de frutas, hortaliças frescas, grãos e nozes é, com certeza, saudável e, provavelmente, um elemento de restrição calórica. No entanto, sem registros, a verdadeira idade dos "centenários" do Hunza continua dando margem a dúvidas.

Um estudo de 15 anos das cidades gregas realizado por pesquisadores da Faculdade de Medicina da Universidade de Atenas revelou um número menor de mortes por doenças cardíacas e outras causas em uma vila na montanha em comparação com duas regiões no nível do mar. Esse trabalho não incluiu uma análise da alimentação nem do consumo de vinho.

Ainda não está claro por que as pessoas que vivem nas montanhas são mais protegidas. Uma suposição é de que, quanto maior a altitude, mais elevado é o gasto de energia com as tarefas do dia – e o trabalho manual pode fazer diferença em termos de saúde cardiovascular. Outra teoria é que a poluição atmosférica em regiões urbanas é um fator de risco para as doenças do coração e do pulmão. Assim, o ar puro das montanhas da Sardenha e da Grécia seria uma vantagem.

O vinho como parte da dieta mediterrânea

A ilha grega de Creta provavelmente teve a maior influência nas orientações alimentares nos últimos 25 anos. Isso é uma conseqüência do trabalho do nutricionista americano Ancel Keys, que iniciou o Seven Countries Study e viveu até os 100 anos de idade. Esse trabalho examinou a relação entre alimentação e doença coronariana nos Estados Unidos, Finlândia, Holanda, Itália, na antiga Iugoslávia, na Grécia e no Japão. Entre 1958 e 1964, inscreveram-se no estudo 12.761 homens com idades entre 40 e 59 anos. Depois de 15 anos, havia nítidas indicações de que a mortalidade em Creta era muito menor. Isso pode ser relacionado ao consumo reduzido de gordura saturada e à ingestão elevada de gordura monoinsaturada (azeite de oliva). Embora muitos nutricionistas defendam uma dieta "mediterrânea" para a saúde cardíaca, a versão cretense é o modelo clássico que nos oferece os sinais mais evidentes dos benefícios que proporciona.

A dieta cretense da década de 1960 consistia principalmente em frutas e hortaliças, pães e grãos, feijões, nozes e sementes. O azeite de oliva era a gordura principal, substituindo todos os outros óleos e gorduras. Quantidades moderadas a baixas de laticínios, como queijo e iogurte, eram ingeridas todos os dias. O consumo de ovos ocorria uma ou duas vezes por semana ou nunca – e eles tinham uma mistura mais saudável de gorduras do que a maioria dos ovos disponíveis nos dias de hoje. Peixes e aves entravam no cardápio cerca de duas vezes por semana. Só se comia carne vermelha uma ou duas vezes ao mês. Os alimentos processados não faziam parte da dieta e aqueles com açúcar adicionado quase não eram consumidos. No entanto, uma característica dessa dieta à qual os nutricionistas dão pouca importância ou mesmo ignoram, com medo de estimular o consumo de bebidas alcoólicas, é que os cretenses costumavam beber uma ou duas taças do vinho local durante as refeições.

A dieta cretense da década de 1960 consistia principalmente em frutas e hortaliças, pães e grãos, feijões, nozes e sementes. Em geral, eram consumidas uma ou duas taças do vinho local durante as refeições.

As uvas mais importantes para a fabricação do vinho tinto na Creta da década de 1960 eram a Kotsifali e a Mandilari. A primeira cresce quase unicamente na Creta Central, região onde foram recrutados os participantes do Seven Countries Study. Assim, se as características de qualquer vinho tivessem impacto sobre as descobertas dessa pesquisa, seriam as dos Kotsifali locais. Uma mistura cretense tradicional, que consiste sobretudo na Kotsifali com a Mandilari para realçar o colorido e equilibrar a acidez, produz um vinho adstringente que não agradaria aos paladares de hoje, acostumados aos estilos com sabor de frutas. Os vinhos Kotsifali podem deixar na boca um desagradável gosto de couro quando jovens, o que considerei uma marca registrada de níveis elevados de procianidina. Amostras das misturas modernas de Kotsifali e Mandilari que analisei apresentam um nível mais alto de procianidinas do que os vinhos típicos de outros países. Essas observações sugerem que o vinho de Creta tinha mais a ver com o bem-estar das pessoas que viviam na ilha na década de 1960 do que se costuma reconhecer.

Após 25 anos de acompanhamento do Seven Countries Study, os cretenses apresentavam o número relativo mais baixo de mortes por doenças cardíacas e por "todas as causas". Quarenta anos depois do início da pesquisa, os cretenses continuavam se saindo bem: os óbitos por problemas coronarianos eram poucos; 23% dos participantes ainda estavam vivos em comparação com 11% no grupo da Holanda e 16% no grupo dos Estados Unidos. À exceção da idade, os principais fatores que atuaram como as prováveis causas de mortalidade foram a pressão arterial mais elevada do que o normal e o tabagismo.

Muitas pesquisas recentes reforçam a indicação da dieta mediterrânea como meio de manter a saúde na velhice. Os resultados de um estudo de 10 anos realizado com 2.339 homens e mulheres saudáveis de 70 a 90 anos de idade, de 11 países europeus, foram divulgados em setembro de 2004. Durante o período desse trabalho, 935 pessoas morreram. O número de óbitos foi menor entre os indivíduos que adotavam quatro fatores isolados de estilo de vida: dieta mediterrânea, prática diária de exercícios (o equivalente a uma caminhada de cerca de 30 minutos por dia), ausência de tabagismo e consumo regular de bebidas alcoólicas. Quando combinados, esses quatro fatores reduziram em quase 70% a mortalidade por câncer e doenças cardíacas. O consumo médio de bebidas alcoólicas era equivalente a 300 a 400ml (cerca de duas a três taças) de vinho por dia.

O vinho e o verdadeiro paradoxo francês

Muitas pessoas pensam que o paradoxo francês é a idéia de que a ingestão de vinho tinto seria responsável pela baixa ocorrência de doenças cardíacas na França. Na verdade, é a surpreendente observação de que as doenças cardíacas ocorrem com menos freqüência na França do que em países como os Estados Unidos e a Inglaterra, onde o consumo de gordura saturada é semelhante. O vinho foi colocado à frente como uma possível explicação para o paradoxo francês, mas certamente não é aceito como o único motivo. Depois de testar vinhos de vários lugares onde a incidência de doenças cardíacas é menor e descobrir que eram mais ricos em procianidinas protetoras, acreditei ser o momento de reexaminar se havia um paradoxo francês que pudesse ser explicado pela ingestão de vinho.

O primeiro passo foi verificar se havia algum lugar na França onde se registrassem casos de longevidade incomum. Usei os dados do censo francês de 1999 para analisar a distribuição regional de homens e mulheres com 75 anos ou mais. Concentrei-me nos valores para homens com base em dados publicados de que eles bebem mais vinho do que as mulheres, portanto seriam mais beneficiados do que elas.

A fim de detectar padrões incomuns de envelhecimento, examinei a fundo uma série de dados regionais e os expressei sob a forma de índice. Por exemplo, em toda a França, para cada homem nessa faixa etária há aproximadamente duas mulheres com 75 anos ou mais. Ao calcular esse índice para cada departamento (subdivisão administrativa do território francês), pude procurar diferenças a partir do índice médio. O departamento de Gers era o único que tinha uma proporção homens/mulheres 20% superior à média nacional. Gironde, que inclui a área de produção do vinho Bordeaux, não apresentou diferença em relação à média nacional. Com base nos dados do censo, Gers também exibia o dobro da média nacional de homens com 90 anos ou mais (Gers: 401 por 100 mil pessoas; em toda a França: 200 por 100 mil pessoas).

Sendo assim, o que há de especial em se viver em Gers? Será esse o lar do verdadeiro paradoxo francês? Alimentos ricos em gordura saturada como fois gras, cassoulet, *saucisson* e queijos são ingeridos regularmente na região; portanto, qual é o fator protetor? Será o vinho? Será essa a "Zona Vermelha" francesa (a área de excepcionais vinhos tintos)? Depois de analisar alguns vinhos em meu laboratório, não tenho dúvidas de que a resposta é afirmativa. Se há um lugar em que os vinhos tintos podem explicar o alto nível de bem-estar é ali: seu conteúdo de procianidinas é excepcional. A maioria dos vinhos tintos não chega perto dessas concentrações. O Madiran, um dos mais conhecidos da região, costuma conter de três a quatro vezes mais procianidinas protetoras do que o produto que usei como referência, o Cabernet Sauvignon argentino, também rico nessas substâncias. Uma taça pequena de Madiran pode proporcionar mais benefícios do que duas garrafas da maioria dos vinhos australianos sem o perigo óbvio do consumo excessivo de álcool. Portanto, parece ser altamente provável que os vinhos de Gers estejam associados ao índice de sobrevivência dos homens que vivem ali, embora eles sigam uma dieta que muitos cardiologistas e nutricionistas consideram a pior escolha possível para a saúde cardíaca.

O Madiran é um vinho que realmente protege a saúde cardíaca, e esse é o verdadeiro paradoxo francês. Uma taça pequena desse vinho proporciona mais benefícios do que duas garrafas da maioria dos vinhos australianos, sem o perigo óbvio do consumo excessivo de álcool.

Por que existem vinhos tão especiais? Em minha opinião, a resposta está no tipo de uva (Tannat), usada em toda a região, e nos métodos tradicionais de fabricação de vinho. Os vinhos podem ser adstringentes, quase excessivamente amargos, e muito pouco adequados ao consumo eventual. Mas, quando degustados com os fortes pratos locais, sua grande quantidade de taninos se torna quase imperceptível. Os produtores de vinho de Gers devem ser estimulados a resistir a toda e qualquer pressão para adotar sabores modernos de frutas vermelhas e de taninos mais amadurecidos e suaves. Os vinhos que eles fazem é o verdadeiro protetor da saúde cardíaca, o verdadeiro paradoxo francês.

Beber ou não beber

O braço italiano do Seven Countries Study relatou que beber vinho aumenta a expectativa de vida. Esse trabalho envolveu 1.536 homens que residiam em duas pequenas cidades no norte (Crevalcore) e na região central (Montegiorgio) da Itália. Em 1965, quando ingressaram nessa pesquisa, eles tinham entre 45 e 64 anos e continuaram sendo analisados por 30 anos. O exame da expectativa de vida se baseou no consumo de qualquer bebida alcoólica, mas 97% deles tomavam apenas vinho e, em sua maior parte, vinho tinto. Ignorando se esses indivíduos haviam sido fisicamente ativos antes, o estudo mostrou que aqueles com a expectativa de vida mais alta eram os não-fumantes que ingeriam de quatro a sete drinques por dia (cada um deles equivalente a uma taça de 125ml de vinho). Essas doses eram consumidas em intervalos durante o dia, e não ao mesmo tempo – um fator importante para se evitarem os efeitos adversos em geral associados a esse nível de ingestão de álcool. Os homens sedentários que não bebiam ou que só faziam isso de vez em quando tinham a expectativa de vida mais baixa – seis anos a menos do que os que tomavam uma garrafa de vinho por dia. Não estou dizendo que não consumir vinho possa prejudicar seriamente nossa perspectiva de longevidade. No entanto, no contexto do estilo de vida daquelas cidades, a ingestão dessa bebida apresentava, de fato, mais aspectos positivos do que negativos.

Existe uma sólida associação entre as regiões em que a longevidade é maior e os vinhos locais que contêm níveis elevados de procianidinas.

Conclusão

Análises de vinhos tintos de várias regiões em que a longevidade é maior me levaram a concluir que existe uma sólida associação entre essas áreas e os vinhos locais que contêm níveis elevados de procianidinas. Isso reforça a idéia de que os vinhos tintos ricos nessas substâncias contribuem bastante para a saúde vascular e para o bem-estar a longo prazo.

Capítulo 7

O segredo está na moderação

Os horrores do alcoolismo e do exagero na ingestão de bebidas alcoólicas invariavelmente se destacam muito mais do que as boas notícias sobre os benefícios que o vinho proporciona à saúde. Enquanto os governos tentam eliminar os piores comportamentos dos cidadãos em relação à bebida, seria prudente um profissional de saúde recomendar o consumo diário de vinho? Nunca defendi o uso abusivo. Minhas orientações são de ingestão moderada de vinhos que contenham alta concentração de procianidinas – de preferência, às refeições. Se esse conselho for seguido, é provável que o hábito de tomar vinho propicie mais benefícios à saúde do que a abstinência dessa bebida. No capítulo 3, analisei também uma série de alimentos e bebidas sem álcool ricos em polifenóis para que ninguém se sinta obrigado a ingerir vinho todos os dias.

Bons hábitos no consumo de bebidas

Vinho com alimentos – Quando acompanha as refeições, o vinho geralmente produz um efeito moderado. Uma garrafa deve ser compartilhada. Se o vinho for escolhido para complementar um prato em particular, talvez seja inapropriado continuar a beber quando a refeição terminar. Mas talvez o mais importante seja o fato de que a comida retarda a absorção do álcool. Assim, os níveis de álcool no sangue são menores do que se a mesma quantidade dessa substância fosse ingerida com o estômago vazio. Além disso, quando a refeição é feita devagar, o consumo do álcool pode ser estendido por uma hora ou mais. Isso dá ao organismo a chance de metabolizar uma proporção satisfatória dessa substância antes do fim da refeição. Para manter a ingestão de álcool em um nível razoável, vá devagar com os aperitivos e elimine os digestivos.

Bebendo socialmente – Muitos vinhos tintos modernos foram elaborados de um modo que os torna fáceis de beber sem o acompanhamento da comida. Esses produtos, no entanto, não conferem os mesmos benefícios à saúde que os vinhos tradicionais, que contêm níveis mais altos de taninos – e não faz sentido saborear grandes quantidades de vinho na crença de que não existem riscos para a saúde.

Embora muitas pessoas desfrutem dos prazeres de beber socialmente, todo cuidado é pouco para não ultrapassar o patamar de consumo seguro. Duas taças podem logo nos levar a acreditar que a moderação não importa. Conheça seus limites. Esse nível de segurança pode ser bem diferente entre indivíduos do mesmo grupo social em razão de fatores como altura, peso, sexo, idade, histórico médico e capacidade de metabolizar o álcool. Assim, é muito difícil generalizar sobre esse assunto. Organizações de saúde pública oferecem várias recomendações – vamos dar uma olhada nas diretrizes atuais.

O que é beber com segurança?

Para entender a linguagem do consumo moderado, é importante saber o que significa "uma dose" e uma unidade de álcool. As definições do que constitui o consumo seguro dessa substância varia entre os países. Nesse contexto, "seguro" significa que é improvável que a quantidade ingerida cause efeitos prejudiciais à saúde. Ainda assim, qualquer pessoa que pretenda dirigir ou operar um equipamento deve evitar *totalmente* a ingestão de álcool.

Qualquer pessoa que pretenda dirigir ou operar um equipamento deve evitar* totalmente *a ingestão de álcool.

O consumo de álcool normalmente é medido por doses. No Reino Unido, uma unidade é definida como 8g de álcool puro. No Brasil e nos Estados Unidos, uma unidade-padrão contém 14g de álcool puro. Para se obter a dose equivalente de uma determinada bebida, deve-se multiplicar sua quantidade por sua concentração alcoólica. Tem-se, assim, a quantidade absoluta de álcool. Veja três exemplos:

Cálculo da dose equivalente de álcool de uma bebida

Bebida	*ml*	*T. A.*	*Volume*	*Gramas de álcool*	*Dose**
Vinho tinto	150	12	18	14,4	1
Cerveja (lata)	350	5	17,5	14	1
Destilado	40	40	16	12,8	1

T.A. = teor alcoólico (%); VOLUME = (volume em ml x T.A) / 100; g ÁLCOOL = VOLUME x 0,8, ou a densidade do álcool; DOSE=14g

* Em geral, recomendo não mais do que duas taças pequenas de 125ml de vinho tinto por dia para as mulheres e até três para os homens.

O álcool pode afetar adversamente o desempenho nos esportes e até ser perigoso, por exemplo, na prática da natação e do mergulho. Às vezes, as pessoas se esquecem disso e sofrem conseqüências trágicas.

Embora o consumo de vinho proporcione benefícios à saúde, algumas pessoas não devem tomar bebidas alcoólicas:

- Gestantes no primeiro trimestre (12 semanas) de gravidez, mulheres que desconfiam estar grávidas ou que não usam métodos contraceptivos e podem engravidar.
- Qualquer pessoa que tome remédios com ou sem receita médica, pois essas drogas podem interagir com o álcool.
- Qualquer pessoa que tenha dificuldade em manter o consumo em um nível moderado ou que tenha histórico de ingestão excessiva de álcool.

Proteção cardíaca com a ingestão regular de uma taça de vinho

O consumo excessivo de álcool pode danificar o músculo cardíaco e, em última análise, provocar parada cardíaca. Por outro lado, a causa mais comum de paradas cardíacas é o infarto do miocárdio (ataque cardíaco), em decorrência de doença coronariana – e o consumo moderado e regular de álcool diminui a incidência dos infartos. Isso nos faz perguntar se a ingestão moderada e regular de bebidas alcoólicas tem mais probabilidade de causar ataques cardíacos ou de evitá-los.

O Framingham Heart Study é um dos trabalhos mais importantes sobre os fatores de risco para a doença coronariana. Teve início em 1948 e envolveu 5.209 habitantes de Framingham, Massachusetts. Em 1971, os descendentes dos participantes originais e seus cônjuges também foram incluídos na pesquisa. O efeito do consumo de álcool na ocorrência de insuficiência cardíaca congestiva foi determinado a partir de informações reunidas até 1995. Em comparação com o que se verificou entre os abstêmios, os casos de ataque cardíaco eram menos comuns entre os homens que tomavam álcool em quantidades moderadas. Não se observou a mesma proteção nas mulheres. Ouro dado foi que nem homens nem mulheres apresentaram alta incidência de ataques cardíacos independentemente do nível de consumo de álcool. No entanto, como a ingestão exagerada de álcool era rara entre os participantes do Framingham, foi difícil avaliar que nível de excesso de bebida tem maior probabilidade de provocar ataques cardíacos. Outros estudos mostraram que os danos ao músculo cardíaco geralmente ocorrem com cinco ou mais drinques por dia.

O consumo moderado de álcool reduz o risco geral de doenças cardíacas. Pesquisas realizadas com pessoas que tomam vinho revelam que o maior benefício ocorre nos casos daquelas que consomem de uma a duas taças pequenas dessa bebida por dia. Muitos indivíduos parecem partir do pressuposto de que podem beber comedidamente em quatro dias da semana e aumentar a quantidade nos fins de semana e, mesmo assim, obter efeitos positivos. Porém, vários estudos demonstram que o excesso de bebida anula os benefícios do consumo moderado.

O consumo moderado de álcool reduz o risco geral de doenças cardíacas, mas o excesso de bebida anula esse benefício.

O abuso eventual de bebida alcoólica em ocasiões comemorativas também pode causar anormalidade no ritmo cardíaco (arritmia), um problema que às vezes começa de repente e se torna uma ameaça à vida. Embora esse efeito seja incomum, a sensibilidade individual a ele é variável. No caso de algumas pessoas, pode surgir com o consumo de álcool apenas um pouco acima dos níveis moderados. Se acontecer uma vez, é provável que ocorra de novo. Por isso, no futuro, será necessário reduzir a ingestão de bebida de forma significativa ou abster-se.

Os riscos do consumo excessivo de álcool para a saúde

Todos deveriam estar cientes dos problemas do consumo excessivo de álcool. A cirrose hepática não tem tratamento, e é fatal. O número de mortes

Tirando um dia de descanso

Sempre me perguntam se é uma boa idéia evitar o álcool completamente ou se basta fazer isso dois ou três dias por semana. Não acredito que isso seja comum entre as populações longevas que bebem vinhos ricos em procianidinas às refeições.

Porém, quem costuma ultrapassar os níveis seguros de ingestão de álcool tem maior probabilidade de sofrer de cirrose. Dar um descanso de dois ou três dias entre essas ocasiões de consumo exagerado permite que o fígado se recupere um pouco, mas a melhor opção é beber sempre com moderação. Assim, o consumo diário não se torna prejudicial à saúde.

Vale ressaltar também que pessoas que bebem e fumam apresentam um risco duas vezes maior de sofrer de cirrose em comparação com as pessoas que não fumam.

por essa doença cresce em todo o mundo. É uma advertência de que muitas pessoas, sobretudo jovens, estão bebendo demais.

Na Europa e nos Estados Unidos, o consumo de álcool está aumentando mais rápido entre os jovens do sexo feminino. A Datamonitor, uma empresa londrina de pesquisas de mercado, informou que, a continuar o atual ritmo, em 2009 mulheres de 18 a 24 anos estarão bebendo de 9 a 10 doses de álcool por dia. Como esse nível excessivo de consumo freqüentemente se verifica entre mulheres que não seguem uma alimentação saudável, esse grupo corre um alto risco de sofrer danos hepáticos causados pelo álcool. Dentro desse quadro, a ameaça de câncer de mama também aumenta bastante. Muitos dos efeitos perigosos do excesso de álcool podem ser revertidos por um período prolongado de abstinência, embora ainda não se saiba se o risco de câncer de mama voltará ao padrão apresentado pelos abstêmios. A cirrose, porém, é um perigo real, pois é irreversível.

Descobriu-se que há menos casos de cirrose entre consumidores de vinho do que entre indivíduos que tomam cerveja e bebidas destiladas com uma quantidade semelhante de álcool. Esse resultado foi apresentado por uma pesquisa realizada com 30.630 dinamarqueses, entre eles 14.335 mulheres. Acredito que isso reflita padrões completamente diferentes de beber. As pessoas que tomam vinho e que obtêm a maior parte de seus benefícios consomem sua cota diária sobretudo às refeições. Desse modo, o álcool entra na corrente sangüínea de forma mais lenta, o que resulta em menores concentrações dessa substância no sangue. Esse deve ser um mecanismo de proteção fundamental, pois significa que o fígado e outros órgãos têm menos probabilidade de ser expostos a perigosas quantidades de álcool. Além disso, as procianidinas do vinho tinto podem exercer um efeito protetor sobre as células do fígado, tornando-o mais resistente aos efeitos prejudiciais do álcool absorvido. Também é interessante saber que o hábito de tomar café (quatro xícaras por dia) foi associado a níveis inferiores de cirrose tanto em indivíduos que consomem bebidas alcoólicas quanto em abstêmios, indicando que o café pode ter propriedades protetoras.

Para avaliar a função hepática de um paciente, o médico pode solicitar um exame que mede os níveis de enzimas hepáticas no sangue. Se elas estiverem acima do normal em alguém que bebe álcool regularmente, isso indica que o nível seguro de consumo foi ultrapassado, o que está causando danos ao fígado. Porém, mesmo entre pessoas que consomem quantidades moderadas ou grandes de álcool, a sensibilidade individual a esse exame pode variar. Um conselho para quem está avaliando os excessos da noite anterior de acordo com a intensidade da ressaca da manhã seguinte: você está rompendo os limites de segurança e pode estar arriscando a vida.

Álcool em excesso também causa danos ao cérebro – e nesse aspecto o risco é maior para as mulheres do que para os homens. Outros efeitos perigosos, como ataque cardíaco, degeneração muscular e doença hepática, podem ocorrer com a ingestão de níveis inferiores de álcool, provocando danos ao cérebro, mais nas mulheres do que nos homens. É por isso que os limites para um consumo seguro dessa substância são baixos para os dois sexos.

Álcool em excesso também causa danos ao cérebro – e nesse aspecto o risco é maior para as mulheres do que para os homens.

De olho na pressão arterial

O consumo moderado de álcool é considerado por muitos um fator de proteção para as doenças cardíacas. No entanto, se esse nível estiver acima do limite recomendado para homens e mulheres (duas e uma dose diárias, respectivamente), poderá causar hipertensão, o que, por sua vez, aumenta a probabilidade de doenças cardíacas. Não vale a pena arriscar. Algumas pessoas são mais sensíveis do que outras a esse efeito colateral. Quem está acima do peso ou não pratica exercícios deve se lembrar de que esses dois fatores provocam hipertensão; assim, o excesso de álcool só vai piorar as coisas.

Muitos estudos analisaram os hábitos de consumo de álcool e o risco de hipertensão. Um deles, realizado em 2004, mostrou que a probabilidade de hipertensão é menor quando a bebida é consumida às refeições do que quando é ingerida sem acompanhar alimentos. Além disso, os adeptos do vinho têm menos probabilidade de sofrer de hipertensão do que quem toma cerveja ou outras bebidas alcoólicas. Uma pesquisa italiana observou a influência de padrões de consumo de álcool na pressão arterial. Esse trabalho foi ampliado, a fim de avaliar os efeitos sobre a saúde a longo prazo. Uma de suas conclusões foi que a hipertensão era mais freqüente, mesmo entre as pessoas que tomavam vinho, quando essa bebida não acompanhava as refeições. Num período mais longo, o hábito de beber fora das refeições foi associado a um número maior de mortes. Em outras palavras, quaisquer efeitos protetores do consumo regular de vinho se perdem se não forem associados à ingestão de alimentos.

Se você bebe regularmente, monitore sempre sua pressão arterial.

Um brinde a um futuro saudável!

Alguns estudos chegaram à conclusão de que a ingestão moderada de álcool oferece pouco ou nenhum benefício à saúde dos jovens. Não vejo como isso pode ser verdade em termos dos efeitos benéficos dos vinhos tintos ricos em procianidinas. Se o alto consumo desses polifenóis assegura vasos sangüíneos saudáveis e resistentes à aterosclerose, é importante que sua ingestão moderada se mantenha até à vida adulta, ainda que os benefícios só se tornem evidentes na meia-idade ou na velhice. Por outro lado, se um indivíduo tomar apenas água e refrigerantes até se aposentar, nada sugere que se tornará um apreciador de vinho e obterá a mesma proteção contra doenças cardíacas ou demência na velhice.

Um princípio geral do tratamento de qualquer doença é que a dose do remédio deve ser suficiente para controlar os sintomas sem causar efeitos colaterais prejudiciais. No caso das procianidinas, se a dose ideal pode ser alcançada com uma quantidade menor de vinho, então uma quantidade menor de álcool será consumida. Portanto, é obvia a vantagem dos vinhos ricos nesses polifenóis para a saúde. Existe uma preocupação por parte das autoridades da saúde de alguns países de evitar que a ligação entre a redução do número de doenças cardíacas e o consumo regular de álcool estimule as pessoas a beber ou a aumentar a ingestão de álcool por motivos de saúde. Acredito que minha recomendação de consumir vinhos ricos em procianidinas na verdade poderá ajudar alguns indivíduos a reduzir a ingestão de álcool.

Capítulo 8

Mitos alimentares: será que você está arriscando sua saúde?

HÁ QUEM DIGA QUE PREFERE NÃO ENVELHECER se for para sofrer de qualquer doença que diminua sua capacidade mental e sua independência ou que prejudique sua qualidade de vida. Estamos cada vez mais cientes de que a alimentação e o estilo de vida afetam a saúde a longo prazo. Portanto, podemos fazer um esforço positivo para evitar problemas no futuro adotando bons hábitos desde cedo.

Uma alimentação saudável ao longo da vida é o melhor caminho para a longevidade. Isso acontece porque a dieta alimentar e os males crônicos, como doenças cardíacas e câncer, estão intimamente ligados.

A obesidade é um dos problemas de saúde mais graves do mundo atual: está associada à diabetes do tipo 2, a vários tipos de câncer, à hipertensão e a doenças coronarianas, além de exacerbar transtornos relacionados à artrite. Distúrbios típicos da idade, como cegueira, osteoporose, declínio cognitivo e demência, também são afetados pela alimentação e pela condição física em geral. Evitar essas doenças incapacitantes é um modo de maximizar a qualidade de vida e possibilitar que as pessoas mais velhas preservem sua independência.

Embora seja importante evitar o excesso de peso, emagrecer não é a única consideração para a saúde a longo prazo. A motivação fundamental para mudar a alimentação deve ser: "O que preciso fazer para ter uma vida mais saudável e mais longa?" As dietas da moda, que prometem emagrecimento com a restrição de determinados tipos de alimento, não são a resposta. Um plano de nutrição saudável estabelece a ingestão de uma grande variedade de alimentos naturais, saborosos e satisfatórios. A perda de peso gradual é melhor e tem mais probabilidade de produzir resultados duradouros. Talvez o peso ideal só seja atingido após um ou dois anos. A meta deve ser uma dieta que, antes de tudo, melhore a saúde. Entrar em forma será uma conseqüência. Essa é a estratégia que recomendo.

A meta deve ser uma dieta que, antes de tudo, melhore a saúde. O emagrecimento será uma conseqüência. Essa é a estratégia que recomendo.

Neste capítulo, examinarei alguns mitos sobre alimentação e dietas da moda que podem estar colocando sua saúde em risco. Meu objetivo é conscientizá-lo dos fatores alimentares que aumentam a probabilidade de doenças. Um estilo de vida voltado para o bem-estar a longo prazo é vital para todos, seja qual for o peso corporal. Não há espaço para complacência.

Mito 1: O consumo de açúcar não contribui para a obesidade nem para a diabetes

Essa afirmação não é exatamente um mito, e sim uma deslavada mentira da indústria alimentícia, que afirma haver indícios insuficientes associando o consumo de açúcar à obesidade, à diabetes e a outros problemas de saúde e que o açúcar é adicionado aos produtos somente para satisfazer o paladar do consumidor. Apenas para registrar: considero os níveis atuais de consumo de açúcar um dos maiores problemas de saúde para pessoas de todas as idades. Isso é verdade sobretudo no caso das crianças, que não reconhecem o perigo. Em termos de alimentos ricos em calorias e pobres em nutrientes, o açúcar refinado é o principal culpado: ele só fornece calorias – nada de vitaminas nem minerais. Em uma sociedade que consome mais energia do que gasta, a redução no consumo desse produto tem que ser a meta principal.

Considero os níveis atuais de consumo de açúcar um dos maiores problemas de saúde para pessoas de todas as idades.

O lobby a favor do açúcar é muito poderoso. Atua na tentativa de desacreditar qualquer estudo que recomende a redução no consumo desse produto ou a introdução de uma legislação que limite a quantidade de açúcar adicionado aos alimentos. Seu poder é tão grande que os governos nem chegam a discutir o assunto. Durante muitos anos, até mesmo a Organização Mundial da Saúde (OMS) manteve uma oposição bem menos enfática à questão do açúcar do que se esperava. A partir de 2003, a OMS e a FAO (Organização para a Agricultura e a Alimentação) começaram a lançar relatórios para esclarecer os fatos. Isso encorajou os governos a introduzir políticas fiscais que influenciariam as escolhas alimentares.

Diabetes – você também vai ter?

Se você está até mesmo ligeiramente acima do peso, deve considerar o risco de ter diabetes. Muitas pessoas que desenvolvem essa doença em decorrência da alimentação e do sedentarismo vivem em um estado pré-diabético – condição conhecida como síndrome metabólica – durante muitos anos, mas seu organismo costuma ocultar os sintomas. As manifestações mais comuns em indivíduos que estão a ponto de se tornar diabéticos, seja qual for a causa, são sede excessiva e necessidade mais freqüente de urinar.

A *diabetes mellitus*, nome correto da doença, existe em duas formas. Uma delas é a do tipo 1, também chamada de diabetes juvenil, ou diabetes insulino-dependente. A outra é a do tipo 2, conhecida como *diabetes mellitus* não insulino-dependente (DMNID), antes denominada diabetes do adulto.

A diabetes do tipo 1 é a forma menos comum. Os sintomas costumam surgir entre indivíduos suscetíveis quando ainda são crianças ou adolescentes, mas podem aparecer em fases posteriores da vida. O tipo 1 não está relacionado ao sobrepeso. Muitas vezes está associado a infecções virais, que levam o sistema imunológico a destruir as células do pâncreas que produzem insulina. A insulina é o hormônio que controla os níveis de açúcar no sangue estimulando tecidos como músculos e gordura a transportá-lo para dentro das células e depois removê-lo da corrente sangüínea. Obviamente, se o pâncreas deixar de produzir insulina, ela terá que ser administrada – daí o termo diabetes insulino-dependente. Esse tipo de diabetes tem maior probabilidade de aparecer repentinamente, às vezes com sintomas que causam risco de vida. O açúcar sangüíneo pode ser controlado com uma ou mais injeções de insulina por dia.

A diabetes do tipo 2 já foi conhecida como diabetes do adulto porque ocorria sobretudo em pessoas de meia-idade e idosos. Esse já não é mais um termo apropriado, pois hoje um número cada vez maior de adultos jovens e adolescentes está desenvolvendo a doença. A denominação *diabetes mellitus* não insulino-dependente também não é adequada. É verdade que, no estágio inicial, é possível controlar a doença com medicamentos orais, mas, dependendo da sua duração e gravidade, o pâncreas pode falhar e parar de produzir insulina numa quantidade insuficiente. Torna-se necessário, então, injetar esse hormônio para estabilizar os níveis de açúcar no sangue, assim como acontece com os portadores de diabetes do tipo 1.

Se você está acima do peso, corre o risco de desenvolver diabetes do tipo 2. Sabemos que 80 a 90% dos pacientes com esse tipo de diabetes estão com sobrepeso ou são obesos. É um erro pensar que essa é uma forma mais branda da doença. Ela está associada à mesma quantidade de problemas de saúde e complicações a longo prazo que a diabetes do tipo 1.

Em caso de suspeita de diabetes, o médico solicita exames para medir os níveis de açúcar no sangue após um jejum de 12 horas para verificar se eles estão acima do normal. Porém, isso nem sempre é conclusivo porque os níveis de açúcar no sangue durante o período de jejum às vezes se mostram próximos do padrão ideal. Antes do surgimento da diabetes, uma pessoa pode passar anos no estado pré-diabético, em que o organismo luta para controlar os níveis de açúcar no sangue após uma refeição. Em alguns casos, isso acontece porque o pâncreas tem trabalhado muito e não consegue mais produzir insulina suficiente ou porque o indivíduo está sofrendo de resistência à insulina (síndrome metabólica). Esse problema ocorre quando as células dos músculos, as de gordura e as do fígado, que normalmente responderiam à insulina retirando depressa o açúcar da corrente sangüínea, perdem a sensibilidade a esse hormônio e não reagem com tanta rapidez. As taxas de açúcar permanecem altas durante várias horas após uma refeição e depois começam a diminuir bem devagar até atingir padrões saudáveis.

O açúcar que circula no sangue é a glicose. Um exame de tolerância à glicose pode avaliar a resistência à insulina como um sintoma do estado pré-diabético. Após um jejum noturno, administra-se uma bebida contendo 75g de glicose ao paciente, medindo-se os níveis de glicose no sangue duas horas depois para verificar se estão normais. Costuma-se dizer que uma pessoa com níveis superiores ao ideal apresenta problemas de tolerância à glicose.

Setenta e cinco gramas de glicose é uma quantidade significativa – o equivalente a 15 colheres de chá de açúcar. Um refrigerante típico contém de sete a oito colheres de chá de açúcar por porção de 330ml, por isso não é surpresa que o consumo regular desses produtos esteja relacionado à diabetes e à obesidade, particularmente em crianças. Tomar vários copos de refrigerante por dia impõe enorme pressão ao pâncreas com repetidas demandas por insulina para lidar com a carga de açúcar. O pâncreas acaba não conseguindo atender a essa necessidade e surge a diabetes. Isso é precipitado por células que reagem menos à insulina. Vários estudos concluíram que a ingestão excessiva de bebidas açucaradas é a principal causa da diabetes do tipo 2 entre os jovens. Evitar o consumo de produtos alimentares com adição de açúcar deve ser uma prioridade para todos.

A ingestão excessiva de bebidas açucaradas é a principal causa da diabetes do tipo 2 entre os jovens. Evitar o consumo de produtos alimentares com adição de açúcar deve ser uma prioridade para todos.

Se você já cortou os alimentos e as bebidas doces, é essencial iniciar um programa de exercícios para ajudar a reduzir a resistência à insulina. A atividade física estimula as células a retirar o açúcar da corrente sangüínea e diminui a necessidade de produção desse hormônio.

Atenção: O excesso de açúcar é prejudicial à saúde

Uma quantidade elevada de açúcar na corrente sangüínea é um fator importante que provoca danos aos vasos sangüíneos de pacientes no estado pré-diabético e também daqueles que não controlam a diabetes da forma adequada. Isso dá origem a uma série de complicações vasculares em fases posteriores da vida. Níveis persistentemente elevados de glicose podem prejudicar as moléculas de proteína presentes no sangue e no interior das células do corpo. As proteínas danificadas têm efeitos tóxicos sobre as artérias, aumentando não somente o risco de doenças cardíacas em razão dos depósitos de colesterol LDL oxidado como também a probabilidade de desenvolvimento do mal de Alzheimer. Outros estudos mostram que o organismo pode reconhecer tais proteínas como "invasores" e desencadear respostas inflamatórias.

Altos níveis de açúcar também afetam o endotélio (o revestimento interior das células que protegem cada vaso sangüíneo). Isso pode reduzir a vasodilatação, ampliando a probabilidade de hipertensão e da formação de coágulos. Um portador de diabetes do tipo 2 às vezes apresenta níveis elevados de glicose por muitos anos antes de receber o diagnóstico, por isso talvez não seja surpresa que essa doença costume estar associada a problemas coronarianos. Na verdade, em alguns casos, ela só é identificada quando o paciente sofre um ataque cardíaco.

Os fatores que aumentam o desenvolvimento da aterosclerose coronariana afetam outras artérias no corpo. Assim, a diabetes também está associada ao aumento da incidência de AVCs e doenças vasculares periféricas. Quando não controlada, ela pode provocar ainda impotência, problemas renais, danos aos nervos e cegueira. Qual é a solução? Sinceramente, é muito difícil tratar esses problemas. A melhor opção é adotar mudanças radicais na alimentação e no estilo de vida antes que eles surjam – quanto mais cedo melhor.

É um erro pensar que a diabetes do tipo 2 é uma forma mais branda da doença. Ela também está associada ao aumento da incidência de AVCs e doenças vasculares periféricas. Quando não controlada, pode provocar ainda impotência, problemas renais, danos aos nervos e cegueira.

A obesidade também está associada a um maior risco de alguns tipos de câncer, inclusive os de mama, próstata, cólon e reto. Não parece provável que isso seja apenas uma conseqüência direta da obesidade, e sim o resultado de vários fatores relacionados à alimentação e ao estilo de vida. O tabagismo é a causa mais comum de câncer, mas os fatores alimentares vêm em segundo lugar, contribuindo para a ocorrência de até 30% de todos os casos desse tipo de doença. O consumo excessivo de açúcar e de outros alimentos pode ser a ligação. Certamente, refeições ricas em calorias e pobres em micronutrientes importantes parecem aumentar o risco de câncer, pois os mecanismos celulares que costumam resistir às alterações cancerosas talvez não estejam mais funcionando da forma correta.

Mito 2: As dietas com pouca gordura são a melhor maneira de emagrecer e manter a saúde

Órgãos oficiais, nutricionistas e a indústria de alimentos vêm disseminando esse mito há quase 30 anos. Toda uma geração cresceu obcecada com a redução do conteúdo de gordura na alimentação, embora ainda não compreendesse a importância dos diferentes tipos de gordura para a nutrição e acreditasse que os carboidratos eram, de alguma maneira, "melhores" do que as gorduras.

Toda uma geração cresceu obcecada com a redução do conteúdo de gordura na alimentação.

Na década de 1970, acreditava-se que existiam indícios suficientes para associar a ingestão de gordura saturada a doenças cardíacas. Assim, muitos governos começaram a recomendar a restrição do consumo desse componente alimentar. Porém, foi considerado complexo, como mensagem associada à saúde, dizer que apenas a gordura saturada poderia ser perigosa. As indicações de que as dietas baseadas sobretudo em gorduras monoinsaturadas e poliinsaturadas eram um padrão alimentar de qualidade foram ignoradas. Com isso, alimentos gordurosos saudáveis, como nozes e abacate, passaram a ser malvistos. Toda gordura contém o dobro de calorias por grama em comparação com os carboidratos e a proteína, mas o argumento de que nozes e abacate possuem grandes quantidades de calorias ignora o fato de que as gorduras presentes nesses alimentos são benéficas e fornecem vitaminas e minerais valiosos como parte de um padrão alimentar que contribui para a saúde.

Assim, todos foram aconselhados a reduzir o consumo de gordura e a ingerir mais alimentos ricos em carboidratos para ter uma saúde melhor.

Por que as dietas com pouca gordura e alto teor de carboidratos falharam? – Muitos motivos podem ter contribuído para o fracasso das dietas que estabeleciam a redução da ingestão de gordura e o aumento do consumo de carboidratos. Se as orientações sobre estes últimos tivessem sido mais específicas e se concentrado em alimentos integrais e naturais, o problema poderia não ter sido tão grave. No entanto, 30 anos atrás o estudo do índice glicêmico (IG) e da carga glicêmica (CG) ainda engatinhava. O índice glicêmico significa literalmente o índice de açúcar e se refere aos açúcares presentes em um alimento que são absorvidos com rapidez no sangue. Quanto maior essa velocidade de absorção, maior o índice glicêmico.

Amidos refinados, como o pão branco, e alguns amidos de digestão imediata, como o arroz branco e a batata, têm praticamente a mesma carga glicêmica do açúcar puro. A carga glicêmica refere-se ao açúcar digerível total presente em determinada porção de alimento.

Quanto maior o IG e a CG, mais açúcar a refeição contém. A rápida absorção de açúcares causa também um rápido aumento na produção de insulina, o que estimula a absorção do açúcar no sangue pelos tecidos. Isso, porém, pode acontecer tão depressa que os níveis de açúcar costumam despencar, fazendo surgir a sensação de fome constante. Assim, os carboidratos refinados (amidos e açúcares) não satisfazem o apetite; ao contrário, estimulam a compulsão alimentar.

O fracasso das dietas com pouca gordura fez com que a ênfase se desviasse para os alimentos com IG baixo. Nessa categoria estão os itens que contêm nenhum ou pouco carboidrato – como peixes, frutos do mar, aves, ovos, queijos e a maior parte das hortaliças – ou que possuem carboidratos de lenta absorção, como nozes, feijão, leguminosas e produtos integrais não refinados. Foi um passo positivo, mas é importante lembrar que nem sempre um IG baixo equivale a pouco carboidrato. Os carboidratos têm seu papel na alimentação saudável, e a meta deve ser descobrir o equilíbrio correto daqueles que são provenientes de alimentos de absorção lenta.

Em vista do interesse nas dietas com reduzido teor de carboidratos e baixo IG, muitos estudos examinaram o efeito dos carboidratos refinados sobre os hábitos alimentares. Os pesquisadores descobriram que as pessoas obesas costumam comer menos calorias quando restringem a ingestão de carboidratos. Essa diretriz pode tornar o processo de emagrecimento mais fácil do que a redução do consumo de gordura ou proteína. Não é apenas o índice glicêmico, mas a quantidade total de carboidrato – a carga glicêmica – que precisa de um controle cuidadoso.

Ao mesmo tempo em que foram orientadas a eliminar o consumo de gordura, as pessoas também foram aconselhadas a evitar alimentos ricos em colesterol, como ovos, frutos do mar e fígado, para ajudar na redução dos níveis de colesterol sangüíneo. Desde então, as pesquisas têm demonstrado que o colesterol dos alimentos é mal absorvido pelos intestinos. Sendo assim, os efeitos dos itens ricos em colesterol são menos significativos do que se imaginava a princípio.

Ingerir menos carboidratos pode tornar o processo de emagrecimento mais fácil do que a redução do consumo de gordura ou proteína.

Na verdade, o organismo produz com eficiência todo o colesterol necessário – as membranas celulares, as camadas de gordura que circundam as células, são ricas nessa substância. Assim, cada célula tem seu próprio sistema de controle para manter o colesterol em níveis adequados. Se os alimentos que uma pessoa consome não contiverem o que o organismo considera a quantidade correta de gordura ou colesterol, o fígado produzirá esses elementos a partir dos carboidratos.

Um dos motivos que estimularam as dietas com pouca gordura foi a descoberta de que elas baixavam os níveis de colesterol sangüíneo. Outros estudos mostraram que um grande percentual das pessoas que seguem uma dieta com pouca gordura e muito carboidrato teve apenas uma pequena diminuição nos níveis de LDL, o colesterol prejudicial, e uma redução bem maior na taxa de HDL, a forma boa e protetora do colesterol. Isso significa que tais regimes alimentares podem ser perigosos: a expectativa é que, em vez de promoverem uma queda no risco de doenças cardíacas, eles o façam aumentar.

A FALÁCIA DA AFIRMAÇÃO "GORDURA ENGORDA" – A obesidade costuma ser relacionada ao consumo excessivo de gordura. No entanto, trata-se de um equívoco. É verdade que os alimentos gordurosos têm uma quantidade maior de calorias em comparação com alimentos pobres nesse componente, mas o organismo converte em gordura toda energia (caloria) em excesso proveniente da ingestão de carboidratos.

O pior é que o principal tipo de gordura produzido pelo organismo a partir de carboidratos em excesso é uma gordura saturada potencialmente perigosa, conhecida como ácido palmítico, que pode afetar de modo prejudicial os níveis de colesterol. Pior ainda: em vários indivíduos também ocorre um aumento dos triglicerídios e das partículas lipídicas pró-ateroscleróticas do sangue, assim como uma redução do bom colesterol, o HDL. Dessa forma, uma dieta com pouca gordura e rica em carboidratos pode ter um efeito adverso sobre o perfil lipídico do sangue, aumentando o risco de doenças cardíacas.

Pesquisas mostraram que é possível melhorar os níveis de colesterol e triglicerídios no sangue substituindo-se a gordura saturada por gorduras monoinsaturadas e poliinsaturadas, e não por carboidratos. O nível dos triglicerídios diminui, o de HDL aumenta e o de LDL permanece praticamente inalterado. O ideal é que não mais do que 50% da ingestão de energia seja proveniente de carboidratos. As dietas com consumo balanceado de gorduras são, portanto, as melhores para o bem-estar a longo prazo. A substituição de gorduras saturadas por gorduras monoinsaturadas e poliinsaturadas precisa ser controlada com todo o cuidado.

O ideal é que não mais do que 50% da ingestão de energia seja proveniente de carboidratos. As dietas com consumo balanceado de gordura são, portanto, as melhores para o bem-estar a longo prazo.

O ideal seria que a maior parte da gordura ingerida tivesse origem em gorduras monoinsaturadas. No entanto, nos países industrializados, a predominância de alimentos com grande quantidade de ácidos graxos poliinsaturados ômega-6 e pequena quantidades de ômega-3 vem sendo associada à oxidação e à formação de radicais livres, o que resulta em um aumento na incidência de aterosclerose.

Gordura como combustível – O consumo excessivo de carboidratos também pode afetar a capacidade de utilização de ácidos graxos como fonte de energia pelo coração e pelos músculos. O organismo usa as gorduras para fornecer de 60 a 80% da energia necessária aos músculos, em especial durante a prática de exercícios e períodos de jejum. Refeições e lanches ricos em carboidratos suprimem o uso das gorduras na produção de energia. Assim, para queimar gordura entre as refeições, é importante evitar lanches com grandes quantidades de carboidrato. Durante a prática de atividade física, uma pessoa obterá melhores resultados em termos de melhoria do nível de triglicerídios se evitar alimentos açucarados e bebidas doces antes dos exercícios.

Assim, para queimar gordura entre as refeições, é importante evitar lanches com grandes quantidades de carboidrato.

Gorduras verdadeiramente ruins – A péssima orientação de restringir o consumo de todo e qualquer tipo de gordura foi agravada pela recomendação de substituir a manteiga (que contém 54% de gordura saturada) por margarina e outros produtos ditos light por serem fabricados com gorduras vegetais e conterem uma quantidade menor de gordura saturada. A primeira parte do conselho foi um desastre, mas a segunda o transformou em uma catástrofe de proporções ainda maiores na área da saúde.

Para que se crie um substituto da manteiga, é preciso que o óleo vegetal esteja em estado sólido ou semi-sólido. Por esse motivo, os óleos vegetais são hidrogenados, o que envolve o acréscimo do gás hidrogênio em alta temperatura aos óleos na presença de catalisadores químicos tóxicos. A gordura hidrogenada é, em grande parte, composta por gordura trans. Esse termo se refere à estrutura química modificada da gordura: no processo de hidrogenação, suas moléculas são inclinadas na direção oposta ao sentido natural, daí a expressão gordura trans. São necessários muitos outros processos químicos para limpar essas gorduras modificadas antes que elas possam ser transformadas em margarina. Corantes, sabores artificiais e conservantes são adicionados para evitar que o produto sofra oxidação e fique rançoso.

Isso quer dizer que esses produtos são mais saudáveis do que a manteiga? Certamente não. O organismo tem dificuldade em metabolizar moléculas de gordura trans. Elas se acumulam na corrente sangüínea e aumentam o risco de aterosclerose. Quando essas gorduras são incorporadas às membranas celulares, as células podem deixar de funcionar de modo normal.

Além disso, seu consumo foi associado a um aumento no risco de diabetes e câncer. No início da década de 1990, ficou claro que as gorduras hidrogenadas, fonte alimentar das gorduras trans, eram a maior causa do aumento de doenças cardíacas entre as pessoas que haviam optado por elas para benefício da saúde.

O alto consumo de gorduras hidrogenadas também está associado a um maior risco de batimentos cardíacos irregulares (arritmia cardíaca), que às vezes pode colocar a vida em risco. Parece provável que a gordura hidrogenada seja uma causa mais importante de doenças cardíacas do que o consumo de gordura saturada.

Esse é um excelente exemplo da razão pela qual é melhor consumir produtos naturais e evitar "alimentos" fabricados pelo homem e excessivamente manipulados. As gorduras hidrogenadas ainda são muito usadas na indústria alimentícia, em bolos, biscoitos, bolachas e produtos de confeitaria, bem como em refeições semiprontas e em outros tipos de alimentos. A batata frita das lanchonetes do tipo fast-food é em geral preparada com esse tipo de gordura, já proibida em muitos países. No Brasil, uma lei de 2006 obriga os fabricantes de alimentos a informar a quantidade de gordura trans nos produtos. Meu conselho é nunca comprar itens que contenham esse ingrediente.

Mito 3: As dietas com pouco carboidrato e alto teor de proteína são as melhores

Muitas pessoas conseguiram emagrecer seguindo dietas que se concentram em proteína e gordura e evitam carboidratos. Em geral, a maior parte do emagrecimento ocorre nos seis primeiros meses. Estudos comparativos mostram que a perda de peso ocorrida ao longo de um ano é bem semelhante à que se verifica em qualquer outro tipo de dieta. A taxa de desistência de todas as dietas estudadas é alta. No entanto, os regimes alimentares com pouco carboidrato têm alguns defensores entusiasmados. Infelizmente, a orientação de enfatizar o consumo de carne, com uma grande ingestão de gorduras saturadas, e restringir o de frutas e hortaliças acarreta o risco de desenvolvimento de doenças cardíacas, câncer e aterosclerose. Essa não é uma estratégia ideal para a saúde duradoura.

O alto consumo de proteína animal (de carne e peixe) pode fazer com que os níveis de homocisteína no sangue aumentem muito. Em alguns casos, isso eleva o risco de uma série de problemas de saúde, inclusive de doenças cardíacas, perda de memória e até mesmo mal de Alzheimer. A homocisteína é um produto metabólico da quebra de metionina, um aminoácido essencial abundante na proteína animal. As concentrações de metionina geralmente são pequenas nas proteínas vegetais, como a soja, o feijão e a lentilha. Assim, quem segue uma dieta com pouco carboidrato deve consumir mais proteínas de origem vegetal e menos de origem animal. Para evitar altos níveis de homocisteína, é preciso também ingerir quantidades adequadas

Quem segue uma dieta com pouco carboidrato deve consumir mais proteínas de origem vegetal e menos de origem animal.

O que é gota? Podemos evitá-la?

Como você viu no capítulo 2, a gota é uma das mais dolorosas formas de artrite. É causada pelo acúmulo de cristais de ácido úrico nas articulações. Pessoas que apresentam altos níveis de ácido úrico no sangue correm o risco de desenvolver essa doença. Taxas moderadamente elevadas desse ácido também estão associadas à maior probabilidade de AVCs e infartos.

Sendo assim, o que é o ácido úrico e de onde ele vem? Esse ácido é um produto metabólico gerado pela quebra de purinas. As purinas são compostos encontrados em altos níveis em alguns alimentos, além de serem geradas como parte do metabolismo normal. Elas desempenham diversas funções no organismo e são um componente das informações genéticas em todas as células. Normalmente, os rins expelem o excesso de ácido úrico, mas, no caso de algumas pessoas, isso não ocorre com eficiência, o que leva ao acúmulo dessa substância.

Em geral, como prevenção à gota, recomenda-se evitar o consumo de álcool e de alimentos ricos em purina. O Health Professionals Follow-Up Study indica que o principal fator de risco para essa doença é a ingestão de grandes quantidades de frutos do mar e carne vermelha, em especial fígado e rins. O consumo excessivo de purinas tem mais chance de ocorrer em dietas que se concentram em proteína e gordura e evitam carboidratos. Assim, quem apresenta um histórico familiar de gota deve evitar regimes alimentares desse tipo.

A cerveja e os destilados estão associados a um risco maior de incidência de gota, mas o vinho não. Refrigerantes com grande concentração de açúcar devem ser evitados porque costumam apresentar um alto teor de frutose, o que afeta a metabolização das purinas e eleva os níveis de ácido úrico.

Vegetais ricos em purina, como espinafre e leguminosas (ervilha, feijão e lentilha), normalmente não são associados a um risco elevado de gota. Frutas e hortaliças com grande concentração de vitamina C ajudam os rins a excretar o ácido úrico. Reduzir o tamanho das porções de carne nas refeições e aumentar a ingestão de frutas e hortaliças é uma boa maneira de diminuir o risco de gota. Uma dieta no estilo mediterrâneo é a melhor forma de evitar essa doença.

de vitaminas B6 e B12 e ácido fólico. Quem come menos de cinco porções diárias de frutas e hortaliças pode estar com uma baixa concentração de ácido fólico, o que aumenta o risco dos perigosos efeitos da homocisteína. Uma alimentação que inclua alimentos variados é o melhor caminho para o bem-estar duradouro.

Mito 4: Água nunca é demais

Dizem que as dietas de desintoxicação limpam o sistema digestivo e ajudam o organismo a eliminar toxinas. Gastar dinheiro em um caro suplemento à base de ervas para "desintoxicação" pode estimular algumas pessoas a seguir a dieta associada, que em geral se baseia em hortaliças, frutas e chás. Evitar alimentos processados e aumentar o consumo de vegetais, associando essa prática a exercícios regulares, redução do estresse e relaxamento, é um regime perfeito. E deixar de ingerir álcool e café por duas semanas certamente não faz mal nenhum.

Porém, questiono os regimes de desintoxicação que recomendam a ingestão de grandes quantidades de água, às vezes 5 litros por dia ou mais. Isso é potencialmente perigoso, tanto a curto quanto a longo prazo. Beber quantidades exageradas de água esgota nossas reservas de minerais, como sódio, potássio, cálcio, magnésio e muitas outras substâncias, que são perdidas por causa da superprodução de urina.

> ***Beber quantidades exageradas de água esgota nossas reservas de minerais, como sódio, potássio, cálcio, magnésio e muitas outras substâncias.***

Essa eliminação de elementos essenciais pode provocar desmaio por meio da queda repentina da pressão ou desencadear perigosas arritmias (batimentos cardíacos anormais). A longo prazo, a depleção de cálcio aumenta o risco de osteoporose. Esse quadro também inclui a carência de vitaminas solúveis em água, como as vitaminas B, C e ácido fólico, o que torna o organismo menos capaz de combater infecções, provavelmente deixando o indivíduo letárgico, pois essas vitaminas desempenham funções fundamentais na produção de energia. Se você estiver tomando um remédio que seja excretado pelos rins (a maioria dos antibióticos, por exemplo), níveis anormais de consumo de água podem acelerar a eliminação dessa droga pelo organismo e diminuir sua eficiência. Assim, uma dieta de desintoxicação que recomende a ingestão de quantidades exageradas de água pode colocar a saúde em risco e deve ser evitada.

Beba, não se afogue

Qual é a quantidade ideal de líquidos a ser consumida diariamente? Cerca de 2 litros (6 a 10 copos) por dia parece a medida recomendada para a maior parte das pessoas. Se você sentir sede com muita freqüência, talvez seja necessário beber mais. A cor da urina é um bom indicador: caso esteja muito escura, é provável que você não esteja bebendo água suficiente. O ideal é que ela tenha uma cor de palha clara. Baseie-se também em como se sente. O ambiente é importante. Em um escritório seco e quente, talvez seja preciso beber mais água do que em casa. As necessidades no dia-a-dia e em cada estação do ano podem variar de acordo com seu nível de atividade e de transpiração.

São várias as recomendações da quantidade diária de líquido (ou seja, de bebidas não-alcoólicas). Há quem pense que sentir sede, mesmo que por alguns instantes, pode colocar a saúde em risco. Por isso, muitas pessoas tomam água e outros líquidos o tempo todo como medida preventiva. Isso é saudável? Cada vez mais se acredita que a probabilidade de desidratação não é tão alta quanto se imaginava. Além disso, os riscos da hidratação excessiva não são inteiramente reconhecidos.

A recomendação feita aos atletas de "antecipar-se à sede", o que na prática significa "beber o máximo possível de líquidos", hoje é considerada um mau conselho. Nos Estados Unidos, há algum tempo já se reconhece que os mochileiros que passam mal durante as caminhadas em geral estão mais super-hidratados do que desidratados. Um estudo baseado em amostras sangüíneas colhidas de 488 corredores na linha de chegada da Maratona de Boston de 2002 mostrou que 13% deles tinham níveis de sódio perigosamente baixos (hiponatremia), o que pode representar risco de vida. Uma investigação revelou que os corredores estavam bebendo líquidos em excesso porque queriam evitar a desidratação. A maioria dos participantes com as taxas de sódio mais baixas havia bebido mais de 3 litros de líquidos durante a corrida. Ao perceber que muitas daquelas pessoas estavam colocando a saúde em risco, a organização do USA Track and Field estabeleceu outras regras. As novas recomendações para os atletas, que também são importantes para quem só se exercita nos fins de semana e para qualquer pessoa que esteja iniciando a prática de uma atividade física mais vigorosa, são: comece bem hidratado (urina clara) e, depois, ingira líquidos apenas quando tiver sede. Não beba líquidos em excesso.

Acorde e sinta o cheiro do café

O café às vezes é considerado um perigo saudável. O argumento é que a cafeína é um diurético e, portanto, pode levar à desidratação. Quem toma café regularmente logo fica imune a esse efeito, portanto a desidratação é muito pouco provável.

Se você se preocupa com a possibilidade de ter diabetes, tomar café pode ser um hábito que deve manter. Em 2005, uma análise realizada na Europa e nos Estados Unidos com pessoas que tomam café revelou um nível reduzido de diabetes entre aquelas que bebiam três ou mais xícaras por dia. Apenas quem ingeria café diariamente parecia estar protegido. É interessante observar que esses efeitos benéficos parecem se dever não só à cafeína, mas também a outros compostos de polifenóis presentes nessa bebida.

Novas análises mostram que as preocupações com o risco de doenças cardíacas e câncer entre as pessoas que tomam café são infundadas. Assim, eu não recomendaria a interrupção do consumo regular dessa bebida. Obviamente, se você usa açúcar no café, sugiro a redução gradual da quantidade utilizada para adoçá-lo.

Mito 5: A alimentação é mais importante do que a prática de exercícios

Perder peso pode ser um desafio. Algumas pessoas preferem a abordagem de dietas radicais – uma semana ou duas de ingestão reduzidíssima de calorias – para emagrecer antes de um feriado ou outra ocasião. Essa estratégia pode promover a eliminação rápida de uns bons quilos, mas normalmente é seguida de uma recuperação também acelerada do peso, criando o chamado efeito-sanfona. Um dos fatores que levam a esse quadro é o fato de que, quando se emagrece depressa demais, a taxa metabólica cai. Isso significa que o organismo pára de queimar tantas calorias – é desse modo que ele tenta aproveitar ao máximo aquelas de que dispõe. Assim, quando a pessoa volta a comer de forma normal, mais calorias são armazenadas sob a forma de gordura e menos calorias são queimadas.

Para emagrecer e manter o peso, é importante reduzir gradualmente o consumo de alimentos e intensificar a prática de exercícios. A atividade física ajuda a preservar os músculos, um dos primeiros prejudicados nas dietas radicais. Se eles estiverem ativos, terão uma taxa metabólica mais alta, facilitando a queima de calorias. Reduções equilibradas e graduais na alimentação, associadas ao aumento progressivo dos exercícios diários, têm maior probabilidade de proporcionar mais disposição e produzir o resultado desejado.

Por outro lado, algumas pessoas comem tudo o que querem sem aumentar um grama da sua gordura corporal. Isso pode se dever a um estilo de vida muito ativo ou apenas a um metabolismo acelerado. Entretanto, se elas consumirem grandes quantidades de alimentos processados e de fast-food e não ingerirem frutas e hortaliças suficientes, terão a mesma probabilidade de danificar suas artérias que qualquer outro indivíduo, tornando-se sujeitas a doenças cardíacas. A prática de exercícios e uma alimentação saudável são igualmente importantes para todos.

Quando se emagrece depressa demais, a taxa metabólica cai. Isso significa que o organismo pára de queimar tantas calorias – é assim que ele tentar aproveitar ao máximo aquelas de que dispõe.

Mito 6: A falta de fibras alimentares causa câncer de cólon

Durante mais de 30 anos fomos incentivados a aumentar o consumo de fibras alimentares para reduzir o risco de câncer de cólon. As orientações nutricionais desde então retratam a fibra como uma "vassoura do intestino", eliminando as toxinas que poderiam causar câncer e, nesse processo, diminuindo a constipação.

Com o passar dos anos, essa opinião foi sendo modificada. As fibras alimentares provenientes de grãos e de suplementos de farelo não diminuíram a incidência de câncer de cólon. Entre as pessoas que consomem mais frutas e hortaliças, a ocorrência de câncer de intestino é de fato menor, mas hoje se acredita que os micronutrientes encontrados nos vegetais sejam a força protetora, e não simplesmente as fibras que eles contêm.

Foram propostas outras explicações para o aumento da incidência de câncer de cólon nos países desenvolvidos. O consumo de açúcar e o equilíbrio de energia positivo (isto é, a ingestão de calorias numa quantidade superior à necessária para uma vida saudável) foram fortemente associados a essa doença. A falta de exercícios físicos, que piora o equilíbrio de energia e contribui para a obesidade, parece agravar o problema. O alto consumo de carne vermelha e de produtos derivados da carne também está vinculado ao câncer de cólon. Ainda não se sabe ao certo se isso se deve a algum componente da carne ou à produção de substâncias cancerígenas durante o processo de cozimento.

Assim, a orientação alimentar correta para evitar o câncer de cólon é bem parecida com a que se emprega para a proteção contra doenças

O consumo de açúcar e o equilíbrio de energia positivo (isto é, a ingestão de calorias que ultrapassa o necessário para uma vida saudável) foram fortemente associados ao câncer de cólon.

cardíacas – muitas frutas e hortaliças, menos carne vermelha e a prática regular de exercícios. Provavelmente, você pode jogar fora aqueles cereais com alto teor de fibras, pois o farelo pode interferir na absorção de nutrientes importantes.

Mito 7: Fitoesteróides – uma maneira segura de reduzir o colesterol

Nos últimos anos, vem sendo muito divulgada a capacidade que diversos alimentos – entre margarinas, iogurtes, bebidas e molhos para salada – têm de reduzir o colesterol LDL. Esses produtos contêm esteróides vegetais, elementos químicos conhecidos coletivamente como fitoesteróides. A redução no colesterol ocorre graças à ação das moléculas dessas substâncias, que bloqueiam a absorção do colesterol.

Em todo caso, considero prematuras as afirmações de que esses produtos são uma maneira saudável de reduzir o LDL. Não conhecemos as conseqüências, a longo prazo, do consumo de alimentos que interferem nos sistemas de controle de colesterol do organismo.

Muitos desses itens apresentam açúcar adicionado e pouca gordura – dificilmente uma combinação adequada para a saúde. Estudos mostram que a ingestão regular de fitoesteróides reduz os níveis de vitamina E, betacaroteno e licopeno no sangue, podendo aumentar o risco de doenças cardíacas e de outros problemas vasculares. Pesquisadores descobriram um acúmulo de fitoesteróides no sangue de alguns indivíduos e identificaram esses agentes em placas ateroscleróticas. Nessas circunstâncias, os fitoesteróides podem até ser pró-ateroscleróticos. Nos rótulos de alguns produtos em que estão presentes, encontra-se a recomendação de que seu consumo não ultrapasse determinada quantidade. Assim, a ingestão diária de vários desses itens pode ser mais prejudicial do que benéfica.

A redução do LDL deve, portanto, diminuir a incidência de doença coronariana. Se isso não foi demonstrado em testes clínicos de longo prazo com produtos contendo fitoesteróides sem que se observasse o aumento no risco de outras doenças, como podemos ter certeza de que eles são um meio seguro e eficiente de controle do colesterol? Não recomendo o consumo desses itens até que existam provas de que são benéficos.

Capítulo 9

Alimente-se bem, divirta-se e melhore sua saúde

A EXPECTATIVA E A QUALIDADE DE VIDA estão muito mais ligadas à alimentação e ao estilo de vida do que imaginamos. Nas últimas décadas, foi realizada uma grande quantidade de pesquisas para investigar os fatores que diferenciam as sociedades com expectativa de vida acima do normal, bem como os fatores de risco de doenças crônicas. Entretanto, apesar do crescente acúmulo de conhecimentos, a epidemia global de obesidade, diabetes do tipo 2 e doenças afins está provocando um enorme impacto na saúde de milhões de pessoas. A autopreservação é um dos mais fortes instintos humanos, mas, quando se trata de comida, apesar de todos os riscos comprovados, nem todos estão dispostos a se esforçar para seguir uma dieta saudável.

A maior parte das indicações a favor dos benefícios da nutrição saudável aponta para a necessidade de uma alimentação variada, com muitas frutas e hortaliças. Embora seu preparo possa levar mais tempo do que o dos alimentos processados e semiprontos, o esforço vale a pena. Infelizmente, em nosso mundo moderno e cheio de estresse, muitas pessoas usam as pressões do tempo como desculpa para evitar esse tipo de tarefa.

No passado, reunir-se à mesa para as refeições era uma parte agradável da vida. Hoje, muitas pessoas fazem as refeições sozinhas, consumindo alimentos de baixa qualidade. Como estimular uma alimentação saudável? Poderíamos começar recuperando o prazer da experiência.

Alimentação saudável pelo resto da vida

- *Todas as idades – nunca é cedo nem tarde demais para adquirir o hábito de comer frutas frescas e nozes em vez de lanches prejudiciais, como doces, biscoitos e batata frita. Nem para beber água em vez de refrigerantes repletos de açúcar.*
- *Crianças – normalmente é difícil convencê-las a comer hortaliças, mas os vegetais podem ser disfarçados e usados no preparo de outros pratos. Amasse-os, se necessário. Restrinja os doces a uma ou duas vezes por semana.*
- *Adolescentes e jovens – refeições do tipo fast-food acabam se tornando um estilo de vida; assim, faça com que elas sejam mais saudáveis. As massas, por exemplo, podem ser misturadas com hortaliças. Opte por hambúrgueres feitos com carne magra e de alta qualidade. Não deixe que os adolescentes saiam de casa sem ter conhecimentos básicos de nutrição, como a importância de obter quantidades suficientes de cálcio e ferro, sobretudo no caso das meninas.*
- *Idosos – mesmo os que foram saudáveis durante boa parte da vida costumam correr o risco de ficar doentes, pois acabam limitando a alimentação a produtos fáceis de preparar, mas com poucos nutrientes (sopas instantâneas, pães prontos, chás e biscoitos). Ovos, abacate, iogurte diet, frutas, feijão, lentilha e peixe (fresco, congelado ou enlatado) podem formar a base de refeições simples e nutritivas.*

O poder da atitude positiva

A promoção da consciência de estilos de vida saudáveis surtirá pouco efeito se a pessoa não tiver vontade de mudar. Hábitos alimentares inadequados resultam geralmente de uma forma de pensar equivocada, depressão ou falta de uma auto-imagem positiva. O isolamento e o afastamento da comunidade podem piorar o quadro. Na verdade, muitos estudos concluíram que depressão, isolamento e falta de apoio social são fatores de risco significativos para doenças cardíacas de magnitude semelhante à dos fatores de risco principais – fumo, hipertensão e alta taxa de lipídio no sangue – ainda que independentes deles.

O papel do indivíduo em controlar seu risco de contrair doenças é fundamental. É muito mais importante do que pensamos, especialmente em uma sociedade que se baseia na intervenção médica ou cirúrgica para curar os problemas de saúde. Sabemos que uma atitude positiva ajuda as pessoas a se recuperar mais rápido das doenças.

Lidar com qualquer tipo de problema de saúde é uma experiência que esgota os recursos mentais, porém não tenha medo de procurar ajuda: até pouco tempo atrás, buscar o auxílio de outras pessoas da comunidade era normal. Caso você se sinta deprimido e incapaz de lidar com a situação, seu médico pode ajudá-lo. O apoio em sua vida cotidiana pode ser obtido de várias maneiras. Conversar com pessoas que estejam enfrentando dificuldades parecidas, seja informalmente ou em grupos organizados, funciona em algumas situações. Mas há também quem prefira esquecer a ansiedade participando de atividades diferentes.

De maneira semelhante, é muito mais fácil emagrecer quando se tem uma atitude positiva e o apoio das pessoas ao redor. Coisas simples, como ingerir alimentos saudáveis, tomar uma taça de vinho às refeições e fazer uma caminhada diária, podem ajudar a desenvolver esse tipo de disposição. E sentir-se otimista significa que cada pequeno passo proporciona uma sensação de progresso em direção à meta de conquistar uma saúde melhor. Qualquer avanço percebido reforça esse processo e ajuda a definir objetivos e alcançá-los.

Bons hábitos para uma vida melhor

Uma análise dos fatores alimentares e do estilo de vida relativos ao envelhecimento saudável dos europeus revelou conclusões interessantes. O estudo, realizado de 1988 a 1991, envolveu 2.339 homens e mulheres saudáveis de 70 a 90 anos, que foram acompanhados por 10 anos. Os resultados mostraram que a menor incidência de morte ocorria entre aqueles que não fumavam, se exercitavam (faziam caminhada, ciclismo ou jardinagem), bebiam álcool regularmente e adotavam a dieta mediterrânea (consumo regular de peixe, leguminosas, hortaliças e frutas, com o azeite de oliva sendo empregado como a principal fonte de gordura). Quem seguia esses hábitos reduziu em dois terços a probabilidade de apresentar câncer e doenças cardíacas.

Nunca é tarde para mudar

Talvez você ache que é tarde demais para mudar. Pare e pense. Muitas investigações clínicas sobre alterações no estilo de vida e na alimentação revelaram benefícios consideráveis no caso de pessoas que já têm doenças cardíacas. Em 2005, uma revisão dessas pesquisas mostrou que parar de fumar diminuiu em um terço o número de mortes entre pacientes com doenças coronarianas (na população em geral a redução foi de 50%). A intensificação da prática de atividades físicas e o consumo regular de álcool (um ou dois copos por dia) reduziram os casos fatais em 20 a 25%. Acredita-se que mudanças alimentares que combinaram um aumento nas porções de frutas e hortaliças, óleo de peixe, leguminosas e nozes tenham feito com que o número de óbitos caísse quase à metade. Esses dados se mostram bastante favoráveis quando comparados a estudos realizados com pacientes que sofriam de doenças cardíacas e tomavam aspirina ou estatina, entre os quais o número de mortes sofreu uma redução de 20 a 40%.

Independentemente de tratamentos com drogas, as modificações alimentares proporcionam benefícios consideráveis. Os pacientes, porém, precisam estar dispostos a aceitar as orientações que recebem. Em uma experiência realizada na Itália, foram investigados os efeitos a longo prazo das mudanças alimentares de 11.323 homens e mulheres que haviam sofrido ataques cardíacos recentes. Todos eles foram aconselhados a aumentar o consumo de frutas, hortaliças, peixes e grãos integrais, bem como a restringir as fontes de gordura animal.

O azeite de oliva teria que ser usado o máximo possível, enquanto o consumo de manteiga e outros óleos vegetais deveria ser reduzido ao mínimo. Informações alimentares detalhadas foram reunidas no 6º, 18º e 42º mês. Quanto maior a adesão às orientações alimentares, mais significativos se mostraram os benefícios observados. As pessoas que seguiram a dieta com mais rigor apresentaram apenas um décimo do número de mortes em comparação com as que não conseguiram modificar a alimentação. Portanto, se um indivíduo não se decidir a abandonar antigos hábitos, não desfrutará dos benefícios de tais mudanças.

Independentemente de tratamentos com drogas, as modificações alimentares proporcionam benefícios consideráveis. Os pacientes, porém, precisam estar dispostos a aceitar as orientações que recebem.

Os segredos da alimentação de Creta

Hoje sabemos que a alimentação de Creta tem outros segredos nutricionais que contribuem para um risco mais baixo de doenças cardíacas. Um estudo realizado em 2001 analisou os componentes benéficos que ela contém. Uma das diferenças mais importantes comparadas com outros regimes alimentares foi a relativa abundância de ácidos graxos poliinsaturados ômega-3.

Existiam diversas fontes de ômega-3 na dieta de Creta na década de 1960. Talvez a mais importante delas fosse a beldroega, uma erva comum. Essa planta não possui quantidades muito altas de ácidos graxos, mas em geral tem de quatro a cinco vezes mais ômega-3 do que ômega-6. De sabor levemente picante, é usada em saladas e sopas. A ingestão de beldroega, porém, não era a principal fonte alimentar de ômega-3 dos cretenses. Outros animais também a comiam, dando origem, assim, a alimentos ricos nesse ácido graxo, como ovos, carne, queijo e iogurte. Até mesmo os escargots, populares na região, eram ricos em ômega-3.

As nozes, abundantes em Creta, são outra ótima fonte de ômega-3. O figo, também comum na região, contém apenas traços de gordura; ainda assim, um tipo de gordura saudável. O azeite de oliva é rico em ácido oléico monoinsaturado e apresenta pequenas quantidades de ômega-6. Não é surpresa que a dieta tradicional de Creta tenha uma mistura saudável de ácidos graxos.

Hoje, a maioria das pessoas não consome uma quantidade suficiente de ômega-3. Desde que fomos incentivados a substituir as gorduras saturadas por gorduras poliinsaturadas, a recomendação geral tem sido consumir óleos vegetais como girassol, açafrão e milho. Todos esses, porém, são ricos em ômega-6 e possuem pouca ou nenhuma quantidade de ômega-3. Considera-se que a proporção ideal de ômega-6 para ômega-3 é algo entre 2:1 e 1:1.

Desde que a mensagem "as gorduras poliinsaturadas são melhores" criou raízes, a maioria das pessoas consome no mínimo de 10 a 15 vezes mais ômega-6 do que ômega-3. Essa situação está criando um desequilíbrio nada saudável que interfere na capacidade que o organismo tem de metabolizar os ácidos graxos ômega-3 de origem vegetal em EPA (ácido eicosapentaenóico) e DHA (ácido docosahexanóico), necessários para a saúde do cérebro e de outros tecidos. Algumas das receitas recomendadas neste livro foram desenvolvidas para corrigir o desequilíbrio encontrado na maioria das dietas modernas.

Colesterol alto? Nozes nele!

Como mencionei no capítulo 3, o Adventist Health Study – uma pesquisa de grande escala realizada na Califórnia – revelou fortes indicações de que as pessoas que comem nozes regularmente correm um risco menor de sofrer de doença coronariana.

As nozes foram selecionadas para o estudo porque são uma rica fonte das saudáveis gorduras poliinsaturadas ômega-3. Investigações clínicas mostram que o consumo diário desses frutos pode melhorar o perfil lipídico sangüíneo de homens e mulheres (níveis anormais de lipídios sangüíneos são um importante fator de risco para doenças cardíacas).

O Food and Drug Administration (FDA), órgão responsável pelo controle de alimentos e medicamentos dos Estados Unidos, permite a recomendação de que uma quantidade de 43g de nozes por dia pode diminuir o risco de doenças coronarianas. Para obter o benefício máximo, esses frutos devem ser usados para substituir alimentos com um número de calorias equivalente, em especial itens com alto teor de gordura saturada.

As amêndoas e a maioria das outras sementes oleaginosas são ricas em gorduras monoinsaturadas, mas também contêm mais ômega-6 do que ômega-3. O ômega-6 reduz tanto o colesterol LDL quanto o HDL – e uma diminuição do HDL pode ser vista como uma desvantagem. As nozes, porém, fornecem também minerais valiosos (veja o capítulo 10), e muitos defendem a ingestão de vários tipos desses frutos em substituição a outras fontes de gordura e proteína na dieta, como a carne.

Quanto menor o peso, melhor a saúde

Com o passar do tempo, muitas pessoas engordam. Esse é um processo considerado normal na meia-idade. No entanto, quanto mais peso ganharmos entre o fim da segunda década de vida e os 50 anos de idade, maior será o risco de apresentarmos doenças cardíacas, diabetes e câncer. Por outro lado, no caso de quem já é "cheinho" e não engorda muito à medida que envelhece, a probabilidade de adquirir essas doenças não aumentará tanto em comparação com as pessoas que ganham muito peso nesse período. Aparentemente, comer pouco mais do que o normal – isto é, consumir mais calorias do que o organismo precisa, provocando um equilíbrio energético positivo – poderia desencadear diabetes. Suspeita-se de que níveis elevados de insulina associados à ingestão excessiva de calorias podem estimular o crescimento de células cancerígenas.

Dietas que melhoram a pressão arterial

O ganho de peso parece ter uma influência particular na pressão arterial. Se você tem a pressão um pouco elevada e está a um passo de precisar tomar medicação para baixá-la, emagrecer pode ser uma das melhores contribuições para a solução do problema. Mesmo que você já esteja usando remédio para hipertensão, a perda de peso poderá tornar o tratamento mais eficaz. Para cada quilo eliminado, a pressão arterial cai cerca de 1mmHg. Talvez não pareça muito, mas, se você perder de 5 a 10kg, isso fará uma grande diferença para seu bem-estar a longo prazo, uma vez que a hipertensão é um dos maiores fatores de risco para doenças cardíacas. O consumo reduzido de calorias, associado à prática regular de exercícios aeróbicos, proporciona os maiores benefícios.

Se você perder de 5 a 10kg, isso fará uma grande diferença para seu bem-estar a longo prazo, uma vez que a hipertensão arterial é um dos maiores fatores de risco para doenças cardíacas.

A Dieta DASH

Vários estudos vêm tentando definir a dieta ideal para as pessoas que estão acima do peso e sofrem de hipertensão arterial. Os melhores resultados foram obtidos com uma combinação entre mudanças no estilo de vida e a Dieta DASH (do inglês Dietary Approaches to Stop Hypertension, ou "Abordagens alimentares para deter a hipertensão"). Essa dieta defende um consumo maior de frutas e hortaliças (9 a 12 porções diárias), a substituição de laticínios com muita gordura por similares com pouca gordura (light) e uma redução geral na ingestão de gordura saturada e gordura total. Em uma experiência clínica realizada em quatro centros médicos dos Estados Unidos, estabeleceu-se para os participantes com um Índice de Massa Corporal de 25 ou mais (um IMC de 20 a 25 é considerado normal – veja a tabela na página 183) uma meta de emagrecimento de 6,8kg em seis meses. Eles foram aconselhados a praticar exercícios moderados durante 180 minutos por semana, reduzir a ingestão de sal e limitar o consumo álcool a duas doses diárias, no caso dos homens, e a uma, no caso das mulheres. Os que seguiram esse regime tiveram uma diminuição média na pressão arterial de 11mmHg. No estudo, só 34% dos participantes conseguiram alcançar a meta estabelecida para o peso. Apenas 13% mantiveram a ingestão de sal no nível desejado e somente 27% aumentaram o consumo de frutas e hortaliças para a quantidade recomendada. Provavelmente, os benefícios dessa dieta teriam sido muito maiores se mais pessoas tivessem acatado as recomendações de forma rigorosa.

Um estudo realizado em Oxfordshire mostrou que o simples aumento do consumo de frutas e hortaliças pode baixar a pressão arterial. Os participantes foram incentivados a ingerir, no mínimo, cinco porções de frutas e hortaliças por dia. Após seis meses, a pressão arterial mostrou quedas semelhantes às registradas na Dieta DASH (veja o boxe acima). A ingestão de uma quantidade maior de vitaminas, minerais e outros micronutrientes também diminui o risco de doenças cardíacas a longo prazo.

O estudo INTERMAP investigou os fatores alimentares que influenciam a pressão arterial. Essa pesquisa envolveu 4.680 homens e mulheres de 40 a 59 anos no Japão, na China, no Reino Unido e nos Estados Unidos. Os resultados mostraram uma associação entre o aumento no consumo de proteína vegetal e uma redução na pressão arterial. Outra pesquisa, realizada na China, testou a eficiência da ingestão diária de 40g de proteína de soja durante 12 semanas. Observou-se que esse alimento diminuiu a pressão arterial em cerca de 4mmHg em comparação com o que se verificou no grupo de pessoas que seguiu a dieta de controle.

Estilos de vida que ajudam a evitar o câncer

A maioria das pessoas está ciente de que a obesidade aumenta o risco de diabetes, mas será que elas sabem que a obesidade pode praticamente dobrar a chance da ocorrência de câncer? E essa não é apenas uma questão de se estar acima do peso. O consumo excessivo de calorias tende a elevar os níveis do hormônio insulina, o que pode promover o crescimento de células cancerosas. Além disso, os alimentos que causam obesidade não costumam ser saudáveis nem contêm os nutrientes necessários para conferir proteção contra esse tipo de doença.

Há numerosas indicações de que a alimentação é um fator fundamental na probabilidade de se ter câncer. Os responsáveis por isso seriam hábitos alimentares prejudiciais. Mas a principal pergunta, que continua sem resposta, é: que fatores alimentares oferecem proteção contra essa doença?

Em 1997, um relatório do Word Cancer Research Fund concluiu que 30 a 40% de todos os casos de câncer poderiam ser evitados seguindo-se determinadas diretrizes alimentares, praticando-se exercícios com regularidade e evitando-se o sobrepeso. As recomendações quanto à dieta e ao estilo de vida são basicamente as mesmas que defendo: uma alimentação balanceada do ponto de vista nutricional, com aumento na quantidade de itens de origem vegetal e redução da ingestão de carne. O consumo excessivo de álcool foi desencorajado por sua ligação com câncer de mama, cólon, fígado, boca e garganta. Como disse antes, a incidência de câncer em geral é menor entre pessoas que bebem doses moderadas de

30 a 40% de todos os casos de câncer poderiam ser evitados seguindo-se determinadas diretrizes alimentares, praticando-se exercícios com regularidade e evitando-se o sobrepeso.

vinho. O álcool tem mais probabilidade de provocar essa doença quando outros aspectos nutricionais são inadequados. Por exemplo, sabemos que o álcool interfere na absorção de ácido fólico. Quem toma bebidas alcoólicas deve comer muitas frutas e hortaliças para reduzir o risco de câncer.

O PAPEL DO SISTEMA IMUNOLÓGICO – Os fatores que promovem o crescimento e a disseminação de tumores ainda não são inteiramente compreendidos. Será que deveríamos estimular nosso sistema de defesa para que o organismo eliminasse as células cancerosas assim que elas surgissem?

Dados coletados de pacientes sob tratamento com drogas imunossupressoras – após um transplante, por exemplo – mostram que há um aumento na incidência de tumores entre essas pessoas. Isso indica que o sistema imunológico desempenha uma função constante na verificação do crescimento de tumores – a chamada vigilância imunológica. Para diminuir o risco de câncer, e sem dúvida o de infecções, é importante manter o bom funcionamento do sistema imunológico por meio de uma nutrição adequada. O envelhecimento está associado ao declínio da função imunológica – outro motivo da importância de uma dieta saudável que fortaleça o sistema imunológico à medida que a idade aumenta.

PROTEJA-SE COM A VITAMINA C – Já ouvimos dizer que determinados alimentos reduzem o risco de câncer, mas é difícil apontar os componentes específicos capazes de produzir esse efeito. Uma pesquisa de quatro anos sobre a relação entre os níveis de vitamina C no sangue e o risco de doenças cardíacas e câncer estudou 19.496 homens e mulheres de 45 a 79 anos de idade. Verificou-se que, em ambos os sexos, quanto menores os níveis de vitamina C, maior era a probabilidade de desenvolvimento de doenças cardíacas. No caso dos homens, isso também se mostrou válido em relação ao câncer. Os homens com os menores níveis de vitamina C não comiam mais do que duas porções de frutas e hortaliças por dia. Esse trabalho não avaliou a contribuição de outros nutrientes além dessa vitamina.

A LIGAÇÃO COM O LICOPENO – O grande consumo de tomate na Itália e em outros países mediterrâneos foi associado a níveis muito inferiores de câncer de próstata e a uma incidência menor de câncer de pulmão, mama, ovário e cólon. Isso costuma ser atribuído aos efeitos protetores do licopeno, um carotenóide abundante nesse vegetal. Nos países mediterrâneos, porém, o tomate, cru ou cozido, é tradicionalmente servido com azeite de oliva como parte de um padrão alimentar saudável. Assim, é difícil distinguir os efeitos desse nutriente específico. A ligação com o licopeno ainda não é forte o suficiente para confirmar sua ação na prevenção do câncer de próstata. Não defendo suplementos de licopeno como uma alternativa à alimentação saudável. Além do tomate - enlatado, seco e na forma de purê -, outras fontes naturais de licopeno são melancia, goiaba, papaia e grapefruit-rosa.

Selênio - Em alguns países, a carência desse microelemento mineral foi associada ao câncer. O selênio é essencial para a produção do hormônio da tireóide, e sua ingestão adequada é imprescindível para o sistema imunológico. A deficiência de selênio é associada a um maior risco de diversos tipos de câncer, inclusive de próstata, pulmão, mama e cólon. A carência desse nutriente aumenta também a probabilidade de aterosclerose, artrite, envelhecimento acelerado e várias doenças no cérebro. Na maioria dos países, o consumo de selênio entre pessoas que adotam uma alimentação saudável e variada é considerado satisfatório, uma vez que esse mineral está presente na maior parte das frutas e hortaliças e dos alimentos de origem animal. Aproveitar as fontes alimentares de selênio - comendo mais frutos do mar ou uma ou duas castanhas-do-pará por dia - pode ser benéfico. Saiba, porém, que esse microelemento pode ser tóxico se ingerido em altas doses.

Câncer e aditivos - Em que medida as técnicas de produção de alimentos contribuem para o surgimento do câncer? Adições não naturais aos alimentos em geral se compõem de resíduos de pesticidas ou de substâncias químicas usados durante a fabricação e o processamento dos produtos para mantê-los em boas condições e prolongar sua durabilidade, assim como para condimentar, adoçar e colorir. É difícil avaliar o efeito desses aditivos químicos sobre a saúde. Estudos de hábitos alimentares costumam agrupar tipos de alimentos, desprezando o método de fabricação e a qualidade. Acredito que a melhor maneira de evitar problemas de saúde associados a aditivos é consumir o máximo possível de alimentos frescos, orgânicos e naturais. Fique longe de itens industrializados cuja lista de ingredientes pareça ter sido extraída de uma tabela periódica, e não de um livro de receitas.

Às vezes utilizam-se aditivos na produção de vinho. Existem diversas substâncias químicas de uso autorizado - por exemplo, para estimular a função das leveduras. No entanto, a única menção a aditivos que já vi nos rótulos é a dos sulfitos. Acredito que informações mais completas em relação a isso poderiam ser úteis ao consumidor. Nem mesmo os vinhos orgânicos são livres de substâncias químicas – a especificação "orgânico" se refere geralmente ao modo de cultivo da uva, e não ao processo de fabricação da bebida.

Acredito que a melhor maneira de evitar problemas de saúde associados a aditivos é consumir o máximo possível de alimentos frescos, orgânicos e naturais.

MÉTODOS DE PREPARO DOS ALIMENTOS E CÂNCER – O próprio processo de cozimento pode ser uma fonte de substâncias químicas potencialmente causadoras de câncer. Por exemplo, o preparo de alimentos com óleos que contêm gordura poliinsaturada produz uma mistura de componentes reativos que podem aumentar o risco de câncer ou doenças cardíacas. O cozimento em alta temperatura – como no caso de grelhados, assados e, em especial, do churrasco – também dá origem a substâncias químicas de potencial tóxico. Porém, não existem indícios de que essas técnicas de cocção causem riscos significativos à saúde se forem usadas apenas de forma ocasional. O perigo dos carcinógenos do churrasco deve ser motivo de preocupação somente se o consumo desse prato for diário. Preparar os alimentos sem tostá-los é um bom ponto de partida. O cozimento excessivo pode também destruir vitaminas e outros nutrientes.

A importância da vitamina D

A vitamina D desempenha uma função crucial no estímulo da absorção intestinal do cálcio, sem o qual a força dos ossos pode ser comprometida, dando origem à osteoporose. Ela também reduz a probabilidade de câncer de mama, pulmão, cólon e próstata porque inibe o crescimento de células cancerosas. A carência dessa vitamina aumenta o risco de hipertensão e está associada à maior probabilidade de ocorrência de doenças cardíacas, além de ter sido vinculada a doenças auto-imunes, como artrite reumatóide e esclerose múltipla.

A exposição ao sol é uma das principais fontes de vitamina D – os raios UVB estimulam sua produção na pele. Nas últimas décadas, muitas pessoas passaram a temer o sol por causa do risco de câncer de pele, embora o uso de protetor elimine um grande percentual dos raios UVB. Não é saudável evitar totalmente a luz solar. Chegar ao equilíbrio significa tomar sol com freqüência, porém somente por curtos períodos e, acima de tudo, evitar queimaduras. A concentração de vitamina D no organismo tende a cair quando as pessoas envelhecem e passam a ter menos chance de se expor aos raios solares. Sintetizada na pele, essa vitamina é armazenada na gordura, mas isso não é suficiente para mantê-la nos níveis adequados por todo o ano.

Consumir óleo de peixe é uma boa maneira de preservar as taxas de vitamina D. Além desse óleo, pouquíssimos alimentos contêm quantidades naturais suficientes dessa vitamina para suprir nossa necessidade diária. Sua adição a uma série de produtos (como cereais e laticínios) já é comum em muitos países.

Evitando a osteoporose

O que é importante para evitar a osteoporose? A resposta a essa pergunta parece uma lista de itens destinados à obtenção da saúde cardiovascular: vitamina D na quantidade adequada, muitas frutas e hortaliças, um bom equilíbrio de minerais – sendo o cálcio o mais importante deles, mas não o único – e bastante exercício físico.

A massa óssea atinge o ápice entre os 25 e 40 anos de idade, tanto nos homens quanto nas mulheres. Depois disso, a perda da densidade e da força óssea ocorre progressivamente. A osteoporose é a condição em que a estrutura óssea é modificada e enfraquecida de tal modo que existe risco de fratura. Esse problema afeta uma em cada três mulheres e um em cada 12 homens, e é mais comum em indivíduos com fatores de risco para doenças cardíacas.

A maior parte das pessoas se surpreende ao saber que o osso é uma estrutura muito dinâmica – ele se encontra em um processo constante de quebra e reconstrução, de tal modo que o osso mais velho é sempre substituído pelo novo. O ciclo é equilibrado pela relação entre as células que produzem os ossos (osteoblastos) e as células responsáveis por sua reabsorção (osteoclastos). À medida que envelhecemos, a atividade dos osteoclastos aumenta em uma velocidade aparentemente maior do que a dos osteoblastos, e assim a densidade óssea diminui.

Muitos hormônios, junto com determinados tipos de vitaminas e minerais presentes na alimentação, influenciam o equilíbrio entre a reabsorção e a renovação óssea. No caso das mulheres, enfatizam-se os benefícios do estrogênio na manutenção da força óssea. A queda nos níveis desse hormônio após a menopausa costuma ser citada como um dos maiores fatores de risco para a osteoporose. Porém, a ausência de peso vivenciada pelos astronautas durante os vôos espaciais também leva a uma pequena, embora rápida, diminuição da massa óssea. Menciono isso apenas para enfatizar as complexas dúvidas sobre como a força óssea se preserva e o fato de ainda não conhecermos todas as respostas quando se trata de otimizá-la.

Vitaminas e minerais – Muitas pessoas acreditam que a melhor defesa contra a osteoporose é consumir uma quantidade suficiente de laticínios, que são uma excelente fonte de cálcio. Não há dúvida de que a ingestão desse mineral na proporção adequada é uma medida necessária para manter uma excelente força óssea durante toda a vida, mas, isoladamente, isso não basta para prevenir a osteoporose.

Uma alimentação saudável geralmente proporciona o consumo apropriado de cálcio e vitamina D, entretanto outras vitaminas e micronutrientes também são importantes para obter a força máxima para os ossos. A vitamina K desempenha um papel fundamental na formação óssea. Hortaliças verdes folhosas são uma excelente fonte desse nutriente, embora alguns autores alertem que os oxalatos (elementos químicos vegetais naturais encontrados em algumas dessas hortaliças) interferem na absorção do cálcio, como se pudessem promover a osteoporose! A vitamina C é essencial para a produção de colágeno (parte da estrutura dos ossos e do tecido conectivo). Frutas frescas são uma das melhores fontes de vitamina C.

As dietas ricas em sal (cloreto de sódio) e pobres em potássio promovem a perda de cálcio por meio da excreção pelos rins. A redução do consumo de sal e o aumento da ingestão de frutas ajudam a prevenir isso, sendo possível, assim, conseguir o uso mais eficiente do cálcio obtido de todas as fontes de alimentos. Uma quantidade adequada de magnésio é um requisito básico para a formação de ossos fortes e saudáveis. A ingestão de vários outros minerais e microelementos – boro, cobre, flúor, manganês, silício e zinco – é importante para uma boa formação óssea.

Embora o flúor desempenhe um papel fundamental no desenvolvimento dos ossos, em excesso esse elemento químico pode aumentar o risco de fraturas. Assim, o ideal é evitar os suplementos de flúor. A alimentação, de modo geral, fornece uma quantidade suficiente desse microelemento seja por meio da água que bebemos, seja por meio dos vegetais que ingerimos.

Suplementos que contenham quantidades excessivas de vitamina A na forma de retinol – a vitamina antienvelhecimento para a pele – também promovem o enfraquecimento dos ossos e podem estar associados à duplicação do risco de fraturas de quadril. É perigoso ingerir mais de 1.500mcg dessa vitamina por dia. Assim, se você toma mais de um suplemento, deve analisar se está ultrapassando essa dosagem.

Exercícios – Outro fator fundamental para ter ossos fortes é praticar exercícios físicos com regularidade, em especial musculação ou outras modalidades com peso. Essencialmente, isso inclui caminhada, corrida e atividades que utilizam o peso do corpo e exclui a natação e exercícios que a pessoa possa realizar deitada no chão. Fazer compras carregando sacolas pesadas por muitas horas pode ser considerado um bom exercício.

As influências genéticas na osteoporose ainda não foram inteiramente entendidas. Se no seu caso há um histórico familiar desse problema, procure se esforçar ainda mais para adotar uma boa alimentação e um programa de exercícios que reduzam o risco.

Uma xícara de leite por dia não basta para evitar a osteoporose – há muito mais a fazer.

A batalha contra o relógio metabólico – quando comer

Muitas dietas de emagrecimento determinam o número de calorias que deve ser consumido em diferentes momentos do dia. A maioria delas classifica o café da manhã como uma refeição fundamental. Outras são contrárias à ingestão da maior parte das calorias à noite – isto é, o jantar como refeição principal é considerado pouco saudável. Os indícios em que se baseiam essas diretrizes são frágeis. Em muitos países europeus, sobretudo nas regiões onde as pessoas têm o hábito de beber vinho, é comum fazer a refeição principal à noite, acompanhada dessa bebida. O almoço pode ser mais leve (e às vezes seguido por uma *siesta*), porém o vinho também está presente. O café da manhã é normalmente frugal. Por que, então, ele é tão defendido em outros países?

Minha refeição principal quase sempre é o jantar, acompanhado de vinho. É raro eu tomar um café da manhã reforçado, pois não costumo sentir fome nesse período do dia. Obviamente, quem tem um estilo de vida muito ativo talvez precise comer mais pela manhã. Na época em que eu trabalhava na fazenda de gado dos meus pais, começando às 6h, preferia tomar o café às 10h, depois de terminar a ordenha. Assim, pular o café da manhã e substituí-lo por um almoço mais cedo pode ser uma boa opção para algumas pessoas.

Muitas dietas recomendam lanches entre as refeições. Os motivos apresentados para isso são: estimular o metabolismo tornando-o mais eficiente e manter os níveis de energia sempre elevados para evitar que se coma em excesso na próxima refeição. Na verdade, o jejum entre as refeições é uma boa idéia, pois ajuda a queimar gordura e melhorar a função das células endoteliais que revestem os vasos sanguíneos. Lanches ricos em carboidrato são a pior opção – eles impedem o organismo de entrar no estado de queima de gordura. Se você é daqueles que não dispensam um lanchinho, frutas e hortaliças são a melhor pedida.

Alimentar-se devagar é uma boa maneira de evitar excessos à mesa. Na maioria dos países do Mediterrâneo, as pessoas preferem prolongar o tempo das refeições, em geral formadas por vários pratos pequenos – isso proporciona mais chances de se satisfazer o apetite sem comer muito. Um aperitivo, como uma pequena taça de vinho acompanhada de azeitonas ou nozes (sem sal, e não tostadas com mel), também pode ajudar a limitar a quantidade total de comida que ingerimos. Coma menos e aproveite mais!

Cada pessoa tem uma necessidade específica. Acredito que todos precisam descobrir quais são os horários das refeições que satisfazem melhor suas demandas de energia e sua fome. Sem dúvida, um padrão regular de alimentação é uma boa idéia para que o organismo se adapte a uma rotina. A questão fundamental é a seguinte: se a sua ingestão calórica ultrapassar suas necessidades metabólicas diárias regularmente, você começará a engordar.

Alimentar-se devagar é uma boa maneira de evitar excessos à mesa. Na maioria dos países do Mediterrâneo, as pessoas preferem prolongar o tempo das refeições.

Uma boa noite de sono

Os padrões de sono tendem a afetar o apetite e a atividade metabólica, que podem influenciar os excessos alimentares. Às vezes, não dormir o suficiente leva à ingestão de uma grande quantidade de alimentos errados. Um estudo sobre os efeitos da privação do sono em voluntários saudáveis revelou que esse problema provoca alterações nos hormônios e no apetite.

Além de sentirem mais fome, os participantes queriam comer mais alimentos ricos em carboidratos. Assim, um farto café da manhã após poucas horas de sono não é uma boa idéia: ainda que esteja muito faminta, a pessoa consumirá mais calorias do que seu corpo precisa.

Outro estudo realizado com indivíduos saudáveis confirmou que a privação do sono ativa os hormônios do estresse, o cortisol e a noradrenalina, que estimulam o organismo a produzir glicose. Isso, por sua vez, pode causar intolerância à glicose, ou pré-diabetes.

O risco de diabetes é real. Relatou-se uma probabilidade duas a três vezes maior de ocorrência dessa doença em pacientes japoneses com padrões de sono deficientes. Há concordância entre essa descoberta e uma análise americana sobre exames de glicose em jejum e tolerância à glicose realizados com 1.486 pessoas de 53 a 93 anos. Quase 21% delas eram portadoras de diabetes e 28% apresentavam problemas de tolerância à glicose. Quem dormia menos de cinco horas corria um risco duas vezes e meia maior de sofrer de diabetes do que os indivíduos que tinham de sete a oito horas de sono por dia. É interessante observar que, no caso dos participantes que dormiam nove horas ou mais, a chance de desenvolvimento de diabetes e de intolerância à glicose era duas vezes maior.

Quem dormia menos de cinco horas corria um risco duas vezes e meia maior de sofrer de diabetes do que os indivíduos que tinham de sete a oito horas de sono por dia.

Meu conselho é: durma o suficiente, porém sem exagerar. E resista àquelas reuniões logo cedo, no horário do café da manhã, não apenas por sua sanidade, mas também para se proteger da obesidade e da diabetes.

Por que a prática diária de exercícios é importante?

O corpo humano foi projetado para praticar exercícios, no entanto hoje a vida diária exige cada vez menos nesse aspecto. Muitas pessoas passam o dia inteiro sem fazer nenhum tipo de atividade física. Contudo, os exercícios são fundamentais para o emagrecimento e a proteção da saúde de modo geral. Eles são imprescindíveis para proporcionar o equilíbrio correto entre o consumo de calorias e o gasto de energia.

A velocidade com que o organismo queima calorias quando está em repouso é conhecida como taxa metabólica basal (TMB), que é influenciada por nossos sistemas hormonais. A prática regular de exercícios estimula a atividade muscular, e isso pode aumentar a TMB, pois as células musculares são metabolicamente mais ativas do que outras células do organismo, mesmo quando estão em repouso. Ao envelhecermos, a taxa metabólica diminui. Passamos a precisar de uma quantidade menor de calorias para satisfazer nossas necessidades de energia – e qualquer consumo em excesso se acumula no corpo na forma de gordura. À medida que a idade aumenta, praticar menos exercícios piora ainda mais a situação. Romper esse ciclo, comendo menos e se tornando mais ativo, dever ser a meta de qualquer pessoa que esteja tentando controlar o peso.

A atividade física reduz a pressão arterial, eleva a sensibilidade à insulina e melhora tanto os níveis de lipídios no sangue quanto a saúde dos vasos sangüíneos. Exercitar-se antes de comer aprimora a função vascular após a refeição.

As pessoas que não praticam atividade física correm maior risco de adquirir doenças cardíacas e diabetes. Também têm maior probabilidade de desenvolver câncer. Os exercícios são fundamentais para a perda de gordura visceral (abdominal), algo importante na prevenção da diabetes. A alimentação, isoladamente, não produz esse efeito com facilidade. Se você está acima do peso – e tem intolerância à glicose –, uma combinação de exercícios com bons hábitos alimentares pode afastar a ameaça da diabetes. Isso serve para qualquer faixa etária, de crianças a idosos. Caso você já tenha tido um infarto, a atividade física diária e moderada é mais eficiente do que qualquer tratamento médico para prevenção de insuficiência cardíaca. Reduz a hospitalização e melhora muito a qualidade de vida de modo geral.

Caso você já tenha tido um infarto, a atividade física diária e moderada é mais eficiente do que qualquer tratamento médico para prevenção de insuficiência cardíaca.

Não é necessário correr uma maratona para se sentir melhor. Pode ser cansativo no início, mas praticar uma atividade física proporcionará um nível mais alto de energia. A prática regular de exercícios vigorosos ajuda a criar uma auto-imagem positiva. É um modo eficiente de aliviar o estresse e aumentar a autoconfiança. Na verdade, os programas de exercícios costumam funcionar muito bem como uma prescrição alternativa para o tratamento de pessoas com depressão.

QUAL O MELHOR TIPO DE ATIVIDADE FÍSICA? – Para obter o máximo de benefícios, considera-se que exercitar-se uma hora por dia é a melhor opção. Não é necessário, porém, praticar 60 minutos de exercícios vigorosos na academia nem se matar de caminhar a ponto de lesar as articulações. Na verdade, adotar repentinamente um programa muito intenso de atividade física pode aumentar a probabilidade de trombose. Um estudo com voluntários saudáveis do sexo masculino revelou que exercícios intensos por períodos curtos elevam o risco de coágulos sangüíneos. No entanto, a realização de 30 minutos de exercícios a 60% do esforço máximo, cinco dias por semana, durante oito semanas, resultou em um risco reduzido de coágulos sangüíneos tanto em repouso quanto durante a prática da atividade física. Depois, os voluntários interromperam esse cronograma. Oito semanas mais tarde, os efeitos benéficos do treinamento haviam se perdido. Isso enfatiza a necessidade de se praticar a atividade física em um padrão regular.

Uma caminhada acelerada é um bom ponto de partida. Introduza exercícios em sua vida diária estacionando o carro a 15 ou 30 minutos de distância do seu local de trabalho. Se você usa transporte público, uma opção é saltar em pontos diferentes que exijam uma caminhada de até 2km ao escritório. Talvez você prefira fazer isso à noite, na volta para casa, ou na hora do almoço. Variar é uma boa idéia, caso contrário a caminhada diária pode se tornar um tormento. Assim, se possível, mude a rota ou destino. Enquanto anda, observe tudo o que está ao redor – construções interessantes, outras pessoas, etc. O mais importante é aproveitar o passeio.

Seja qual for a atividade física que você escolher, comece aos poucos e aumente gradualmente a quantidade de exercícios a cada dia. Não é necessário se matricular em uma academia para praticar uma hora de exercícios moderados todos os dias. Caminhar rápido enquanto se faz compras, de preferência usando planos inclinados, bem como de escadas no lugar do elevador, pode propiciar um trabalho cardiovascular muito bom.

No caso de pessoas que vivem em grandes altitudes (1.000m ou mais), o esforço físico adicional envolvido em simples rotinas diárias pode explicar por que a longevidade é maior nas regiões montanhosas.

Reduzindo o risco de demência

Os exercícios físicos parecem desempenhar um papel importante também na prevenção do declínio mental. O estudo FINE (Finland, Italy and the Netherlands Elderly) examinou a capacidade mental de homens idosos e a relacionou ao nível de exercícios dos participantes ao longo de 15 anos. As comparações mostraram que a capacidade mental reduzida estava intimamente associada a uma diminuição na atividade física (caminhada, jardinagem, ciclismo e outras atividades esportivas). Os participantes que mantiveram ou aumentaram o nível dos exercícios apresentaram um desempenho melhor. Nos Estados Unidos, uma pesquisa realizada com 2.300 homens de 71 a 93 anos revelou que a probabilidade de demência era duas vezes maior entre aqueles que caminhavam apenas o mínimo em comparação com os que andavam 3km por dia ou mais.

Resultados semelhantes foram encontrados entre as mulheres que participaram do Nurse's Health Study. Ainda não se sabe ao certo se há uma associação direta entre condicionamento cardiovascular e funcionamento do cérebro. Talvez diferentes tipos de exercícios físicos aumentem a atividade em partes diferentes desse órgão, mantendo a destreza manual, a coordenação entre as mãos e os olhos e o equilíbrio em melhor forma. Isso, por sua vez, pode ajudar a preservar muitas outras habilidades.

Protegendo a visão

Catarata e degeneração macular relacionada à idade são os motivos mais comuns de deficiências visuais e cegueira na velhice. A catarata é uma opacidade no cristalino do olho que causa visão embaçada ou fraca, sobretudo com pouca luz. Ela pode ser removida por cirurgia em uma operação relativamente simples. A degeneração da mácula (a área central da retina, na parte posterior do olho) é um problema muito pior, pois pode ocasionar a perda permanente da visão, e ainda não existem tratamentos comprovados para essa doença.

QUE ALIMENTOS PODEM AJUDAR A EVITAR A DEGENERAÇÃO MACULAR? – Além de assegurar que sua dieta e seu estilo de vida sejam os mais saudáveis para o coração, é preciso prestar atenção em determinados nutrientes que desempenham um papel específico na manutenção da saúde ocular. Sabe-se que os carotenóides funcionam como um tipo de protetor solar para a retina e também que melhoram a sensibilidade aos contrastes de luz e à percepção de cor. Nesse sentido, os principais carotenóides são a luteína e a zeaxantina.

Pessoas com níveis baixos desses carotenóides na retina têm maior probabilidade de sofrer de deficiências visuais e cegueira, por isso a alimentação desempenha um papel importante na proteção da visão. Muitos alimentos são ricos em luteína e zeaxantina, entre os quais as hortaliças verdes, como espinafre, repolho verde, brócolis e couve. Batata-doce, milho verde, ervilha, vagem e laranja também são ótimas opções. A cenoura possui um pouco de carotenóides, mas não é sua melhor fonte. A absorção desses nutrientes é mais eficiente quando eles são consumidos junto com refeições que contêm gordura. Isso significa que é melhor comer salada com vinagrete à base de azeite de oliva do que com um molho light.

O consumo de outras substâncias também é importante para a saúde ocular. Por exemplo, a ingestão adequada de ácidos graxos ômega-3 é essencial para o bom funcionamento da retina. As procianidinas, por sua vez, podem ser úteis em razão do seu efeito na função dos vasos sangüíneos. O extrato de procianidina encontrado na casca de pinheiro, o picnogenol, é conhecido por ajudar no tratamento da retinopatia. A melhor dieta para evitar a degeneração macular é, provavelmente, a mediterrânea, repleta de hortaliças verdes, e uma taça diária de vinho rico em procianidinas.

Bem-vindo ao consultório do dentista

Não se surpreenda se lhe disserem que visitas regulares ao dentista são uma parte importante na prevenção de doenças cardíacas. Gengivas pouco saudáveis e infecções nos dentes podem aumentar o risco de ataques cardíacos e AVCs. É muito fácil adiar uma consulta ao dentista porque o sangramento ocasional da gengiva não é um sintoma preocupante e uma dor de dente pode parecer banal. Essas pequenas infecções são uma descarga gradual de toxinas no sangue, que podem causar inflamação nos vasos sangüíneos, agravando a aterosclerose ou, pior ainda, formando um coágulo. Se o seu organismo não está funcionando perfeitamente para eliminar os coágulos que se formam, você pode sofrer um infarto ou AVC. É importante evitar isso com uma visita ao dentista a cada seis meses.

Os suplementos não substituem uma alimentação saudável

As pessoas que consomem mais frutas e hortaliças têm menos probabilidade de sofrer de doenças cardíacas e câncer. Embora seja importante ingerir as quantidades diárias recomendadas de vários nutrientes, testes clínicos realizados para corrigir as deficiências alimentares de algumas vitaminas e minerais com suplementos foram um fracasso retumbante. Apesar disso, a utilização de suplementos disseminou-se mundo afora. Jornalistas da área da saúde defendem o uso de produtos específicos em revistas, no rádio e na televisão. Em geral, essas recomendações parecem muito lógicas, mas, quando foram testados clinicamente, os suplementos não demonstraram nenhum benefício. É importante entender que uma boa alimentação – com pouquíssimas exceções – não requer suplementos e estes não são uma alternativa adequada para uma boa alimentação.

É difícil saber por que os suplementos não são tão importantes quanto se esperava. Possivelmente porque alguns deles sofrem contaminação durante o processo de fabricação, o que anula seus benefícios. Até mesmo os produtos "naturais" estão sujeitos a isso enquanto são transformados em comprimidos ou cápsulas. O mercado multibilionário dos suplementos de vitaminas e minerais não é controlado com tanto rigor quanto a indústria farmacêutica. Minhas análises de remédios naturais, como os que são elaborados com pilriteiro, sementes de uva e *cranberry*, mostraram uma tremenda variação de qualidade: muitos merecem ser banidos do mercado.

O LADO NEGATIVO DOS SUPLEMENTOS – Muitos testes clínicos realizados com vitaminas e minerais mostraram resultados nulos. Nas décadas de 1970 e 1980, o consumo de betacaroteno foi associado a níveis inferiores de câncer, um benefício confirmado por estudos experimentais. Mesmo assim, os testes que analisaram a ação de suplementos de betacaroteno em fumantes não revelaram nenhum efeito positivo. Na verdade, indicaram que o número de casos de câncer e de mortes havia aumentado entre as pessoas que faziam uso desses produtos. Mesmo assim, as vendas dos suplementos de betacaroteno não caíram e eles continuam sendo promovidos como uma alternativa saudável às hortaliças.

O estudo SU.VI.MAX (SUpplémentation en VItamines et Minéreux AntioXydants), realizado na região de Paris, é uma investigação recente sobre os benefícios da combinação diária de vitaminas antioxidantes (120mg de vitamina C, 30mg de vitamina E, 6mg de betacaroteno, 20mg de zinco e 100mcg de selênio) em mais de 13 mil pessoas saudáveis. Após um período de tratamento médio de sete anos e meio, houve uma tendência de queda nos níveis de câncer entre os homens, mas nenhum efeito nas mulheres. Não se constatou alteração no número de mortes em razão da ingestão desses suplementos. A incidência de aterosclerose parece ter aumentado entre os participantes da pesquisa. Assim, não existe justificativa para consumir esses produtos.

Os "superalimentos" podem nos salvar?

"Superalimentos" é um termo que vem sendo usado nas duas últimas décadas para descrever um grande número de alimentos que contém naturalmente altos níveis de vitaminas e minerais. Entre eles estão o brócolis, o alho, a maçã e a *blueberry* (mirtilo).

Sem dúvida, as vitaminas e os minerais que obtemos dos alimentos são mais eficientes do que aqueles fornecidos pelos suplementos. Ainda não entendemos inteiramente como, mas os vários componentes de determinados alimentos parecem trabalhar juntos de um modo que não se verifica nos produtos artificiais.

Se tivermos que fazer uso terapêutico dos alimentos, porém, a abordagem precisa ser comedida. A ingestão de porções diárias de todos os "superalimentos" recomendados pode nos levar a ultrapassar o consumo adequado de micronutrientes para obter os melhores benefícios ou simplesmente a comer demais. Além disso, podemos acabar deixando de fora da alimentação outros itens importantes.

Lembre-se

Para suprir as necessidades alimentares e promover a saúde, a melhor conduta é ingerir uma grande diversidade de itens benéficos do ponto de vista nutricional. Eles devem ser variados no período de uma semana ou mais para manter o organismo satisfeito, com todos os minerais e vitaminas essenciais. O importante é reconhecer os principais componentes que precisamos incluir regularmente na alimentação – o objetivo de uma dieta saudável é a nutrição completa.

Parte 2

Capítulo 10

Um guia para a nutrição completa

As RECOMENDAÇÕES ALIMENTARES QUE APRESENTO neste livro baseiam-se em pesquisas (minhas e de terceiros) e em outros estudos realizados com o propósito de definir os melhores padrões alimentares para promover a saúde durante toda a vida. Os princípios mais importantes são:

- Busque um equilíbrio entre o consumo de gorduras saudáveis, carboidratos e proteínas.
- Escolha alimentos variados que contenham grande quantidade de vitaminas e sais minerais.
- Desfrute do poder do vinho tinto e de outras bebidas e alimentos ricos em polifenóis para obter a máxima proteção para os vasos sangüíneos.

O que é a nutrição completa?

Muitas pessoas estão cientes da importância de uma alimentação balanceada. Nutrição completa significa ingerir alimentos que, juntos, forneçam o equilíbrio correto de gorduras, carboidratos e proteínas e, ao mesmo tempo, supram as necessidades totais de vitaminas e minerais. Para alguns, isso pode não ser muito diferente da sua alimentação normal – talvez se trate apenas de aumentar a variedade de alimentos. No caso de outras pessoas, alguns hábitos alimentares podem estar fazendo com que elas excluam determinados itens da dieta. Nesse caso, podem estar sujeitas a apresentar deficiências de uma série de vitaminas e minerais. Isso, por sua vez, aumenta a probabilidade de câncer e de doenças cardíacas, tornando-as mais suscetíveis a muitos outros problemas, pois seu sistema imunológico não está equipado o suficiente para lutar contra as infecções. Por exemplo: quem sofre de resfriados constantes provavelmente está adotando uma alimentação pobre em um ou mais aspectos.

Os carboidratos, as gorduras e as proteínas são conhecidos como macronutrientes: eles fornecem energia ao organismo, que é medida em calorias (mais exatamente quilocalorias) ou quilojoules (kJ). As vitaminas, os minerais e os microelementos minerais são chamados de micronutrientes: não contêm calorias. Muitas pessoas preferem alimentos de alto teor calórico, pobres nos micronutrientes essenciais. Às vezes, esses itens possuem um nível elevado de carboidratos refinados e gordura saturada. Eles são uma preocupação não somente porque podem causar obesidade se ingeridos em excesso, mas porque representam uma dieta inadequada em termos nutricionais. Pesquisas nessa área indicam que, em muitos países, mais da metade da população consome quantidades inadequadas da maioria das vitaminas e dos minerais. Isso é alarmante, pois intensifica o risco de desenvolvimento de grande número de doenças. A maior parte das vitaminas e dos sais minerais é menos absorvida à medida que o organismo envelhece. Portanto, os idosos têm uma necessidade ainda maior de assegurar a ingestão apropriada desses nutrientes, sob pena de comprometerem rapidamente a saúde.

Quem sofre de resfriados constantes provavelmente está adotando uma alimentação pobre em um ou mais aspectos.

Ao receberem o diagnóstico de algumas doenças, muitas pessoas percebem que seus maus hábitos alimentares contribuíram para suas atuais condições de saúde, mas pensam que é tarde demais para mudar. Talvez não seja possível reverter integralmente o quadro, porém diversos estudos mostram que os indivíduos que adotam bons hábitos podem melhorar seu bem-estar e aumentar a expectativa de vida em comparação com quem está em condições semelhantes e não se dispõe a modificar a alimentação nem o estilo de vida. Assim, seja qual for sua idade, é importante se responsabilizar pela sua saúde e começar a seguir uma dieta saudável – ainda há tempo. Exercitar-se num esquema regular – mesmo que seja apenas subir escadas – e comer mais frutas e hortaliças são atitudes imprescindíveis.

Sua rotina diária precisa seguir um padrão alimentar e de atividade física que proporcione a saúde duradoura – um estilo de vida com nutrição completa. É importante identificar quais alimentos não fazem parte da sua dieta e ingeri-los em maior quantidade, além de reduzir ou evitar aqueles que podem estar lhe fazendo mal ou colocando sua saúde em risco. Essa última observação diz respeito sobretudo aos itens processados que apresentam altas concentrações de açúcar, sal ou gorduras hidrogenadas (trans). Este capítulo apresenta os alimentos que podem ser usados para estimular a ingestão de vitaminas e minerais específicos e, ao mesmo tempo, manter o consumo equilibrado de carboidratos, gorduras e proteínas.

Este capítulo apresenta os alimentos que podem ser usados para estimular a ingestão de vitaminas e minerais específicos e, ao mesmo tempo, manter o consumo equilibrado de carboidratos, gorduras e proteínas.

Como obter um equilíbrio perfeito

Pesquisas sobre alimentação mostram que a ingestão calórica total diária ideal é de aproximadamente 50% de carboidratos, 30% de gorduras e 20% de proteínas. Para uma saúde duradoura, é importante manter um plano alimentar diário que siga o máximo possível essas recomendações. É claro que é difícil planejar cada refeição para conseguir a combinação perfeita. O mais importante é ingerir alimentos saudáveis e não comer demais.

Consumir 30% de calorias na forma de gordura pode parecer um exagero: elas representam de 600 a 750 calorias da ingestão média diária recomendada de 2.000 a 2.500 calorias. No entanto, 600 a 750 calorias seriam fornecidas por cinco a seis colheres de sopa de azeite de oliva – e muitas pessoas comem mais gordura do que isso. É fácil esquecer exatamente quanta gordura está "oculta" em salgadinhos, queijos, bolos e biscoitos.

A ingestão diária recomendada de 2.000 calorias para mulheres e 2.500 para homens é consideravelmente superior, ou inferior, à necessidade das pessoas, como mostra o quadro a seguir. A idade, o peso corporal, a forma física e o nível de atividade podem fazer grande diferença. Gestantes e mulheres que estão amamentando devem consultar o médico.

Para visualizar com mais facilidade o equilíbrio dos nutrientes no seu prato, lembre-se de que a gordura tem cerca de nove calorias por grama, enquanto a proteína e o carboidrato têm cerca de quatro calorias por grama. Muitos alimentos contêm uma combinação de proteína, carboidrato e gordura. O exem-

Recomendação da ingestão diária de calorias

	Muito sedentário			*Moderadamente sedentário*			*Muito ativo*		
Idade	menos de 30	30 a 60	acima de 60	menos de 30	30 a 60	acima de 60	menos de 30	30 a 60	acima de 60
Mulheres									
57kg	1.600	1.570	1.400	2.000	1.950	1.750	2.400	2.350	2.100
83kg	2.050	1.800	1.700	2.550	2.270	2.100	3.070	2.700	2.500
Homens									
64kg	1.970	1.900	1.600	2.470	2.400	2.000	2.960	2.870	2.400
95kg	2.540	2.350	2.040	3.180	2.940	2.540	3.100	3.520	3.050

plo a seguir mostra como conseguir um equilíbrio saudável com um almoço de salada de feijão (temperada com suco de limão, sal e pimenta):

	Carboidrato (g)	*Gordura (g)*	*Proteína (g)*
150g de feijão-mulatinho	27	1	10
60g de pimentão verde	1,5	traços	0,5
1 colher de sopa de azeite de oliva extravirgem	0	12	0
100g de queijo cottage	3	4	12,5
1 maçã	18	traços	0,5
TOTAL	49,5	17	23,5

Um exemplo de refeição saudável pode incluir diversos alimentos que a maioria das dietas de emagrecimento nos diz para evitar. Por exemplo: uma pequena quantidade de salame ou de lingüiça de porco acrescenta um sabor delicioso a algumas receitas e, embora seja rica em gordura, não causará mal nenhum se ingerida apenas ocasionalmente. Muitos dos povos mais longevos da Europa – na Sardenha e no sudoeste da França – comem alimentos que contêm gordura saturada. O importante é que os principais itens da dieta não sejam gordurosos. Caso seus níveis de colesterol estejam elevados ou você precise perder peso, deve restringir o consumo desses alimentos. Porém, use-os de vez em quando para aumentar a variedade das refeições e acentuar seu sabor.

Não se esqueça da taça de vinho

Em outras seções deste livro, mostro por que acredito que o consumo diário de vinho tinto pode melhorar as chances de uma vida mais longa e mais saudável. As quantidades moderadas que recomendo (não mais do que duas taças pequenas de 125ml por dia para mulheres e até três para os homens) forneceriam cerca de 150 a 320 calorias. Você deve levar esses números em consideração no cálculo do total calórico diário, sobretudo se estiver tentando emagrecer.

Com fome ou satisfeito?

De que maneira comer o suficiente para saciar a fome sem exagerar? Estudos mostram que o apetite é mais prontamente satisfeito pela proteína do que pela gordura e mais por esta última do que pelo carboidrato. Assim, não surpreende que as dietas com pouca gordura e muito carboidrato façam com que as pessoas comam mais do que o necessário. Qual é a melhor maneira de se manter saciado? (Saciedade é a sensação de que ingerimos uma quantidade suficiente de alimentos *antes* de comermos demais e que nos deixa sem apetite até à próxima refeição.)

Quando uma refeição rica em carboidratos é digerida, os açúcares são absorvidos pela corrente sangüínea, estimulando a secreção de insulina pelo pâncreas. Trata-se de uma reação fisiológica normal: os tecidos gordurosos e musculares dependem desse hormônio para iniciar a absorção do açúcar pelo sangue. Se o carboidrato for digerido depressa demais, os níveis de açúcar no sangue sobem com tanta rapidez que produzem insulina em excesso, aumentando ainda mais o apetite. Portanto, os amidos refinados e os carboidratos açucarados costumam fazer as pessoas comerem mais do que deveriam. Essa é a base da ciência que nos adverte para escolher carboidratos que sejam digeridos mais lentamente: aqueles que têm um índice glicêmico (IG) mais baixo. Os alimentos também precisam conter um total menor de calorias provenientes dos carboidratos digeríveis – o açúcar disponível de um alimento depois da digestão é chamado de carga glicêmica, ou CG.

É um bom princípio geral priorizar o consumo de alimentos com IG baixo e CG baixa e evitar aqueles que contêm muito açúcar e CG elevada, bem como produtos de grãos refinados, como pães brancos e arroz branco. A maioria das hortaliças e das sementes comestíveis e muitas frutas frescas (entre as quais frutas vermelhas, frutas cítricas, maçã, pêra, cereja, pêssego e ameixa) possuem CG baixa. No caso de itens derivados de grãos integrais minimamente processados, como aveia, cevada, pão integral e pão feito com sementes e nozes, os níveis de IG e CG vão de médio a baixo – seus carboidratos são digeridos devagar e causam apenas um leve aumento na produção de insulina.

Outro fator que influencia o apetite é o volume de comida: quando o estômago está cheio, a fome diminui. As hortaliças e as saladas proporcionam volume porque são ricas em fibras alimentares. Portanto, ingerir muitas hortaliças reduz a vontade de comer – e esses vegetais também fornecem uma grande variedade de vitaminas e minerais valiosos.

A digestão de uma refeição gordurosa ou rica em proteínas estimula a liberação de diversos hormônios do estômago na corrente sangüínea. Essas substâncias enviam ao cérebro sinais de que está na hora de parar de comer. Além disso, os aminoácidos dos alimentos protéicos liberam energia devagar, o que pode eliminar a sensação de fome.

O que há de tão especial na dieta mediterrânea?

Pesquisas mostram que uma dieta no estilo mediterrâneo pode melhorar a saúde cardíaca. As recomendações se baseiam na alimentação cretense das décadas de 1960 e 1970. Como você já deve ter percebido, essa é uma dieta com um bom equilíbrio de gordura, carboidrato e proteína, com muitas frutas e hortaliças.

A dieta cretense de 30 ou 40 anos atrás tinha muitas características que hoje consideramos hábitos saudáveis: refeições regulares com peixes, muitas hortaliças, alimentos feitos com grãos integrais, leguminosas (feijões, grão-de-bico e lentilhas), sementes e nozes. A pequena quantidade de carne era fornecida por animais que se alimentavam de pastos e plantas em vez de comerem ração. Com isso, a carne, o queijo, o iogurte, o leite e os ovos eram naturalmente ricos em gorduras poliinsaturadas ômega-3 e ômega-6, o que é considerada a relação ideal. Como as principais fontes de proteínas são os peixes, as leguminosas e as hortaliças, o consumo de gordura saturada era reduzido. Diversos estudos clínicos mostraram que esse tipo de alimentação é ideal para reduzir a pressão arterial, melhorar os níveis de colesterol e aumentar a longevidade, diminuindo o risco de doenças cardíacas e câncer.

Algumas pessoas se surpreendem ao saber que a dieta cretense era relativamente rica em gordura (até 35% das calorias provinham desse componente alimentar). No entanto, a principal gordura usada era o azeite de oliva, que contém cerca de 70% de gordura monoinsaturada, com quantidades reduzidas de gordura saturada e poliinsaturada.

Outro aspecto importante da dieta mediterrânea era a ênfase na ingestão de grande quantidade de frutas e hortaliças frescas. O risco de derrame é de 20 a 30% menor entre as pessoas que comem mais de cinco porções desses vegetais por dia. Em parte, isso se deve à redução da pressão arterial como resultado do maior consumo de potássio. Igualmente importante: a ingestão de porções consideráveis de frutas e hortaliças aumenta o consumo de uma boa variedade de vitaminas, minerais e outras substâncias fitoquímicas que possuem propriedades protetoras adicionais.

Variedade é importante, pois hortaliças e frutas diferentes são ricas em nutrientes diversos. Até mesmo os chamados "superalimentos" – alho, maçã, brócolis, *blueberries* ou qualquer outro – não devem ser consumidos em excesso, levando à exclusão de outros itens.

Se o seu consumo de frutas e hortaliças se resume a banana e batata, você não estará obtendo a variedade de vitaminas e minerais de que necessita. Além disso, esses dois vegetais costumam ter CG média. Quando o alimento consumido tem uma CG muito alta, a sensação de saciedade não se mantém por muito tempo. Se você estiver tentando emagrecer, procure reduzir a ingestão de batata e banana, porém não é preciso excluir esses itens da dieta. O interessante é que a batata mais nova possui uma CG mais baixa do que as mais maduras.

Cinco porções por dia – pelo menos

As recomendações quanto ao consumo de frutas e hortaliças variam de 5 a até 12 porções por dia. Uma porção contém cerca de 80g. Outra maneira de definir as porções é pensar em quantidade: 750g a 1kg para homens (isto é, 9 a 12 porções) e 500 a 750g para mulheres. Quando li isso pela primeira vez, achei que era demais. No entanto, ao pesar uma seleção de frutas e hortaliças que me considerei capaz de ingerir por dia, percebi que aquela era uma quantidade razoável para ser dividida entre as três refeições – café da manhã, almoço e jantar.

Alguns nutricionistas não consideram a batata uma opção de hortaliça. Para mim, é adequado incluir na dieta uma porção de batatas novas, cozidas ou preparadas no microondas com a casca, duas ou três vezes por semana. Esse vegetal é uma fonte surpreendentemente boa de vitamina C e, quando ingerido com a casca, fornece microelementos minerais valiosos. Mas nada de adotar batata frita como acompanhamento de salada!

Proteína – quanto comer e qual é a melhor?

O ideal é que 20% do consumo calórico total seja proveniente da ingestão de proteína e 50% se originem dos carboidratos. Embora muitas dietas ainda recomendem cerca de 15% de proteína, permitir o consumo de uma quantidade ligeiramente maior desse componente proporciona mais saciedade, ajudando a controlar o apetite com mais eficiência. Há também regimes alimentares que defendem uma ingestão até mais substancial de proteína (20 a 30%) para auxiliar no emagrecimento e proporcionar equilíbrio metabólico, em especial no caso de indivíduos diabéticos e de pessoas com um estilo de vida sedentário que estão acima do peso e com risco de desenvolver diabetes do tipo 2. Comer quantidades maiores de proteína durante períodos curtos pode não ser muito prejudicial. No entanto, acredito que o melhor é manter seu consumo em 20% da ingestão calórica. Isso contribui para evitar problemas de rins e de intestino que podem ser causados por uma alimentação rica nesse nutriente. Algumas dietas populares se concentram na ingestão de grandes porções de proteínas da carne vermelha, das aves, dos peixes e dos laticínios. Embora ajudem a perder peso a curto prazo, esses regimes estão longe do ideal para se ter uma vida longa e saudável.

Muitos alimentos contêm uma proporção de proteínas combinada a gorduras e carboidratos. Leguminosas, grãos, nozes e sementes são boas fontes de proteína, enquanto numerosas hortaliças possuem uma pequena quantidade desse componente alimentar. Vários estudos clínicos demonstraram que uma ingestão maior de fontes de proteína vegetais proporcionava benefícios à saúde, em especial a redução da pressão arterial que, por sua vez, diminui o risco de doenças cardíacas.

Feijões, lentilhas, ervilhas secas e grão-de-bico, em geral conhecidos como leguminosas, costumam ter cerca de duas vezes e meia mais carboi-

Frutas e hortaliças – escolha as suas

É importante variar as frutas e hortaliças que você ingere ao longo da semana para obter um equilíbrio saudável de vitaminas e minerais. Pense nesses vegetais de acordo com o tipo de nutrientes que eles contêm e coma um ou dois itens de cada grupo todos os dias. (Alguns deles aparecem em mais de um grupo. As hortaliças frescas ou congeladas são as melhores. Se preferir as versões em lata, procure as que são livres de açúcar e sal adicionados.)

RICAS EM VITAMINA C

Frutas: *laranja, limão, lima-da-pérsia, tangerina, abacaxi, papaia, goiaba, morango, framboesa, kiwi, amora-preta, lichia, grapefruit, groselha-preta, groselha-vermelha,* cranberry.

Hortaliças: *brócolis, couve-de-bruxelas, repolho roxo, abobrinha, couve, alface-romana, pimentão, batata, espinafre, tomate, agrião.*

RICAS EM ÁCIDO FÓLICO

Fruta: *laranja.*

Hortaliças: *aspargo, abacate, ervilhas e feijões secos, brócolis, repolho verde, couve-flor, alcachofra, rúcula, espinafre, agrião.*

RICAS EM CAROTENÓIDES

Frutas: *damasco, manga, melão-orange, papaia, maracujá.*

Hortaliças: *vagem, brócolis, abóbora, cenoura, couve, pimentão vermelho e verde, radicchio (variedade de chicória), espinafre, milho, batata-doce, tomate, agrião.*

RICAS EM POLIFENÓIS

Frutas: *maçã, amora-preta, morango, caqui, damasco, romã, framboesa, groselha-vermelha, groselha-preta,* cranberry.

RICAS EM MINERAIS E OUTROS MICRONUTRIENTES

Hortaliças: *feijões secos, grão-de-bico, lentilha, tofu.*

RICAS EM CARBOIDRATOS

Hortaliças: *favas, beterraba, aipo, feijões secos, grão-de-bico, ervilha, alcachofra-de-jerusalém, lentilha, pastinaca, batata, milho, tofu.*

RICAS EM PREBIÓTICOS

Hortaliças: *aspargo, endívia, chicória, alcachofra-de-jerusalém, alho-poró, cebola.*

OUTRAS HORTALIÇAS

Berinjela, repolho verde, aipo, pepino, alface, cogumelo, quiabo, cebolinha verde.

OUTRAS FRUTAS

Cereja, tâmara, figo, uva, nectarina, pêssego, pêra, ameixa.

drato do que proteína – ideal quando se deseja obter 50% das calorias dos carboidratos e 20% das proteínas.

Produtos derivados da soja – A maior parte das leguminosas contém pouca gordura. O feijão de soja é uma exceção, pois apresenta cerca de 20% de gordura, embora seja uma mistura razoavelmente saudável de mais ou menos 15 a 20% de gordura saturada, 20 a 25% de gordura monoinsaturada, 7 a 8% de ômega-3 e 50% de gordura poliinsaturada ômega-6. Esse feijão também contém uma taxa mais elevada de proteína e carboidrato do que os outros feijões. Isso faz dele uma opção bastante nutritiva e explica por que a proteína da soja é considerada um dos melhores substitutos para a carne. O feijão de soja e o tofu (queijo de soja) têm pouco sabor, por isso é sempre bom combiná-los com outros ingredientes. A farinha de soja enriquece os pães e outros produtos de confeitaria com mais proteína. O ponto negativo é a falta de esclarecimento sobre os possíveis riscos dos feijões geneticamente modificados.

Uma salada de feijões variados com pimentões frescos, tomates, cebolinha e azeite de oliva é uma refeição simples e completa.

Frango ou carne?

Muitas dietas sugerem que, por conterem menos gordura, o frango e o peru são escolhas mais saudáveis do que a carne vermelha. No entanto, com os atuais métodos de criação de aves, muitas vezes o resultado é uma carne de má qualidade, com mais gordura saturada e uma taxa mais elevada na proporção de gorduras ômega-3 para ômega-6 do que há 30 ou 40 anos.

Embora o frango orgânico seja uma opção melhor do que o convencional, é difícil saber qual terá sido a qualidade da sua alimentação em termos de gorduras ômega-3. Hoje, até mesmo os fornecedores de itens orgânicos sofrem pressão para produzir o mais intensamente possível.

Desde que magra, de qualidade e em pequenas porções, a carne vermelha – como a de cordeiro e a de boi – pode ser tão saudável quanto a de frango. Para isso, é necessário que o animal seja criado livre e alimentado no pasto, e não com ração. Opte pela carne de animais que receberam esse tipo de tratamento, pois ela contém ácidos graxos poliinsaturados ômega-3. No caso da carne de porco e de frango, é impossível saber como o animal foi criado, mesmo no esquema orgânico.

Em vez de priorizar o consumo pouco saudável de frango alimentado com ração, por que não optar por pequenas porções de carne de boa qualidade duas ou três vezes por semana e comer peixe, nozes, feijão ou lentilha nos outros dias? A variedade é sempre melhor para a saúde.

A preocupação é de que esses produtos estejam associados ao aumento da incidência de alergia à soja. Isso precisará ser monitorado com toda a atenção, já que pode ser um dos argumentos mais fortes em favor da ingestão do feijão de soja cultivado de maneira orgânica, livre de modificação genética.

FONTES SAUDÁVEIS DE PROTEÍNA – Obter 20% da ingestão de calorias por meio das proteínas equivale a algo em torno de 400 a 500 calorias em um consumo diário de 2.000 a 2.500 calorias. As fontes de proteína listadas a seguir costumam conter pouca gordura e ajudarão você a planejar suas refeições. Sirva-as acompanhadas de alimentos ricos em carboidratos saudáveis, como arroz integral ou massa feita com trigo integral, e muitas hortaliças.

Alimento	*Tamanho da porção*	*Calorias provenientes das proteínas*	*Total de calorias por porção*
Peixe branco, assado	180g	164	189
Filé de salmão, grelhado	150g	150	273
Camarão, cozido	60g	53	60
Peito de frango sem pele, grelhado	120g	154	178
Costeleta de cordeiro sem gordura, grelhada	85g	99	181
Bife de carne vermelha magra	150g	186	265
Ovo, cozido	1 unidade grande (50g)	24	75
Grão-de-bico, em lata	100g	29	115
Lentilha, cozida	120g	42	130
Tofu, no vapor	85g	27	62
Queijo cottage	115g	56	116

AMINOÁCIDOS – As proteínas são compostas por 20 tipos de aminoácidos. Oito deles são considerados essenciais, pois dependemos de fontes alimentares para permanecer saudáveis (isoleucina, leucina, lisina, metionina, fenilalanina, treonina, triptofano e valina). Os bebês precisam ainda de histidina e arginina. Algumas proteínas vegetais têm níveis mais baixos de um ou mais aminoácidos essenciais. Portanto, além de aumentar o consumo desses itens, é importante também comer, tanto ao longo do dia quanto da semana, uma grande variedade de leguminosas, nozes, sementes, grãos e hortaliças. Isso garante que nenhum aminoácido essencial está deixando de ser ingerido.

Além de aumentar o consumo desses itens, é importante também comer, tanto ao longo do dia quanto da semana, uma grande variedade de leguminosas, nozes, sementes, grãos e hortaliças.

Ingerir alimentos ricos em arginina pode melhorar a função dos vasos sangüíneos. Isso ocorre porque esse aminoácido ajuda a garantir a produção ideal de óxido nítrico, que atua como vasodilatador e contribui para prevenir a formação de coágulos sangüíneos. Porém, não estou recomendando o consumo de suplementos artificiais. Um teste clínico de suplementação de arginina em pacientes que pouco tempo antes haviam sofrido ataque cardíaco revelou que isso poderia ser prejudicial. A ingestão adequada desse aminoácido pode ser obtida através do consumo normal de proteína animal ou vegetal.

- Duas colheres de sopa (cerca de 30g) de sementes de abóbora fornecem mais de 1g de arginina. Outras sementes, leguminosas e nozes também são boas fontes desse aminoácido.

Bons carboidratos, maus carboidratos

Quando se trata de carboidratos, a melhor opção, sem dúvida, são os alimentos integrais, como arroz integral, aveias não processadas, pães e massas de farinha integral. Análises do ganho de peso no Health Professional Follow-Up Study mostraram que as pessoas que menos engordaram foram as que ingeriram alimentos feitos com grãos integrais como parte de um padrão saudável de alimentação.

Infelizmente, nas sociedades industrializadas há um consumo excessivo de produtos preparados com grãos processados e refinados, como pão branco e arroz branco. Bolos, biscoitos e outros itens de confeitaria adoçados devem ser evitados. Em geral, são opções com muitas calorias e poucos nutrientes. Os alimentos industrializados também costumam conter muita gordura trans (veja as páginas 115-116). Comer biscoitos enquanto trabalha é um dos piores hábitos para quem deseja emagrecer e continuar saudável.

A pizza, em especial o tipo com massa grossa, é outra escolha errada: tem IG e CG elevados, muito sal e, dependendo dos ingredientes, uma grande quantidade de gorduras saturadas. Além disso, é também uma fonte muito pobre de vitaminas. Não estou dizendo que você nunca mais poderá comer um pedaço de pizza, mas, dentro de uma dieta balanceada, isso deve ser um evento ocasional e sempre acompanhado de hortaliças ou salada.

Uma ingestão equilibrada de gorduras

Recomendo que 30% da ingestão calórica total venha das gorduras. Com base na dieta mediterrânea, cerca de dois terços das calorias da gordura devem ser de gorduras monoinsaturadas (como azeite de oliva, nozes e abacate). O terço restante compõe-se de metade de ácidos graxos poliinsaturados e metade de gordura saturada. Os ácidos graxos poliinsaturados não devem totalizar mais de um terço da ingestão de gordura (isto é, 10% da ingestão total de calorias). Procure nos rótulos alimentos cujo conteúdo de gorduras saturadas seja menor do que um quinto da quantidade total de gorduras.

Os ácidos graxos poliinsaturados ômega-3 e ômega-6 desempenham um papel importante na manutenção da saúde. Como só podem ser obtidos através de fontes alimentares, também são chamados de ácidos graxos essenciais. O DHA (ácido docosahexanóico, o principal ácido graxo poliinsaturado ômega-3) é especialmente importante para o cérebro. Níveis reduzidos de DHA foram associados à probabilidade de demência em pessoas idosas e à prevalência mais elevada do transtorno do déficit de atenção (TDA) em crianças e adultos jovens. O consumo adequado durante a gravidez é essencial para permitir que o cérebro do bebê se desenvolva de maneira saudável.

Muitas fontes alimentares contêm uma mistura de ácidos graxos ômega-3 e ômega-6. No entanto, alguns óleos vegetais populares e bastante usados na indústria alimentícia, como os de milho, de girassol e de açafrão, possuem quantidades elevadas de ácidos graxos ômega-6 e nenhuma de ômega-3. O consumo desequilibrado desses ácidos foi associado ao risco crescente de doenças cardíacas, asma e alergias, assim como a vários problemas inflamatórios, como artrite e doença inflamatória do intestino. Se você deseja melhorar seu equilíbrio de ácidos graxos poliinsaturados, deve evitar ao máximo ingerir esses óleos.

Para conseguir a proporção ideal de 1:1 de ácidos graxos poliinsaturados ômega-3 para ômega-6, é importante equilibrar alimentos que contenham ômega-6 com outros itens ricos em ômega-3, como linhaça e peixes gordurosos. A semente de linhaça é a melhor fonte vegetal de ômega-3 – contém cerca de três ou quatro vezes mais esse ácido do que ômega-6. O óleo de canola é um elemento rico em ácido alfa-linolênico (um ácido graxo poliinsaturado ômega-3).

O calor excessivo prejudica os ácidos graxos poliinsaturados, tanto na sua fabricação quanto no processo de cocção dos alimentos. Procure sempre os óleos de melhor qualidade, os prensados a frio (virgens). O cozimento em altas temperaturas destrói o ácido alfa-linolênico. Portanto, o óleo de canola não é adequado para frituras. O azeite de oliva é uma boa opção porque contém uma elevada proporção de gordura monoinsaturada, o que significa que a proporção de ômega-6 para ômega-3 é menos significativa. O óleo de linhaça é instável para uso culinário – deve ser mantido na geladeira e usado no preparo de molhos para saladas e hortaliças. As sementes de linhaça podem ser espalhadas sobre pratos saborosos ou misturadas ao iogurte e ao müsli no café da manhã.

Os peixes gordurosos são a melhor fonte de ômega-3, na forma de DHA. Porém, depender dos peixes e dos frutos do mar para obter o ácido graxo poliinsaturado ômega-3 também causa preocupação pela probabilidade de contaminação por mercúrio, cádmio e outros poluentes.

Se você pretende que seu organismo produza seu próprio DHA, a semente de linhaça é um bom ponto de partida para uma alimentação em que o ômega-3 e o ômega-6 sejam mantidos em quantidades praticamente iguais. No entanto, no caso de algumas pessoas, ela apresenta um efeito laxante. As nozes são outra boa fonte de ômega-3. As hortaliças de folhas verdes, como brócolis, couve, espinafre e agrião, não contêm níveis elevados de gordura, mas as pequenas quantidades que apresentam se constituem sobretudo de ácidos graxos poliinsaturados ômega-3. Mais um bom motivo para que você coma mais verduras.

As hortaliças de folhas verdes, como brócolis, couve, espinafre e agrião, não contêm níveis elevados de gordura, mas as pequenas quantidades que apresentam se constituem sobretudo de ácidos graxos poliinsaturados ômega-3. Mais um bom motivo para que você coma mais verduras.

Optar pela carne de animais criados no pasto pode ajudar, pois eles já converteram parte do ácido alfa-linolênico em EPA e DHA. A produção de ovos enriquecidos com ômega-3 já é bastante comum. Várias abordagens para substituir os peixes gordurosos na alimentação provavelmente se tornarão mais freqüentes nos próximos anos. Nesse processo, sem dúvida a ingestão diária ideal de DHA será definida.

Coma mais nozes

As nozes possuem principalmente gorduras monoinsaturadas e poliinsaturadas. Estudos clínicos sobre dietas que incluem o consumo diário desse tipo de alimento mostram uma redução de mais de 10% do LDL (o colesterol ruim). Boas fontes de proteína, vitaminas e minerais, as nozes prestam uma contribuição valiosa para uma dieta saudável. Elas apresentam vitaminas do complexo B (tiamina B1, riboflavina B2 e niacina B3), vitamina E, cobre, ferro, manganês, magnésio, fósforo e zinco.

Antigamente, as dietas de emagrecimento recomendavam evitar as nozes, pois elas engordam. É verdade, esses frutos contêm muitas calorias. Consumi-los em grandes quantidades sem cortar outros alimentos não ajuda a perder peso. No entanto, quando adicionados à salada ou incluídos em saborosos pratos assados, eles podem substituir a carne. Como lanche, as nozes saciam o apetite porque apresentam proteína e gordura. Do ponto de vista nutricional, ficam excelentes com cereais, o que torna o müsli (veja a receita na página 187) uma boa opção para o início do dia. Se você preferir amendoim ou outro tipo de noz com casca, o processo de tirar as cascas pode ser lento, o que o fará comer menos. As nozes salgadas não contam como lanche saudável, mas as que são cobertas com chocolate (se essa cobertura contiver 70% de sólidos de cacau e for livre de gorduras trans) podem ser uma opção nutritiva desde que ingeridas com moderação.

Adicionadas à salada ou incluídas em saborosos pratos assados, as nozes podem substituir a carne. Como lanche, saciam o apetite porque apresentam proteína e gordura.

Se você for alérgico a nozes, precisa ingerir outros alimentos ricos em gordura monoinsaturada, proteína vegetal, vitamina E e outros micronutrientes. As leguminosas e sementes são fontes de proteínas vegetais. O abacate é rico em gordura monoinsaturada, vitamina E e folato.

As vitaminas lipossolúveis e onde encontrá-las

Vitamina A – É importante para a saúde da pele e dos cabelos, para a boa visão e para a função reprodutiva em ambos os sexos. Pele seca e escamosa e visão noturna ruim são os primeiros sinais de deficiência desse nutriente. Praticamente todas as células do organismo precisam de vitamina A. Ela atua sobretudo provendo mudanças sutis na função das células, permitindo que estas se desenvolvam e que o organismo combata as infecções. Assim, a carência dessa vitamina pode resultar em infecções virais freqüentes.

Vitaminas e minerais

As recomendações quanto à quantidade adequada de vitaminas e minerais a ingerir podem deixar você confuso. As expressões usadas na apresentação das indicações costumam variar bastante. Algumas delas se referem à dose diária recomendada, enquanto outras mencionam valores de referência estimados. Há também aquelas que estabelecem a dose mínima necessária para prevenir deficiências nutricionais na maior parte da população. É bom lembrar que as necessidades nutricionais de uma pessoa variam ao longo da vida – o estresse, as doenças e o fumo podem até aumentá-las. Às vezes, as recomendações de doses diárias são calculadas para uma pessoa de peso médio – se você está com quilos extras, talvez precise de um pouco mais. Alguns nutricionistas prescrevem quantidades mais altas porque acreditam que elas podem contribuir para uma nutrição ideal.

Recomendo doses diárias que devem beneficiar a maioria dos adultos. Muitas delas se baseiam no relatório Human Vitamin and Mineral Requirements, da OMS/FAO.

Gestantes e mulheres que estão amamentando precisam de quantidades mais elevadas da maioria dos micronutrientes, por isso devem consultar um médico para saber quais são as doses apropriadas.

A denominação vitamina A engloba uma série de substâncias químicas naturais similares conhecidas como retinóides. A vitamina A pré-formada é encontrada em grandes concentrações no fígado, mas a manteiga e o queijo são outras boas fontes desse nutriente. No entanto, não é necessário ingerir produtos de origem animal para obter as quantidades adequadas, pois o organismo também consegue produzir vitamina A a partir dos carotenóides (os pigmentos amarelo, laranja e vermelho de muitas frutas e hortaliças), como o betacaroteno. Cenoura, salsa, hortaliças de folhas verdes, abóbora, batata-doce, melão-orange, tomate, pimentão e papaia são excelentes fontes de carotenóides. No caso das hortaliças de folhas verdes, nem sempre é óbvio que contenham essas substâncias porque o verde da clorofila esconde a cor laranja-amarelada. Alguns carotenóides têm papéis específicos: a luteína e a zeaxantina, por exemplo, são essenciais para a saúde da retina e podem diminuir o risco de perda de visão decorrente da degeneração macular relacionada à idade. Couve, acelga, espinafre, agrião e outras hortaliças de folhas verde-escuras – e o *radicchio* – também apresentam boa concentração de luteína e de outros carotenóides.

Alimento	*Tamanho da porção*	*Equivalência de vitamina A (mcg)*
Fígado de frango, refogado	50g	2.100
Cenoura, cozida	1 unidade média (60g)	1.050
Espinafre, cozido	90g	980
Batata-doce, assada	180g	1.180
Couve	90g	340

Algumas hortaliças de folhas verdes devem ser consumidas diariamente. Isso fornecerá os carotenóides necessários para se atingir as exigências diárias de vitamina A.

- A ingestão diária de vitamina A deve ser de 600mcg (microgramas) para as mulheres e de 700mcg para os homens. A equivalência de vitamina A proveniente de carotenóides jamais atinge níveis prejudiciais, pois o organismo converte apenas a quantidade de que necessita. No entanto, considera-se que 3.000mcg de vitamina A pré-formada oriunda de fontes alimentares seja o limite máximo para um consumo seguro. Os suplementos de vitamina A não são recomendados porque uma dose diária superior a 1.500mcg foi relacionada a um risco maior de fraturas ósseas e osteoporose. A ingestão excessiva por gestantes (acima de 7.500mcg diários) pode causar má-formação fetal. Para evitar esse problema, costuma-se orientar as gestantes a não comer fígado.

Vitamina D – Ajuda o organismo a absorver o cálcio e o fósforo para produzir ossos e dentes saudáveis. Portanto, é importante na prevenção da osteoporose. Além disso, melhora a função imunológica. A vitamina D na quantidade adequada reduz também o risco de vários tipos de câncer, enquanto sua carência está relacionada a doenças auto-imunes, como esclerose múltipla e artrite reumatóide.

Essa vitamina pode ser produzida na pele com a exposição à luz solar: 15 minutos por dia parecem ser suficientes para a maioria das pessoas.

Os peixes gordurosos são a melhor fonte de vitamina D, e suplementos como cápsulas de óleo de fígado de bacalhau constituem uma alternativa popular. Camarão, gema do ovo e leite são outras fontes. Margarinas light e cereais usados no café da manhã costumam ser enriquecidos com vitamina D. Se você come muitos desses alimentos, não recomendo que tome suplementos, pois assim evitará o consumo excessivo.

- A ingestão diária deve ser de 5 a 10mcg. Para maiores de 65 anos, são recomendados 15mcg. Ultrapassar 50mcg por dia pode ser prejudicial. Se você nunca se expõe à luz solar, precisará obter vitamina D de alimentos ou suplementos.

Alimento	*Tamanho da porção*	*Vitamina D (mcg)*
Cavala, grelhada	150g	13
Salmão, em lata	50g	4,5
Sardinha, em lata	50g	2,5
Leite semidesnatado	200ml	2
Ovo, poché	1 unidade grande	1

Vitamina E – É um antioxidante importante. Ajuda a prevenir a oxidação das membranas celulares, mantendo-as flexíveis. Assim, protege a saúde de todas as células, entre elas as da pele, do sangue, dos nervos e dos músculos. Fortalece o sistema imunológico e pode reduzir o risco de doenças cardíacas, evitando a oxidação do colesterol LDL.

A vitamina E age com mais eficiência quando há também o consumo adequado de vitamina C. A carência dessa vitamina é rara. No entanto, dietas com pouca gordura reduzem não só a ingestão de alimentos que possuem esse nutriente como a capacidade que o organismo tem de absorvê-lo. Sementes de girassol, avelã e amêndoa são ótimas fontes de vitamina E. Ela também é encontrada em quantidades significativas no pinhão, na castanha-do-pará e em outros tipos de nozes e no abacate. Outros alimentos que contêm um pouco de vitamina E são amora-preta, manga, tomate, grão-de-bico, brócolis, aspargo, agrião e espinafre.

- A ingestão diária para adultos deve ser de 10mg (miligramas). Estudos com consumidores de suplementos mostram que a ingestão de mais de 100mg por dia não proporciona maiores benefícios e pode até estar associada ao aumento do risco de problemas coronarianos.

Alimento	*Tamanho da porção*	*Vitamina E (mg)*
Abacate	1/2 unidade (75g)	1,5
Avelã	10 unidades	2
Semente de girassol	1 colher de sopa	5,5
Amora-preta	80g	1,9
Manga	1 unidade (150g)	1,6

Vitamina K – É uma daquelas vitaminas sobre a qual ninguém fala. Essencial para a coagulação normal do sangue e para a formação dos ossos, também ajuda a prevenir a osteoporose.

A vitamina K é abundante nas hortaliças de folhas verdes e nas ervas, como salsa, manjericão, acelga, espinafre, alface (maioria dos tipos), repolho, brócolis, aspargo, couve-de-bruxelas, cebolinha verde e algas. Feijão de soja e outras leguminosas, algumas frutas (ameixa-seca, kiwi, amora-preta,), ovo, nozes e alimentos feitos com grãos integrais também fornecem boas quantidades desse nutriente. As bactérias intestinais produzem vitamina K, mas não está claro se isso contribui para suprir nossas necessidades diárias.

- A ingestão diária para os adultos deve ser de 55mcg para as mulheres e 65mcg para os homens.

Alimento	*Tamanho da porção*	*Vitamina K (mcg)*
Ameixa	6 unidades	36
Salsa	1 colher de sopa	61
Couve-de-bruxelas	90g	126
Alface ou rúcula	50g	50
Kiwi	60g	24

As vitaminas hidrossolúveis e onde encontrá-las

As vitaminas do complexo B desempenham diversas funções metabólicas. Permitem que as células cresçam, gerem energia a partir dos alimentos e sintetizem as proteínas. Embora algumas delas tenham papéis específicos, como produzir as células vermelhas do sangue, coletivamente elas funcionam em sinergia para manter o sistema nervoso, o sistema digestivo, o fígado, os músculos, o cérebro, os cabelos, os olhos e a pele saudáveis.

A deficiência de uma ou mais dessas vitaminas pode causar fadiga, esquecimento, inflamação da pele e das membranas mucosas, anemia, problemas musculares e cardíacos e distúrbios do sistema nervoso. Esse grupo inclui as vitaminas B1 (tiamina), B2 (riboflavina), B3 (niacina), B5 (ácido pantotênico), B6 (piridoxina), B12 (cianocobalamina) e folato (ácido fólico). A vitamina B3 é a única do complexo B que permanece estável durante o cozimento – as outras se degradam parcial ou integralmente, dependendo do tipo de alimento e do tempo de cocção. Uma alimentação variada e saudável deve fornecer quantidades adequadas da maioria das vitaminas do complexo B.

Reforço das vitaminas do complexo B

Em muitos países, a farinha refinada usada para preparar pães e outros produtos de confeitaria é enriquecida com algumas vitaminas do complexo B, além de cálcio e ferro. Em alguns lugares, também é enriquecida com ácido fólico. Esse processo costuma ser aplicado ainda a diversos cereais do café da manhã. Basicamente, isso acontece porque se exige que os fabricantes substituam as vitaminas que se perdem durante o processamento. Se você estiver em busca de opções fáceis, pode suprir suas necessidades diárias da maioria das vitaminas do complexo B consumindo esses produtos. O problema é que esses alimentos tendem a ter um IG elevado (em outras palavras, eles contêm carboidratos de rápida digestão que estimulam a produção excessiva de insulina), o que os torna fontes alimentares inadequadas.

Vitamina B1 (tiamina) – Está presente na casca dos grãos integrais (ou seja, no farelo). Por isso, os pães integrais, as massas feitas com trigo integral, o arroz integral e a aveia feita com farelo integral são boas fontes de vitamina B1. A semente de girassol, o amendoim e muitas outras sementes e nozes têm quantidades razoáveis desse nutriente, que também é encontrado na gema do ovo, nos peixes e nas leguminosas. A carne de porco, o bacon e o presunto fornecem igualmente boa quantidade de tiamina.

- A ingestão diária deve ser de 1,1mg para as mulheres e 1,2mg para os homens.

Alimento	*Tamanho da porção*	*Tiamina (mg)*
Semente de girassol	1 colher de sopa	0,4
Pão integral	2 fatias (70g)	0,2
Massa integral, cozida	150g	0,3
Carne de porco, costela magra, grelhada	1 costela sem osso (85g)	1
Extrato de fermento	1 colher de chá (5g)	0,4

Vitamina B2 (riboflavina) – É encontrada em maiores quantidades na amêndoa, no queijo e em outros laticínios, no ovo, na cavala, no arenque, na sardinha, na farinha de soja, no fígado, na carne de veado, na carne bovina, no cordeiro e no pato.

- A ingestão diária deve ser de 1,1mg para as mulheres e 1,3mg para os homens.

Alimento	*Tamanho da porção*	*Riboflavina (mg)*
Amêndoa	30g	0,2
Queijo Camembert	30g	0,2
Iogurte	125g	0,2
Filé de carne de veado, grelhado	100g	0,6
Cavala, grelhada	150g	0,5

Vitamina B3 (niacina) – É encontrada nos peixes, no frango, no peru, na carne magra, nos cogumelos, nos grãos, nas nozes e nas sementes.

- A ingestão diária deve ser de 14mg para as mulheres e de 16mg para os homens.

Alimento	*Tamanho da porção*	*Niacina (mg)*
Cogumelo, refogado	80g	2,5
Atum em lata, conservado em água	90g	12
Peito de peru, assado	90g	6
Bife de carne vermelha magra	150g	8

Vitamina B12 para um cérebro saudável

A absorção da vitamina B12 é mais complexa do que a da maior parte das vitaminas. Durante as refeições, as paredes do estômago produzem ácido e uma enzima digestiva denominada pepsina. Essas duas substâncias atuam em conjunto para decompor as proteínas e liberar a vitamina B12 dos alimentos. O organismo também libera uma proteína importante, chamada fator intrínseco, que retém a vitamina B12 para protegê-la durante a passagem pelos intestinos até que seja absorvida.

Cerca de 10 a 15% das pessoas com mais de 65 anos têm deficiência de vitamina B12. A maioria dos médicos acredita que essa carência seja uma das causas da anemia, além de aumentar o risco de doenças cardíacas e a probabilidade de depressão, reduzir o desempenho cognitivo e acelerar o desenvolvimento e a progressão da demência.

A má absorção da vitamina B12 pelos idosos acontece sobretudo em decorrência da produção insuficiente de ácido no estômago e da ausência do fator intrínseco. A atrofia gástrica, uma falha de funcionamento na parede estomacal, pode estar relacionada a essas duas condições. Por que a atrofia gástrica é um problema tão grande entre os idosos? A principal causa é a infecção pela bactéria Helicobacter pylori, *que pode permanecer anos no estômago sem apresentar nenhum sintoma importante, porém acaba comprometendo a função desse órgão. A boa notícia é que há relatos de que os adeptos do vinho tinto têm uma certa resistência à infecção por esse microorganismo.*

Há muitas outras causas para a má absorção da vitamina B12. A anemia perniciosa acomete de 1 a 2% das pessoas com mais de 65 anos. Trata-se de uma doença auto-imune em que os anticorpos atacam a mucosa do estômago e provocam lesões nas células que produzem o fator intrínseco. Sem ele, a B12 não é adequadamente absorvida. Outro motivo freqüente é o uso excessivo de medicamentos que interferem na produção dos ácidos estomacais. Há remédios de outros tipos que também afetam a absorção da vitamina B12. Como a carência dessa vitamina é comum nos idosos, deve-se levar em conta sua suplementação.

Vitamina B5 (ácido pantotênico) – Está presente em uma grande variedade de alimentos. Nozes, sementes e abacate são boas fontes, mas a maioria dos alimentos contém um pouco de vitamina B5. Assim, para ingerir a quantidade adequada, basta adotar uma dieta saudável e variada.

- A ingestão diária deve ser de 5mg para a maior parte dos adultos.

Vitamina B6 (piridoxina) – Também é uma vitamina bastante comum. Nozes, peixes, aves e carnes magras são boas fontes, além da banana e do abacate.

- A ingestão diária deve ser de 1,3mg para a maioria dos adultos. Para as mulheres com mais de 50 anos recomenda-se 1,5mg; para os homens nessa mesma faixa etária,1,7mg.

Vitamina B12 – Está presente em pequenas quantidades em todos os alimentos de origem animal, como peixes, carnes magras, aves, ovos, leite, iogurte e queijo. Sua deficiência é rara, a não ser no caso de pessoas estritamente vegetarianas, que tenham problemas de absorção intestinal ou sejam adeptas do veganismo (não consomem nenhum tipo de produto animal, alimentares ou não). Neste último caso, recomenda-se a suplementação. No entanto, muitas pessoas não ingerem quantidades suficientes de B12, e há indícios crescentes que associam a carência dessa vitamina à demência (veja o boxe da página 168).

O fígado é uma excelente fonte de vitaminas B2, B3, B5, B6 e B12 e de ácido fólico: uma porção de 50g consegue suprir mais do que as necessidades diárias das vitaminas B2 e B12. Na verdade, o fígado contém mais do que um suprimento semanal de vitamina B12. Ao contrário do que ocorre com a maioria das vitaminas hidrossolúveis, a B12 é armazenada no fígado humano. Assim, uma porção de fígado animal a cada duas semanas fornece toda a vitamina B12 de que necessitamos. Muitas dietas recomendam que se evite o fígado por causa de suas elevadas quantidades de gordura saturada e colesterol. Para mim, essa orientação é equivocada. Uma porção de 50g de fígado de vitela, de cordeiro ou de frango contém menos de 2g de gordura saturada. Além disso, o colesterol presente no alimento que ingerimos é pouco absorvido pelo organismo. Portanto, o efeito nos níveis de colesterol do sangue é insignificante.

- A ingestão diária para a maioria dos adultos deve ser de 2,4mcg por dia.

Folato – É a forma natural dessa vitamina. O ácido fólico é a forma sintetizada, encontrada em suplementos e adicionada a alimentos enriquecidos. É um importante agente de sinergia para as ações das vitaminas do complexo B, em especial a B6 e a B12. Os sintomas da carência de folato, como a anemia, só surgem quando essa deficiência é muito grande. Mesmo assim, a deficiência dessa vitamina é um risco para a saúde porque aumenta a probabilidade de doenças cardíacas e de câncer.

O consumo excessivo de bebidas alcoólicas interfere na absorção de muitas vitaminas do complexo B e do folato. A longo prazo, esse hábito pode causar deficiência desses nutrientes. No caso de mulheres que tomam regularmente quantidades moderadas de bebidas alcoólicas, a ingestão de alimentos ricos em folato parece reduzir o risco de câncer de mama. De maneira análoga, um consumo maior desse nutriente ajuda a diminuir a probabilidade de câncer de cólon em todas as pessoas que bebem álcool.

O folato é essencial para o desenvolvimento saudável dos bebês. Gestantes e mulheres em idade reprodutiva devem ingeri-lo em quantidades adequadas.

As hortaliças de folhas verdes (em especial aspargos, brócolis, couve-de-bruxelas, espinafre e couve), couve-flor, farinha de soja, fígado e muitas variedades de feijão são boas fontes de folato. Abacate, semente de girassol, nozes e queijo fornecem quantidades moderadas desse nutriente.

- A ingestão diária para a maioria dos adultos deve ser de 200 a 400mcg por dia.

Alimento	*Ttamanho da porção*	*Folato (mcg)*
Aspargo, cozido	5 brotos (125g)	200
Brócolis, cozido	90g	78
Espinafre, cozido	90g	100
Laranja	1 unidade média (60g)	50
Avelã	30g	28

Biotina – É outra vitamina hidrossolúvel que costuma ser agrupada com as vitaminas do complexo B, pois age em sinergia com elas. É essencial para o metabolismo da gordura, assim como para a produção de energia por outras fontes. Como a biotina é encontrada em muitos alimentos, sua deficiência não costuma ser comum. A flora intestinal também sintetiza esse nutriente. No entanto, a clara do ovo crua contém uma proteína denominada avidina, que se liga à biotina, impedindo sua ação e absorção pelo intestino. Portanto, comer clara de ovo crua – em mousses ou em outras sobremesas e pratos – pode impedir a absorção da biotina.

Vitamina C (ácido ascórbico) – Essa vitamina clássica que todos conhecem vem das frutas cítricas e é essencial para evitar o escorbuto – o martírio dos marinheiros de antigamente. Poderoso antioxidante, aumenta a eficácia da vitamina E. Ela age como um antioxidante no ambiente aquoso das células, enquanto a vitamina E faz o mesmo trabalho nos lipídios. É necessário consumi-la todos os dias, pois o organismo não é capaz de armazená-la – qualquer excesso é filtrado pelos rins.

As melhores fontes desse nutriente são as frutas e hortaliças frescas. A vitamina C presente nos alimentos diminui durante o período de armazenagem. O suco de laranja preparado na hora, bem como a própria laranja, tem uma quantidade muito maior dessa vitamina do que os sucos feitos com concentrados. As frutas cítricas, o kiwi, o morango, a groselha-preta, os pimentões (amarelo, vermelho e verde), o agrião e a salsa picada na hora fornecem excelentes concentrações de vitamina C. As hortaliças de folhas verdes (repolho, couve, couve-crespa, couve-de-bruxelas, brócolis, agrião), repolho roxo e tomate são outras boas fontes. Como a vitamina C não permanece estável quando aquecida, o melhor é comer essas hortaliças cruas ou depois de um rápido cozimento.

A deficiência de vitamina C é bastante comum entre idosos que consomem alimentos ricos em calorias e pobres em micronutrientes. Sangramento nasal, hematomas, infecções freqüentes, lenta cicatrização de feridas e problemas de gengiva indicam carência desse nutriente.

- A ingestão diária para adultos deve ser de 60mg.

Alimento	*Tamanho da porção*	*Vitamina C (mcg)*
Kiwi	1 unidade média (80g)	46
Pimentão verde	1/2 unidade média (80g)	132
Brócolis	80g	44
Laranja	1 unidade média (160g)	91
Morango	80g	55

Alimentos ricos em minerais

Os principais minerais que precisamos consumir diariamente são cálcio, fósforo, magnésio, potássio, sódio e cloro. O enxofre costuma ser mencionado como um mineral essencial, mas podemos suprir as necessidades que temos desse nutriente com a ingestão de alimentos que contêm os aminoácidos sulfúricos metionina e cisteína, presentes em muitos itens protéicos de origem animal e vegetal.

Cálcio e fósforo – São essenciais para a saúde dos ossos e dos dentes. O cálcio também participa de muitas funções celulares e ajuda a regular a pressão arterial. Os peixes, em especial a sardinha e o salmão em lata, que podem ser ingeridos com as espinhas, fornecem ótimas quantidades desses nutrientes; o queijo é outra boa fonte. O leite e o iogurte, o tofu e o tahine (pasta de semente de gergelim) também apresentam bom teor de cálcio. Várias sementes, nozes, frutas, hortaliças e leguminosas contribuem para ingestão total diária desse mineral.

O fósforo é encontrado em muitos dos mesmos alimentos que contêm cálcio. Portanto, é ainda mais fácil obter uma ingestão balanceada de ambos. O fósforo está envolvido em tantas funções celulares que é impossível viver sem ele. E isso se aplica a todo ser vivo, por isso o fósforo pode ser considerado um mineral universal.

- A ingestão diária de cálcio para adultos deve ser de 1.000mg; 1.300mg após os 50 anos.

Alimento	*Tamanho da porção*	*Cálcio (mg)*
Sardinha em lata, com espinhas	50g	220
Brócolis	100g	40
Leite	200ml	240
Quiabo, cozido	80g	79
Queijo parmesão	10g	120

Magnésio – É essencial para a saúde dos nervos e dos músculos e para o fortalecimento dos ossos. Também é necessário para uma série de funções celulares. Entre os sintomas da deficiência de magnésio estão as câimbras e a arritmia cardíaca. Sementes, nozes, grãos integrais, leguminosas, hortaliças, frutos do mar e frutas secas são fontes ricas desse mineral. Todo alimento natural contém uma certa quantidade de magnésio.

- A ingestão diária deve ser de 270mg para as mulheres e 300mg para os homens.

Alimento	*Tamanho da porção*	*Magnésio (mg)*
Semente de abóbora	1 colher de sopa	75
Cacau em pó sem açúcar	1 colher de sopa (5g)	25
Siri	85g	50
Quinoa	100g	210
Feijão-vermelho	80g	36

Potássio – É importantíssimo para estabelecer um nivelamento com o sódio, a fim de regular o equilíbrio hídrico do organismo. Isso é vital para o funcionamento de todas as células. A maior parte dos alimentos contém alguma concentração de potássio, mas ingerir grande quantidade de alimentos ricos nesse mineral – como frutas frescas e secas, abacate e nozes – ajuda a conter os efeitos adversos da ingestão excessiva de sal (cloreto de sódio). Assim, se contribui para a redução da pressão arterial.

- A ingestão diária de potássio para adultos deve ser de 3.500mg.

Sódio e cloreto de sódio – Conhecidos como sal, são minerais importantes. No entanto, na maior parte dos alimentos, estão presentes em quantidades muito acima das adequadas. Como regra geral, acrescentar mais sal às refeições pode aumentar o risco de hipertensão.

A carência de sal é rara. Mesmo assim, em um ambiente muito quente, esse elemento pode ser eliminado através da transpiração. Uma complicação potencialmente perigosa provocada por níveis reduzidos de sódio no sangue, denominada hiponatremia, pode acometer pessoas que bebem quantidades excessivas de água e transpiram demais. Câimbras noturnas nas pernas estão entre os sintomas de carência de sal. Porém, quem sofre de câimbras freqüentes (não relacionadas à transpiração excessiva nem ao calor) deve consultar um médico para excluir qualquer suspeita de doença.

Fontes alimentares de microelementos minerais

Com exceção da deficiência de ferro, as carências de microelementos minerais são consideradas bastante raras. Contudo, pode haver uma diferença quase imperceptível entre consumir apenas o suficiente do microelemento em particular para evitar os sintomas da carência e ter uma chance crescente de desenvolver uma doença por causa da ingestão diária inadequada. Algumas pesquisas sugerem que os níveis dos microelementos nos alimentos podem estar caindo lentamente por causa da agricultura intensiva e da resultante destruição das fontes dessas substâncias no solo. Se isso for verdade, é difícil calcular até que ponto as deficiências relativas de alguns microelementos poderão se tornar um problema mais grave. Isso pode ser um argumento a favor do método de cultivo orgânico, mas talvez o mais importante é que enfatiza a necessidade de uma dieta variada, com alimentos saudáveis, para se obter uma ingestão balanceada de vitaminas e micronutrientes.

Iodo – O consumo insuficiente de iodo é o exemplo clássico da carência de microelementos decorrente de pobres concentrações desse mineral no solo. A deficiência de iodo prejudica a produção do hormônio da tireóide, o que resulta em retardo mental e em outras anormalidades metabólicas, de crescimento e de desenvolvimento. Os animais criados em pastos com pouca quantidade de iodo estão mais propensos a problemas de saúde, por isso às vezes têm que ingerir pastilhas de sal.

Os peixes, os frutos do mar e as algas são fontes especialmente ricas de iodo. Os laticínios, as hortaliças e a carne também contribuem para a ingestão diária desse nutriente.

Na maioria dos países, o sal de mesa recebe iodo (sal iodado). O sal marinho costuma ter quantidades bem menores dessa substância. A orientação para se reduzir o consumo de sal pode estar aumentando o risco de deficiência de iodo entre as pessoas que utilizam o sal iodado para suprir sua necessidade desse nutriente.

- A ingestão diária de iodo deve ser de 110mcg para as mulheres e 130mcg para os homens.

Ferro – É uma parte essencial da hemoglobina, o pigmento vermelho no sangue que permite o transporte do oxigênio pelo corpo. A anemia é o diagnóstico médico mais comum de deficiência de ferro. Fraqueza, palidez, cansaço e falta de ar são sintomas comuns da anemia.

A carne vermelha, a carne de caça e o fígado são as melhores fontes de ferro. Os frutos do mar também fornecem boas quantidades desse nutriente. O ferro de origem animal é absorvido com mais rapidez pelo organismo do que o ferro de origem vegetal, como o que está presente em leguminosas, hortaliças de folhas verdes, grãos integrais (entre os quais a quinoa) e sementes de gergelim, de abóbora e de linhaça. A vitamina C auxilia na absorção do ferro. Assim, são ideais as refeições que combinam fontes alimentares de ferro com itens que contêm vitamina C (como uma fruta ou pimentão). Há relatos de que os polifenóis interferem na absorção desse mineral, porém acho improvável que tal interação chegue a causar carência em pessoas que têm uma boa nutrição.

- A ingestão diária de ferro deve ser de 14,8mg para as mulheres e 8,7mg para os homens.

Alimento	*Tamanho da porção*	*Ferro (mg)*
Fígado de cordeiro, bem tostado	100g	10
Mariscos	50g	14
Lentilha, cozida	100g	3,5
Espinafre	90g	2,5
Pão integral	2 fatias (75g)	2

Selênio – Estudos mostram que a carência de selênio aumenta o risco de câncer e de doenças cardíacas. A castanha-do-pará é a fonte natural mais rica desse nutriente – uma ou duas unidades por dia suprem todas as necessidades. A cebola e o alho também podem ser boas fontes, pois conseguem concentrar o selênio do solo. Boas quantidades de frutos do mar, hortaliças e alimentos feitos com grãos integrais previnem contra os efeitos do consumo insuficiente desse mineral.

- A ingestão diária de selênio deve ser de 60mcg para as mulheres e de 75mcg para os homens.

Alimento	*Tamanho da porção*	*Selênio (mcg)*
Castanha-do-pará	2 unidades (8g)	87
Sardinha, conservada em óleo	100g	50
Mexilhão sem casca	50g	33
Massa de trigo integral	150g	24
Peito de frango, grelhado	130g	28

Zinco – Esse nutriente desempenha um papel importante em muitas reações enzimáticas e auxilia na cicatrização de feridas. Sua carência pode enfraquecer a função imunológica e aumentar o risco de infecções. O zinco é abundante no fígado e nos mariscos, especialmente nas ostras. Nozes, sementes, leguminosas, grãos integrais, carne, aves e laticínios também são boas fontes.

- A ingestão diária de zinco deve ser de 7mg para as mulheres e de 9,5mg para os homens.

Alimento	*Tamanho da porção*	*Zinco (mg)*
Ostra crua, sem casca	1 unidade (10g)	5
Fígado de vitela	80g	10
Semente de abóbora	20g	1,5
Pão integral	2 fatias (75g)	1,3
Queijo cheddar	30g	1,3

Cromo – A ingestão inadequada de cromo está relacionada à diabetes e a doenças cardíacas, mas o papel fisiológico completo desse nutriente ainda precisa ser desvendado. Sua quantidade diária ideal também é incerta. Estudos revelam que a ingestão de suplementos de cromo por pessoas que adotam uma dieta mista apresenta poucos benefícios. Portanto, a insuficiência desse microelemento pode ser o indicador de uma alimentação ruim, e não uma causa importante daqueles problemas de saúde. Há também preocupação com a toxicidade que pode ser causada pela ingestão excessiva de cromo por meio dos suplementos. Ovos, fígado, carne, queijo e hortaliças são boas fontes desse mineral.

Cobre – Participa de muitas funções celulares, agindo muitas vezes em conjunto com o ferro e o zinco. Como a metabolização do ferro necessita de um pouco de cobre, a causa da anemia pode, em alguns casos, estar associada à carência deste último. No entanto, o cobre é um mineral relativamente comum e seu consumo insuficiente é raro.

Flúor, manganês e molibdênio – São outros microelementos minerais essenciais. Estão presentes em uma grande variedade de itens. Assim, com uma alimentação variada, não precisamos fazer um esforço especial para consumi-los. A importância de outros microelementos, como o boro e o silício, ainda é incerta, porém uma nutrição saudável e diversificada também permitirá que sejam consumidos na quantidade suficiente.

Fortalecendo as bactérias benéficas

Intestinos normais e saudáveis são repletos de bactérias – elas são conhecidas como flora intestinal, que se desenvolve desde o nosso nascimento. Pode haver mais de 1kg de bactérias vivas nos intestinos em dado momento. Foram identificados mais de 100 tipos delas, embora possam existir mais de 400. A flora intestinal ajuda a impedir o crescimento de bactérias prejudiciais e de outros microorganismos, como leveduras. As bactérias do intestino saudável também estão envolvidas na digestão e no metabolismo. A interação entre as bactérias intestinais e seus hospedeiros humanos ainda não é inteiramente conhecida, porém imagina-se que elas reduzem o risco de câncer de cólon, metabolizando ou desativando os carcinógenos. Podem também influenciar todo o meio intestinal a reduzir a ocorrência de episódios de doenças inflamatórias.

Vários fatores afetam a flora intestinal. Alimentação inadequada, uso de antibióticos, intoxicação alimentar e velhice já foram associados a níveis reduzidos de bactérias benéficas. Os probióticos são microorganismos vivos que, em quantidade suficiente, fornecem nutrição para as bactérias simbióticas saudáveis. Estudos mostram que os probióticos podem ajudar a restaurar a função intestinal normal depois de um episódio de diarréia. Também são capazes de reduzir a constipação em indivíduos propensos a esse problema. Ainda não se sabe ao certo se os probióticos beneficiam pessoas saudáveis.

As bactérias saudáveis do intestino impedem o crescimento de bactérias prejudiciais e podem reduzir as inflamações e o risco de câncer de cólon.

IOGURTE E PROBIÓTICOS – Os probióticos costumam ser encontrados no iogurte e nas bebidas probióticas. O iogurte é um leite fermentado feito com as bactérias que produzem o ácido lático. Essas bactérias se ligam às paredes dos intestinos grosso e delgado, impedindo que as bactérias prejudiciais se fixem. Elas também estimulam a secreção do anticorpo protetor denominado imunoglobulina A, no intestino delgado.

O iogurte natural é uma opção de alimento saudável e, se tiver um efeito probiótico, isso será apenas um bônus. Os melhores iogurtes são os que não contêm nada além de culturas de bactérias para iniciar a fermentação. O iogurte natural apresenta 3g de açúcar em 100g. Leia as informações nutricionais no rótulo para verificar se o produto recebeu açúcar extra. Considero o conteúdo de gordura do iogurte irrelevante. Uma porção (100g) de iogurte de leite integral possui cerca de 3g de gordura. Como parte de uma dieta saudável, com consumo limitado de carne, isso é insignificante.

Algumas bebidas probióticas comercializadas prometem aumentar o bem-estar. As que conheço possuem muito açúcar. Portanto, qualquer efeito estimulante provavelmente será resultado da elevação do nível de açúcar. Cápsulas contendo bactérias específicas também podem ter ação probiótica, mas a qualidade dos produtos é inconsistente.

Prebióticos – São os carboidratos não digeríveis, em especial os fruto-oligossacarídeos e os galacto-oligossacarídeos, que atravessam o intestino grosso, onde a flora intestinal pode digeri-los através da fermentação. Os prebióticos são uma fonte de nutrientes para bactérias saudáveis e podem ser tão importantes quanto os probióticos para promover seu crescimento e estimular seus efeitos protetores. Alcachofra-de-jerusalém, aspargos, alho-poró e cebola são boas fontes desses elementos.

A promessa dos fitoestrogênios alimentares

Muito já se escreveu sobre os benefícios do consumo elevado da soja. O principal argumento a favor desse vegetal foi fornecido por estudos realizados na Ásia que mostraram menor incidência de doenças cardíacas e de câncer de mama, do endométrio e da próstata em pessoas que usam alimentos à base de soja como o principal componente de sua alimentação. Dietas ricas nesses itens também ajudam a reduzir a osteoporose. Embora haja numerosos indícios que sustentam esses efeitos benéficos, pesquisas com pacientes e voluntários quase sempre não conseguem demonstrá-los.

Uma explicação para esses resultados decepcionantes vem de estudos sobre o metabolismo das isoflavonas (os fitoestrogênios ativos no feijão de soja). Uma molécula chamada equol parece ser responsável por muitos dos efeitos benéficos dos fitoestrogênios da soja. No entanto, apenas 20 a 35%

das pessoas são capazes de metabolizar a daidzeína, a abundante isoflavona da soja, transformando-a na molécula equol. Não se sabe por que apenas alguns indivíduos produzem equol, mas esse fato parece estar associado à flora intestinal. Como se desconhecem as bactérias envolvidas nesse processo, ainda não há um produto probiótico capaz de promover a síntese dessa molécula. Os prebióticos alimentares também podem ser importantes caso as bactérias que produzem equol se desenvolvam nos intestinos. A ausência dessa molécula explica por que algumas pessoas se beneficiam mais dos produtos à base de soja do que outras. De qualquer modo, a ingestão de soja é uma maneira importante de estimular o consumo de proteína vegetal, uma prática que está associada a uma saúde melhor.

Nutrição completa – a verdadeira "polirrefeição"

Enquanto eu trabalhava na elaboração deste livro, um artigo sarcástico foi publicado na edição de dezembro de 2004 do *British Medical Journal.* Após examinarem os indícios em favor dos efeitos protetores do consumo regular de vários alimentos e bebidas, os autores propuseram uma "polirrefeição" como alternativa nutricional às terapias médicas para a redução das doenças cardíacas e o aumento da expectativa de vida. Veja o que estava no cardápio:

- vinho (150ml por dia)
- peixe (114g, quatro vezes por semana)
- frutas e hortaliças (400g por dia)
- alho (2,7g por dia)
- chocolate amargo (100g por dia)
- amêndoa (68g por dia)

A partir da análise das pesquisas publicadas, os autores concluíram que um estilo de vida que incluísse esses itens poderia reduzir em 76% as doenças cardíacas e aumentar a expectativa de vida em 6,6 anos para os homens e em 4,8 anos para as mulheres. Essas recomendações são uma progressão lógica dos estudos alimentares, e fiquei surpreso com as cartas de rejeição a esse artigo que foram posteriormente publicadas pelo *British Medical Journal.*

Minha abordagem é semelhante em muitos pontos: cheguei a conclusões com base em pesquisas sobre alimentação e, neste livro, analiso a combinação ideal de nutrientes, enfatizando as melhores opções. Vinho, peixes, frutas, hortaliças e alho já fazem parte de uma dieta mediterrânea saudável. Para maximizar os benefícios, recomendo uma escolha cuidadosa de vinhos (veja o capítulo 4). Comer frutas e hortaliças variadas ao longo da semana é importante para que todos os sais minerais e vitaminas sejam ingeridos. Pelo menos uma porção diária de frutas ricas em polifenóis (como maçã, romã e framboesa) será, com certeza, benéfica. A quantidade de chocolate recomendada na "polirrefeição" é excessiva do ponto de vista calórico (cerca de 500 a 600 calorias). O chocolate amargo rico em procianidina seria melhor, uma vez que apenas 20 a 30g seriam necessários para proporcionar benefícios. As nozes – que contêm tanto os polifenóis protetores quanto uma alta proporção de gorduras ômega-3 – parecem ser uma escolha melhor do que as amêndoas, mas a variedade é uma boa opção. Minhas recomendações de alimentos e bebidas neste capítulo, e nos exemplos de cardápios semanais e de receitas que se seguem, constituem a verdadeira "polirrefeição".

Vamos à dieta

Você provavelmente sabe se está acima do peso: a tabela do Índice de Massa Corporal (IMC) apresentada a seguir lhe dará uma idéia mais clara do que constitui um peso saudável para sua altura. Para emagrecer, a quantidade de calorias ingeridas precisa ser menor do que aquela que o organismo gasta no dia-a-dia. Muitas pessoas seguem uma dieta de emagrecimento até chegar ao peso desejado e depois engordam de novo. Se você não mudar sua alimentação e não começar a se exercitar, não haverá perda de gordura corporal permanente, tampouco uma melhora da saúde a longo prazo.

O objetivo do meu plano de refeições para duas semanas (veja as páginas 185 e 186) é fazer com que você se acostume a comer alimentos saudáveis. Para emagrecer, você precisa fazer refeições que saciem o apetite, caso contrário acabará fazendo muitos lanches entre elas. Reduzindo a ingestão de alimentos refinados que contêm amido, além de produtos açucarados, será mais fácil controlar a fome. Exercitar-se regularmente e alimentar-se nas horas do dia que forem as mais convenientes para você são práticas que proporcionarão benefícios para sua saúde e seu bem-estar. É provável que essas mudanças na alimentação e no estilo de vida promovam a perda de peso gradual ao longo de alguns meses. Se isso não acontecer, o próximo passo será controlar o tamanho da porção em vez de abrir mão de determinados alimentos.

Caso não saiba cozinhar, aprenda a preparar refeições simples e nutritivas (veja a seção de receitas e o plano de cardápios com algumas sugestões). Essa é a melhor maneira de evitar o excesso de açúcar, sal, gorduras e amidos refinados e superprocessados dos alimentos semiprontos. Você se surpreenderá ao descobrir que o ato de elaborar uma refeição pode fazer com que seu apetite diminua, o que o ajudará a perder peso. Importante: faça as refeições com toda a calma – o alimento não deve ser engolido de uma vez só, mas apreciado lentamente para evitar a ingestão excessiva de calorias.

Os segredos para a perda de peso são os mesmos para a melhora da saúde e da qualidade de vida:

- Comer frutas e hortaliças variadas.
- Reduzir o consumo de carne, substituindo-a por peixes e fontes de proteína vegetal, em especial feijões e leguminosas.
- Aumentar a ingestão de alimentos feitos com grãos integrais.
- Eliminar produtos refinados que contêm amido.
- Descartar alimentos e bebidas com adição de açúcar.
- Diminuir a ingestão de gordura saturada, substituindo-a por alimentos ricos em gordura monoinsaturada e poliinsaturada (principalmente as gorduras ômega-3).
- Jamais comer alimentos que apresentam gordura hidrogenada (gorduras trans).
- Reduzir a ingestão de sal.
- Tomar vinho, sobretudo às refeições, evitando o consumo excessivo.

Que calorias cortar?

Se você estabelecer metas simples, a perda de peso acontecerá naturalmente e de forma gradual. A eliminação de 200 calorias por dia acabará fazendo diferença.

500ml de cerveja	*190 calorias*
Croissant	*200 a 300 calorias*
Pipoca (100g)	*400 calorias*
Batata frita de saquinho (35g)	*190 calorias*
Batata (média a grande)	*250 calorias*
Batata chip ou frita (porção pequena)	*300 calorias*

Descubra seu Índice de Massa Corporal (IMC)

Médicos, nutricionistas e outros profissionais de saúde usam o Índice de Massa Corporal (IMC) para calcular o risco para a saúde relacionado com o peso em adultos. O IMC afere a relação entre altura e peso. É um padrão que mostra com bastante exatidão se a pessoa está com um peso saudável ou se está acima do peso e com risco de apresentar problemas relacionados a isso, como hipertensão e diabetes.

Apresento a seguir uma tabela com os valores do IMC que é muito fácil de usar (veja a página 183). Para consultá-la, basta encontrar sua altura na coluna da esquerda e identificar seu peso na linha correspondente. O número que aparece no alto da coluna indica seu índice aproximado de massa corporal, uma estimativa da proporção de gordura que você possui no corpo.

Se preferir, você pode utilizar uma fórmula simples para obter o IMC: divida seu peso em quilos pelo quadrado da sua altura. Por exemplo, se você mede 1,75m e pesa 85kg, multiplique

1,75 x 1,75 = 3,062

e depois divida o peso por esse resultado, ou seja,

85 / 3,062 = 27,75

IMC abaixo de 18,5	abaixo do peso
IMC de 18,5 a 24,9	normal
IMC de 35 a 30	acima do peso
IMC acima de 30	obeso

Um IMC entre 18,5 e 24,9 é considerado saudável, embora você também deva levar em conta outros fatores de risco, como idade, nível de atividade física, hábitos alimentares e histórico familiar.

	Índice de massa corporal (IMC)													
	19	20	21	22	23	24	25	26	27	28	29	30	35	40
Altura (metros)	**Peso (quilos)**													
1,50	42	44	47	49	51	53	56	58	60	62	65	67	78	89
1,51	43	45	47	50	52	54	56	59	61	63	65	68	79	91
1,52	43	46	48	50	52	55	57	59	62	64	66	69	80	92
1,53	44	46	48	51	53	56	58	60	63	65	67	70	81	93
1,54	45	47	49	51	54	56	59	61	63	66	68	70	82	94
1,55	45	47	50	52	55	57	59	62	64	67	69	71	83	95
1,56	46	48	50	53	55	58	60	63	65	67	70	72	84	97
1,57	46	49	51	53	56	58	61	63	66	68	71	73	86	98
1,58	47	49	52	54	57	59	62	64	67	69	72	74	87	99
1,59	47	50	52	55	57	60	62	65	67	70	73	75	88	100
1,60	48	50	53	56	58	61	63	66	68	71	73	76	89	102
1,61	48	51	54	56	59	61	64	67	69	72	74	77	90	103
1,62	49	52	54	57	60	62	65	67	70	73	75	78	91	104
1,63	50	52	55	58	60	63	66	68	71	74	76	79	92	105
1,64	50	53	56	58	61	64	66	69	72	74	77	80	93	107
1,65	51	54	56	59	62	64	67	70	73	75	78	81	94	108
1,66	51	54	57	60	63	65	68	71	74	76	79	82	96	109
1,67	52	55	58	60	63	66	69	72	74	77	80	83	97	111
1,68	53	56	58	61	64	67	70	72	75	78	81	84	98	112
1,69	53	56	59	62	65	68	70	73	76	79	82	85	99	113
1,70	54	57	60	63	66	68	71	74	77	80	83	86	100	115
1,71	55	58	60	63	66	69	72	75	78	81	84	87	101	116
1,72	55	58	61	64	67	70	73	76	79	82	85	88	103	117
1,73	56	59	62	65	68	71	74	77	80	83	86	89	104	119
1,74	57	60	63	66	69	72	75	78	81	84	87	90	105	120
1,75	57	60	63	66	69	72	76	79	82	85	88	91	106	121
1,76	58	61	64	67	70	73	76	79	83	86	89	92	107	123
1,77	58	62	65	68	71	74	77	80	84	87	90	93	109	124
1,78	59	62	65	69	72	75	78	81	84	88	91	94	110	126
1,79	60	63	66	69	73	76	79	82	85	89	92	95	111	127
1,80	60	64	67	70	73	77	80	83	86	90	93	96	112	128
1,81	61	64	68	71	74	77	81	84	87	91	94	97	114	130
1,82	62	65	68	72	75	78	82	85	88	92	95	98	115	131
1,83	62	66	69	73	76	79	83	86	89	93	96	99	116	133
1,84	63	67	70	73	77	80	83	87	90	94	97	100	117	134
1,85	64	67	71	74	78	81	84	88	91	95	98	101	119	136
1,86	65	68	71	75	78	82	85	89	92	96	99	103	120	137
1,87	65	69	72	76	79	83	86	90	93	97	100	104	121	139
1,88	66	69	73	76	80	84	87	91	94	98	101	105	122	140
1,89	67	70	74	77	81	84	88	92	95	99	102	106	124	142
1,90	67	71	75	78	82	85	89	93	96	100	103	107	125	143

Capítulo 11

Cardápio e receitas

Um cardápio para duas semanas

As refeições de cada dia fornecem entre 1.400 e 2.000 calorias. Uma maçã por dia acrescenta cerca de 70 calorias. Uma taça de vinho tinto de 125ml, um pedaço de 30g de chocolate amargo ou um pedaço da Barra de Cranberry e Nozes* ou da Barra de Aveia com Frutas* adicionam 150 a 200 calorias. Além das frutas – ou das hortaliças, como tomate-cereja, cenoura, aipo e pimentão –, não recomendo lanches entre as refeições, principalmente se você estiver tentando perder peso. O intervalo entre as refeições permite que o organismo entre em um estado de queima de gordura. No entanto, se você pular o café da manhã, faça um lanche matinal com uma barra sem açúcar adicionado (veja as receitas nas páginas 191 e 192), uma fruta ou uma hortaliça. Acrescente um pouco de iogurte natural e queijo cottage e tempere com canela ou ervas se gostar.

O cardápio que apresento a seguir contém pouca gordura saturada. A ênfase está na gordura monoinsaturada, como na dieta mediterrânea original. Para garantir uma boa ingestão de gordura poliinsaturada ômega-3, mantenha uma garrafa de óleo de sementes de linhaça na geladeira e use uma colher de chá para temperar saladas e hortaliças; ingira óleo de peixe duas a três vezes por semana; prefira carne magra de boi, de cordeiro e de aves (se possível criados livres) e consuma muitas hortaliças verdes.

---

* Indica receitas contidas neste livro.

	Café da manhã	Almoço	Jantar
Segunda-feira	1 fatia (torrada) de Pão de Quatro Sementes* com Compota de Cranberry e Laranja*	Abacate, atum e feijão-branco com salada de folhas e vinagrete Kiwi e framboesas	Refogado de Camarão e Amendoim* Arroz integral Brócolis cozido no vapor
Terça-feira	Müsli* com leite, maçã ralada e *cranberries* secas	Salada de Lentilha, Espinafre e Queijo Feta* 120g de iogurte natural Pêssego ou nectarina	Salmão com Molho de Agrião e Tofu* Tomates assados Batata cozida com a casca e vagem
Quarta-feira	Barra de Aveia com Frutas* 120ml de iogurte natural com 1 colher de sopa de sementes de girassol Suco de *cranberry*	Patê de Peixe Defumado e Tofu* 1 fatia de pão integral Salada de Cenoura e Salsa com Vinagrete de Romã* Salada de agrião	Fígado de Cordeiro Refogado* Arroz integral Couve ou brócolis cozidos no vapor, regados com 1 colher de chá de óleo de gergelim
Quinta-feira	Ovo poché 1 fatia de Pão de Quatro Sementes* Suco de romã	Salada de Frango, Laranja e Erva-doce* Framboesas, *blueberries* e morangos	Espaguete com Nozes e Molho de Berinjela* Salada de rúcula, agrião e espinafre
Sexta-feira	Salada de Frutas com Romã (página 48) 120ml de iogurte natural com 1 colher de sopa de sementes variadas	Sardinhas grelhadas (enlatadas ou frescas) Salada de tomate com manjericão e vinagrete 1 fatia de pão integral	Pão de Forma de Couve com Molho Picante de Tomate* Cenouras, batatas "Sorvete" de Trufas de Chocolate* com framboesas
Sábado	Müsli* com leite, pêra ralada e canela	Salada Grega (página 201)* 120ml de iogurte natural com figo ou maracujá frescos	Kebabs de Tamboril com Molho de Romã* Tabule* Purê de feijão-manteiga
Domingo	1/2 grapefruit Tomate grelhado e bacon magro 1 fatia de Pão de Nozes*	Espaguete com Molho de Tomate e Anchova* Uvas	Alho-poró com Vinagrete de Cranberry* Frango Picante ao Molho de Chocolate* Quinoa, salada variada

* Indica receitas contidas neste livro.

	Café da manhã	Almoço	Jantar
Segunda-feira	Müsli* com leite e iogurte Framboesas, *blueberries*, morangos	Sardinhas grelhadas (enlatadas ou frescas) Favas e purê de ervilha Salada de rúcula e alface-romana	Sopa de Lentilha, Bacon e Repolho* 1 fatia de Pão de Nozes* Queijo cottage
Terça-feira	Barra de Aveia com Frutas* 120ml de iogurte natural Suco de *cranberry*	Salada de tomate Patê Picante de Grão-de-bico com Damasco* Pão árabe Cenoura ralada, pimentão vermelho cortado, 1/2 alface-romana	Frango com Romã e Nozes (Faisanjin)* Hortaliças ao Oriente Médio* Arroz integral
Quarta-feira	Müsli* com leite, frutas secas e maçã ralada	Salada de abacate, tomate e mozarela 1 fatia de Pão de Soja com Sementes de Linhaça*	Salmão com Centeio e Feijão-mulatinho* Mix de Folhas à Italiana*
Quinta-feira	Pêssego ou nectarina 1 fatia de Pão de Nozes* com 1 colher de sopa de pasta de amendoim sem açúcar	Salada Niçoise* 120ml de iogurte natural com framboesas 1 colher de sopa de sementes de girassol	Caçarola de Feijão e Tomate* Vagem, aspargos "Sorvete" de Trufas de Chocolate*
Sexta-feira	Barra de Cranberry e Nozes* Suco de fruta fresca	Patê de Cogumelo e Lentilha* com hortaliças cruas 1 torrada integral 120ml de iogurte natural 1 kiwi	Sopa de Favas com Cebolinha e Hortelã* Lombo de Porco Assado com Purê Picante de Caqui* Trigo para quibe Salada de agrião
Sábado	1/2 grapefruit 1 ovo poché Cogumelos e tomates grelhados 1 torrada integral	Frango grelhado Pimentões Assados com Anchova* Salada de rúcula e abacate	Pão de Nozes* com Molho Picante de Tomate* Mix de Folhas à Italiana* Maçã assada com frutas secas, canela e iogurte
Domingo	1 fatia de melão Pão de Centeio e Cranberry* com queijo cottage Suco de fruta fresca	Sopa de Feijão com Azeitonas,* servida com molho *pesto*	Ensopado de Carne com Cranberry* Brócolis, batata 120ml de iogurte natural com frutas vermelhas variadas

* Indica receitas contidas neste livro.

Receitas*

Müsli

Preparo uma receita da mistura básica toda semana. É fácil de fazer e há muitas variações possíveis (veja adiante).

Rendimento: 10 porções

150g de aveia em flocos
150g cevada em flocos
150g de centeio em flocos
50g de sementes de abóbora
50g de sementes de girassol
60g de castanhas-do-pará picadas
10 figos desidratados picados
20 ameixas secas picadas

Misture todos os ingredientes e guarde em local fresco em um recipiente fechado. Na hora de servir, coloque 4 colheres de sopa de müsli em uma tigela. Acrescente 1 colher de sementes de linhaça moídas na hora. Junte 150ml de leite de soja ou de suco de maçã sem açúcar e misture bem. Finalize com 1 colher de sopa de iogurte.

Variações

A aveia é a base para o müsli, mas costumo incluir mais um ou dois tipos de grãos comprados em lojas de produtos naturais. Em vez de cevada ou centeio, você pode experimentar milho-miúdo (milhete) ou quinoa. Acrescente:

- Frutas secas picadas: damasco, tâmara, maçã ou pêra.
- Frutas frescas: maçã ou pêra picadas, uvas cortadas ao meio, banana, morango, framboesa, amora-preta, *blueberries*, groselha-preta.
- Frutos oleaginosos: noz, amêndoa, avelã, noz-pecã.
- Temperos: canela moída ou noz-moscada moída na hora.

Benefícios nutricionais

Sem açúcar e rico em fibras, este müsli é também uma boa fonte de vitaminas do complexo B e de sais minerais, como zinco e ferro. Uma porção supre metade da necessidade diária de magnésio e quase um terço da de cálcio. Uma ou duas castanhas-do-pará por dia contêm todo o selênio de que necessitamos.

Cada porção (com leite e iogurte desnatados) contém: 18g de proteína, 60g de carboidrato, 15g de gordura, 11g de fibra, 422 calorias/1.776kJ.

* Se você tiver dificuldade em encontrar *cranberry* para elaborar as receitas apresentadas neste livro, substitua essa fruta por framboesa, que também apresenta boa concentração de polifenóis. (*N. do E.*)

Compota de Cranberry e Laranja

É deliciosa misturada com iogurte, no café da manhã. Também cai bem sobre a torrada ou como molho para acompanhar assados de peru, porco e carne de caça.

Rendimento: 3 porções

100g de *cranberries* frescas ou congeladas
2 colheres de sopa de suco de laranja fresco
Cerca de 2 colheres de chá de mel

Cozinhe as *cranberries* no suco de laranja, em fogo baixo, por 6 a 7 minutos até ficarem macias. Acrescente o mel a gosto.
Sirva com iogurte diet.

Benefícios nutricionais

Uma porção desta compota, acompanhada de 100g de iogurte natural, garante um equilíbrio adequado entre carboidratos, gorduras e proteínas. É útil também para suprir as necessidades diárias de vitamina C e cálcio. Ligeiramente cozida, a cranberry *é uma boa fonte de procianidinas: uma porção desta compota fornece um pouco menos de procianidinas do que uma taça de 125ml de vinho tinto rico nesses polifenóis.*

Cada porção (com iogurte) contém: 4g de proteína, 13g de carboidrato, 3g de gordura, 2g de fibra, 91 calorias/380kJ.

Café da manhã com frutas

Uma ou duas porções de frutas frescas, em especial de frutas vermelhas, sempre proporciona uma boa maneira de começar o dia. As opções a seguir pesam aproximadamente 80g, fornecendo uma das cinco a nove porções diárias recomendadas:

1 unidade de maçã, pêra, laranja, nectarina ou pêssego
2 ou 3 damascos ou ameixas
1 banana pequena ou média
frutas vermelhas – pese-as ou divida a caixa em porções de 80g
20 cerejas ou uvas
2 tangerinas
1 ou 2 figos ou kiwi frescos
1/2 manga ou 1/2 papaia
1 fatia pequena de melão-cantalupo ou de melancia

- *Prepare sucos usando hortaliças ou frutas frescas ou congeladas. Eles não terão a mesma quantidade de fibras das frutas frescas, mas proporcionarão uma boa quantidade de vitaminas e sais minerais. Experimente combinar maçã, cenoura e gengibre ou então laranja, morango e pêssego.*

Pão de Nozes

Com as modernas máquinas de fazer pão, é possível acordar e já ter pronto um pão fresquinho para o café da manhã. Criei algumas variações saudáveis do método básico.

Rendimento: 1 pão (16 fatias)

200g de farinha de trigo branca
200g de farinha de trigo integral
100g de farinha de soja
1 1/4 de colher de chá de fermento para usar em máquinas de fazer pão
1 colher de chá de açúcar demerara
1/2 colher de chá de sal
1/4 de colher de chá de vitamina C em pó (ácido ascórbico)
1 colher de sopa de óleo de nozes
150ml de leite de soja
290ml de água morna
100g de nozes picadas

Misture os três tipos de farinha. Em seguida, junte todos os ingredientes na máquina de fazer pão e siga as instruções do fabricante.

Para fazer este pão à mão, use 2 colheres de chá (um saquinho de 7g) de fermento seco, descarte a vitamina C e reduza a quantidade de água para 150ml. Misture as farinhas, o fermento, o açúcar e o sal em uma tigela grande. Acrescente o óleo de nozes, o leite de soja e a água morna. Mexa bem e depois sove por cerca de 15 minutos até que a massa fique elástica. Se ainda estiver grudando nos dedos, junte um pouco mais de farinha. Cubra e deixe em lugar quente para dobrar o tamanho (cerca de 1 hora).

Sove a massa mais uma vez e junte as nozes. Coloque a massa em uma fôrma grande para pão, cubra com papel-filme ligeiramente untado e deixe crescer de novo (30 a 45 minutos).

Preaqueça o forno a 230°C. Quando a massa tiver crescido até o alto da fôrma, leve ao forno sem o papel-filme e deixe assar por cerca de 30 minutos. Teste virando a fôrma e batendo no fundo com a articulação dos dedos. Se o pão estiver pronto, o som será abafado; caso contrário, mantenha no forno por mais 5 ou 10 minutos.

Variações

- Pão de Quatro Sementes: substitua as nozes por 30g de sementes de linhaça e 15g (cada) de sementes de girassol, abóbora e gergelim.
- Pão de Soja com Sementes de Linhaça: substitua as nozes por 100g de sementes de linhaça. Essa variação tem uma proporção ideal de 1:1 de gorduras ômega-3 para ômega-6.

Benefícios nutricionais

O acréscimo de farinha de soja, nozes e sementes torna qualquer pão nutricionalmente mais completo e reduz a carga glicêmica da fatia.

Cada fatia contém: 7g de proteína, 22g de carboidrato, 7g de gordura, 3g de fibra, 168 calorias/706kJ.

Pão de Centeio e Cranberry

Em geral, as *cranberries* deste pão ficam inteiras. Assim, quando o mordemos, sentimos o suco delicioso da fruta. Este pão é muito saboroso quando servido quente (logo que sai do forno) ou torrado, acompanhado de manteiga ou mel e até de queijo.

Rendimento: 1 pão pequeno (12 fatias)

1 colher de sopa de fermento seco
1 colher de chá de açúcar mascavo
Cerca de 150ml de água morna
3 colheres de sopa de azeite de oliva extravirgem
1/2 colher de chá de sal
200g de farinha de trigo integral
100g de farinha de centeio
100g de flocos de centeio
125g de *cranberries* frescas
50g de sementes de girassol

Junte o fermento, o açúcar mascavo e a água morna em uma tigela grande, mexa e misture. Deixe descansar em um local aquecido por cerca de 10 minutos até ficar espumante.

Acrescente o azeite de oliva, o sal, as farinhas e os flocos, misture bem e sove a massa por cerca de 15 minutos. A massa deve ficar elástica, nunca pegajosa. Se ela ainda estiver grudando nos dedos ou na tigela, adicione um pouco mais de farinha. Cubra a tigela com papel-filme e deixe em um lugar quente até dobrar o tamanho (cerca de 2 horas).

Sove a massa mais uma vez e incorpore as *cranberries* e as sementes de girassol. Coloque a massa em uma pequena fôrma para pão, cubra com papel-filme ligeiramente untado e deixe crescer de novo (cerca de 45 minutos).

Preaqueça o forno a 220°C. Quando a massa tiver crescido até o alto da fôrma, leve ao forno sem o papel-filme e asse por cerca de 30 minutos. Teste virando a fôrma e batendo no fundo com a articulação dos dedos. Se o pão estiver pronto, o som será abafado; caso contrário, mantenha no forno por mais 5 ou 10 minutos.

Benefícios nutricionais

Apesar de serem cozidas por 30 minutos, as cranberries *deste pão retêm a maior parte das procianidinas, pois permanecem inteiras. Como a maioria dos pães integrais, este também é uma boa fonte de fibras.*

Cada fatia contém: 5g de proteína, 26g de carboidrato, 6g de gordura, 170 calorias/712kJ.

Barra de Cranberry e Nozes

Esta receita e a próxima são ótimas para o café da manhã e para o lanche.

Rendimento: 16 barras

50g de farinha de trigo integral
1 colher de chá (rasa) de fermento seco
1 colher de café (rasa) de sal
75g de farinha de soja
2 colheres de chá de canela moída
Cascas raladas e o suco de 2 laranjas grandes
2 ovos com ômega-3
1 colher de sopa de óleo de nozes
200g de nozes picadas
50g de amêndoas picadas
100g de figos secos cortados
100g de tâmaras secas cortadas
150g de *cranberries* frescas ou congeladas (ou 100g de *cranberries* desidratadas)

Preaqueça o forno a 180ºC. Forre um tabuleiro de 20 x 20cm com papel-manteiga. Misture bem a farinha de trigo integral com o fermento seco e o sal. Junte a farinha de soja e a canela e mexa. Acrescente as cascas de laranja raladas. Bata delicadamente os ovos com o óleo de nozes e adicione o suco de laranja. Em seguida, incorpore à mistura das farinhas e mexa bem. Acrescente as nozes, as amêndoas, os figos, as tâmaras e as *cranberries*. Com uma colher, coloque a massa no tabuleiro e asse por 45 minutos.

Ainda quente, corte em 16 porções. Deixe esfriar completamente antes de retirar do tabuleiro. Guarde na geladeira em um recipiente fechado.

Benefícios nutricionais

Sem açúcar adicionado e com uma carga glicêmica de 6, estas barras são muito melhores do que as industrializadas. A canela e a cranberry *são boas fontes de procianidinas, enquanto as nozes contêm outros polifenóis benéficos.*

Cada barra contém: 6g de proteína, 17g de carboidrato, 12g de gordura, 4g de fibra, 190 calorias/800kJ.

Barra de Aveia com Frutas

Se possível, tente usar o óleo de canola prensado a frio. Compre frascos pequenos e guarde na geladeira.

Rendimento: 16 barras

75g de farinha de trigo integral
1 colher de chá (bem cheia) de fermento seco
1 colher de café (bem cheia) de sal
500g de maçãs raladas (pesadas depois de descascadas e sem o miolo)
Suco de 1 limão (ou de 2 limas)
2 colheres de sopa de água
100g de aveia
1 colher de sopa de óleo de canola
2 colheres de chá de essência de baunilha (opcional)
100g de castanhas-do-pará picadas
100g de avelãs picadas
100g de damascos frescos picados
150g de *cranberries* secas
50g de sementes de abóbora

Preaqueça o forno a 180ºC. Forre um tabuleiro de 20 x 20cm com papel-manteiga. Misture bem a farinha de trigo integral com o fermento seco e o sal.

Em uma caçarola antiaderente, junte a maçã, o suco de limão e a água. Tampe e deixe cozinhar em fogo baixo por alguns minutos até ficar macio. Adicione a aveia, a farinha de trigo integral já misturada aos outros ingredientes, o óleo de canola e a essência de baunilha e mexa. Deixe descansar por 10 minutos para que a aveia absorva o líquido.

Acrescente as castanhas-do-pará, as avelãs, os damascos, as *cranberries,* as sementes de abóbora e mexa bem. Com uma colher, coloque a mistura no tabuleiro e asse por 55 a 60 minutos.

Ainda quente, corte em 16 porções. Deixe esfriar completamente antes de retirar do tabuleiro. Guarde na geladeira em um recipiente fechado.

Benefícios nutricionais

A maçã e a cranberry *são boas fontes de procianidina que você pode usar para aumentar sua ingestão diária desses polifenóis. As frutas frescas conferem doçura (sem açúcar adicionado) e fibras, enquanto os frutos oleaginosos e as sementes contribuem com vitamina E e sais minerais, especialmente selênio, além de magnésio e uma pequena quantidade de ferro.*

Cada barra contém: 5g de proteína, 26g de carboidrato, 11g de gordura, 4g de fibra, 205 calorias/860kJ.

Sopa de Lentilha, Bacon e Repolho

Esta sopa encorpada é uma refeição completa – acompanhada de uma taça de vinho tinto, é claro.

Rendimento: 4 porções

1 colher de sopa de azeite de oliva extravirgem
50g de bacon magro em tiras, picado
2 cebolas picadas
2 cenouras picadas
4 dentes de alho amassados
140g de lentilhas lavadas
400g de tomates picados
1 litro de água
Sal e pimenta-do-reino moída na hora, a gosto
200g de repolho picado

Aqueça o azeite de oliva em uma panela grande, junte o bacon, a cebola, a cenoura e o alho. Cozinhe em fogo baixo por 5 minutos até que as hortaliças amoleçam. Acrescente a lentilha, o tomate e a água. Deixe levantar fervura e cozinhe por 40 minutos.

Prove e tempere com sal e pimenta-do-reino. Adicione o repolho e cozinhe por 5 a 10 minutos até o repolho amolecer.

Sirva imediatamente.

• A sopa de lentilhas pode ser preparada na véspera e guardada na geladeira em um recipiente fechado, mas só acrescente o tempero e o repolho quando for aquecê-la.

Benefícios nutricionais

Um prato fundo desta sopa contém duas generosas porções de hortaliças, contribuindo para suprir a quantidade recomendada de cinco a nove porções diárias. É repleta de carotenóides saudáveis (como luteína e zeaxantina), de vitamina C e folato, além de apresentar outras vitaminas do complexo B e de sais minerais e muitas fibras.

Cada porção contém: 13g de proteína, 38g de carboidrato, 10g de gordura, 15g de fibra, 281 calorias/1.180kJ.

Sopa de Hortaliças para o Inverno

Uma colher de chá de óleo de semente de linhaça incorporado à sopa um pouco antes de servir acrescenta valiosas gorduras ômega-3 e confere um leve sabor de nozes.

Rendimento: 4 porções

1 colher de sopa de azeite de oliva extravirgem
1 cebola picada
200g de cenouras picadas
1 dente de alho picado
200g de repolho picado
400g de alcachofras-de-jerusalém descascadas e picadas
Sal e pimenta-do-reino moída na hora, a gosto
1 litro de água
2 colheres de sopa de salsa fresca picada
4 colheres de chá de óleo de linhaça

Aqueça o azeite de oliva em uma panela grande, junte a cebola e a cenoura. Cozinhe em fogo baixo até que comecem a amolecer. Acrescente o alho, o repolho, a alcachofra-de-jerusalém, uma pitada de sal e misture bem. Deixe cozinhar por 10 minutos para liberar o caldo natural. Adicione a água, mexa e mantenha em fogo baixo por cerca de 20 minutos ou até que as hortaliças estejam macias.

Leve ao liquidificador e bata até que a sopa esteja cremosa. Tempere e prove o sal e a pimenta-do-reino. Reaqueça em fogo baixo. Decore com a salsa e regue com o óleo de linhaça.

Sirva imediatamente.

- A sopa pode ser feita na véspera, mas só acrescente a salsa e o óleo de linhaça na hora de servir.

Benefícios nutricionais

Cada prato desta sopa contém duas generosas porções de hortaliças, contribuindo para suprir a quantidade recomendada de cinco a nove porções diárias. Esta receita proporciona grande quantidade de carotenóide (que o organismo converte em vitamina A), vitamina C e ferro. Além disso, a alcachofra-de-jerusalém é uma boa fonte de prebióticos, que estimulam as bactérias saudáveis do intestino.

Cada porção contém: 4g de proteína, 28g de carboidrato, 9g de gordura, 5g de fibra, 197 calorias/827kJ.

Sopa de Feijão com Azeitonas

Este prato é uma variação da sopa de hortaliças provençal conhecida como soupe au pistou. *Faça como é costume no sul da França: acrescente uma colher de* pesto *antes de servir.*

Rendimento: 4 porções

100g de feijão-branco (deixado de molho por no mínimo seis horas)
1 colher de sopa de azeite de oliva extravirgem
1 cebola picada
1 cenoura picada
2 talos de aipo picados
2 dentes de alho amassados
100g de vagens cortadas em pedaços de 2 a 3cm
1 abobrinha fatiada
1 colher de sopa de massa de tomate
2 a 3 ramos de manjericão (ou 2 colheres de chá de ervas mistas, as "ervas da Provença")
sal e pimenta-do-reino moída na hora, a gosto
800ml de caldo de vegetais
200g de espinafre picado
30g de azeitonas cortadas ao meio

Escorra o feijão-branco e coloque em uma panela. Cubra com água fria e leve ao fogo sem adicionar sal. Deixe ferver, cozinhe por 10 minutos, escorra e lave. Devolva à panela, cubra com água fria, espere ferver, reduza o fogo e cozinhe por mais 50 minutos ou até amolecer. Escorra.

Aqueça o azeite de oliva em uma panela grande, adicione a cebola, a cenoura e o aipo. Cozinhe em fogo baixo até que os vegetais comecem a amolecer. Adicione o alho, o feijão-branco, a vagem, a abobrinha, a massa de tomate, o manjericão, sal e pimenta-do-reino. Junte o caldo de vegetais e cozinhe por 20 a 30 minutos ou até que as hortaliças estejam macias. Prove e corrija o sal se necessário. Acrescente o espinafre picado e leve de volta ao fogo por mais 2 a 3 minutos. Adicione as azeitonas.

Sirva bem quente.

Benefícios nutricionais

Repleta de carotenóides e excelente fonte de fibras, folato e vitamina K, esta sopa também fornece vitaminas do grupo B, vitaminas C e E e minerais, entre eles magnésio, potássio, cálcio e ferro.

Cada porção contém: 5g de proteína, 18g de carboidrato, 5g de gordura, 7g de fibra, 123 calorias/517kJ.

Sopa de Favas com Cebolinha e Hortelã

Uma sopa excelente para o verão, deve ser feita com favas jovens, antes que a casca fique dura. Se estiver usando favas não tão jovens, aumente a quantidade e cozinhe por 2 a 3 minutos em água fervente, escorra e lave em água fria. Descasque antes de usá-las nesta receita.

Rendimento: 4 porções

1 colher de sopa de azeite de oliva extravirgem
6 cebolinhas picadas e um pouco mais para decorar
1 dente de alho picado
600g de favas descascadas (frescas ou congeladas)
1 litro de caldo de vegetais (ou de galinha)
3 colheres de sopa de salsa fresca picada
3 colheres de sopa de hortelã fresca picada e um pouco mais para decorar
Sal e pimenta-do-reino moída na hora, a gosto
30g de queijo pecorino em lascas, para decorar

Aqueça o azeite de oliva em uma panela grande, acrescente a cebolinha e o alho e cozinhe em fogo baixo por 5 minutos, mas sem deixar que escureçam. Junte as favas e o caldo de vegetais, espere levantar fervura e cozinhe por mais 7 a 8 minutos até que as favas estejam macias. Adicione a salsa, a hortelã, sal e pimenta-do-reino. Bata no liquidificador até obter um creme. Prove e ajuste o sal.

Leve ao fogo para aquecer, decore com o restante da hortelã e da cebolinha picadas e com as lascas de queijo pecorino.

Benefícios nutricionais

A fava, a cebola e as ervas se combinam, proporcionando uma generosa porção de hortaliças. Este é um prato rico em folato e uma boa fonte de outras vitaminas B, das vitaminas A e C e de ferro.

Cada porção contém: 15g de proteína, 29g de carboidrato, 7g de gordura, 1g de fibra, 202 calorias/848kJ.

Patê de Peixe Defumado e Tofu

Use cavala, truta ou salmão defumados para variar este patê de fácil preparo. Para servir como entrada, decore com um ramo de endro ou com cebolinha picada. Sirva com gomos de limão.

Rendimento: 4 porções

200g de filé de peixe defumado
120g de tofu
Suco de 1/2 limão
Pimenta-do-reino moída na hora, a gosto

Junte todos os ingredientes em um processador de alimentos e bata até que a mistura esteja homogênea. Não é preciso acrescentar sal porque o peixe já é salgado.

Guarde na geladeira em um recipiente fechado por até 2 dias.

Sirva com torrada integral ou hortaliças cruas, como cenoura, aipo e pimentão vermelho ou amarelo.

Benefícios nutricionais

Este patê é rico em gorduras saudáveis ômega-3 e uma fonte de proteína e de vitamina B12. A torrada integral e/ou as hortaliças cruas fazem desta receita uma opção nutricionalmente completa para a hora do lanche.

Cada porção contém: 11g de proteína, 1g de carboidrato, 3g de gordura, 76 calorias/318kJ.

Patê de Cogumelo e Lentilha

Este patê vegetariano tem um sabor semelhante ao da carne, que se acentuará ainda mais se você usar cogumelos shiitake *ou* porcini. *Decore com ramos de salsa ou coentro e gomos de limão.*

Rendimento: 4 porções

1 cebola pequena
2 dentes de alho amassados
1 colher de sopa de azeite de oliva extravirgem
200g de cogumelos frescos lavados
150g de lentilhas cozidas ou em lata (pesadas depois de escorridas)
1 colher de sopa de molho de soja (de preferência, o Tamari)
1 colher de sopa de massa de tomate
Pimenta-do-reino moída na hora, a gosto
1 colher de sopa de estragão fresco picado
Gotas de limão (opcional)

Junte a cebola e o alho em um processador e pique bem fino.
Aqueça o azeite de oliva em uma panela grande e refogue a mistura de cebola e alho até que fique macia.

Ao mesmo tempo, pique cogumelos no processador, misture-os com o refogado, aumente o fogo e deixe cozinhar por 2 a 3 minutos. Acrescente as lentilhas, o molho de soja, a massa de tomate, a pimenta-do-reino e o estragão e cozinhe por mais 5 minutos, amassando as lentilhas com uma colher de pau. Prove e acerte o tempero. Finalize com as gotas de limão.

Guarde na geladeira em um recipiente fechado por até 3 dias.

Sirva com torrada integral ou fatias de cenoura e aipo.

Benefícios nutricionais

Este patê vale como uma porção de hortaliças. É também uma boa fonte de vitaminas do complexo B, especialmente riboflavina, niacina e folato, além de conter um pouco de ferro.

Cada porção contém: 6g de proteína, 12g de carboidrato, 4g de fibra, 100 calorias/420kJ.

Patê Picante de Grão-de-bico com Damasco

Para acrescentar um colorido e uma textura diferentes a este patê, não passe o damasco pelo processador, apenas misture-o à pasta de grão-de-bico.

Rendimento: 6 porções

400g de grão-de-bico orgânico em lata, escorrido
50g de damascos secos picados
2 colheres de sopa de massa de tomate
1 1/2 colher de sopa de azeite de oliva extravirgem
200g de tofu
Suco de 1/2 limão
1 dente de alho amassado
1 cebola picada
1/2 colher de chá de coentro em pó
1/2 colher de chá de cominho em pó
1/2 colher de chá de pimenta-de-caiena esmagada
1/2 colher de chá de páprica

Junte todos os ingredientes em um processador de alimentos e bata até obter um purê. Prove e acrescente mais suco de limão, temperos ou ajuste o sal.

Guarde em um recipiente fechado na geladeira por até 2 dias.

Sirva com torradas integrais ou use como recheio de pão árabe integral, acompanhado de salada verde.

Benefícios nutricionais

Este patê vegetariano contribui com pequenas quantidades de uma vasta série de vitaminas e sais minerais, em especial vitamina B6. Também conta como uma porção de hortaliças.

Cada porção contém: 5g de proteína, 20g carboidrato, 5g de gordura, 3g de fibra, 139 calorias/584kJ.

Grão-de-bico com Espinafre à Moda de Sevilha

Quase todo bar que serve tapas *em Sevilha oferece uma variação desse tema. O açafrão é caro, mas se conserva por vários anos em um recipiente hermeticamente fechado.*

Rendimento: 4 porções

2 colheres de sopa de azeite de oliva extravirgem
4 dentes de alho amassados
2 pimentas-de-caiena pequenas, secas
1 colher de chá de sementes de cominho
2 latas de 400g de grão-de-bico escorrido
1 boa pitada de açafrão dissolvido em água fervente
400g de espinafre lavado
2 colheres de sopa de vinho tinto de qualidade (ou de vinagre de xerez)
Sal e pimenta-do-reino moída na hora, a gosto

Em uma panela grande, aqueça o azeite de oliva em fogo brando e refogue ligeiramente o alho, a pimenta-de-caiena e o cominho. Acrescente o grão-de-bico e o açafrão. Retire a pimenta-de-caiena depois de 1 ou 2 minutos. Junte o espinafre e o vinho tinto e cozinhe em fogo brando, mexendo de vez em quando até que o espinafre esteja macio e a maior parte do líquido tenha se evaporado. Tempere com sal e pimenta-do-reino e deixe descansar para intensificar os sabores.

Sirva morno ou frio.

Benefícios nutricionais

A combinação de grão-de-bico e espinafre conta como duas porções de hortaliças. É uma fonte excelente de carotenóides, folato, vitamina B6 e vitamina K. Também supre mais da metade da necessidade diária de vitamina C e um quarto da de ferro e magnésio, além de fornecer outras vitaminas e sais minerais.

Cada porção contém: 9g de proteína, 32g de carboidrato, 9g de gordura, 8g de fibra, 234 calorias/985kJ.

Pimentões Assados com Anchovas

Sirva como acompanhamento para peixe assado, com arroz integral cozido no vapor ou batata. Outra opção é servir como entrada ou almoço, com uma fatia de pão de boa qualidade (veja a página 189) e uma salada verde.

Rendimento: 4 porções

2 pimentões vermelhos grandes sem sementes e cortados ao meio no sentido do comprimento
20 tomates-cereja cortados ao meio
2 dentes de alho picados
1 colher de sopa de azeite de oliva extravirgem
Pimenta-do-reino moída na hora, a gosto
50g de filés de anchova em lata (8 filés)

Preaqueça o forno a 180ºC. Recheie os pimentões com os tomates-cereja cortados. Tempere com o alho, o azeite de oliva e a pimenta-do-reino. Coloque 2 filés de anchova sobre cada metade de pimentão. Arrume em um tabuleiro raso e leve para assar na parte de cima do forno por cerca de 1 hora.

Sirva morno ou frio.

Benefícios nutricionais

Uma porção generosa de hortaliças com a gordura ômega-3 da anchova. O pimentão vermelho e o tomate-cereja são excelentes fontes de carotenóides e de vitamina C.

Cada porção contém: 5g de proteína, 9g de carboidrato, 5g de gordura, 3g de fibra, 95 calorias/400kJ.

Saladas

Uma salada e uma fatia de pão integral com nozes ou sementes (veja a página 189) pode ser um almoço ou jantar nutricionalmente completo, desde que você inclua proteína, como ovo (poché ou cozido), queijo cottage, camarão, peixe defumado, frango ou peru assado. Experimente as seguintes sugestões:

- *Abacate, tomate, queijo mozarela e manjericão fresco regados com azeite de oliva extravirgem e vinagre balsâmico.*
- *Beterraba, alface e nozes com vinagrete de óleo de nozes.*
- *Favas frescas com cubos de queijo pecorino suave temperadas com azeite de oliva extravirgem.*
- *Endívia, nozes e queijo roquefort com vinagrete de óleo de nozes.*
- *Salada Grega – alface-romana, tomate, pepino, pimentão verde, cebola roxa, queijo feta, orégano, azeitonas pretas – com molho de azeite de oliva extravirgem e suco de limão.*
- *Camarões e melão-cantalupo em cubos com tomates-cereja, pepino e alfaces variadas com vinagrete de azeite de oliva extravirgem.*

Alho-poró com Vinagrete de Cranberry

Sirva como entrada. Para ter uma refeição completa, acompanhe com peru frio ou carne de porco magra.

Rendimento: 4 porções

2 alhos-porós grandes ou 3 médios
20g de *cranberries* frescas ou congeladas (20 unidades)
2 colheres de sopa de suco de laranja
1 colher de chá de óleo de nozes
1 colher de chá de vinagre de vinho tinto de boa qualidade
Sal e pimenta-do-reino moída na hora, a gosto

Apare o alho-poró, sem descartar demais a parte verde. Lave e corte em rodelas finas. Cozinhe no vapor ou em água até ficar macio, mas não mole. Reserve.

Enquanto isso, prepare o vinagrete: aqueça as *cranberries* e o suco de laranja em fogo baixo até que essas frutas comecem a amolecer. Depois que esfriar, junte a mistura em um liquidificador com o óleo de nozes, o vinagre de vinho, sal e pimenta-do-reino. Bata bem, mas deixando pedaços de *cranberries*.

Escorra o alho-poró e, se necessário, use papel-toalha para ajudar a secar. Coloque-o ainda morno em uma tigela, acrescente o vinagrete e misture.

Sirva em temperatura ambiente.

Benefícios nutricionais

Esta salada leve e de sabor refrescante contém uma porção de hortaliças e proporciona os benefícios prebióticos do alho-poró.

Cada porção contém: 1g de proteína, 9g de carboidrato, 4g de gordura, 1g de fibra, 65 calorias/273kJ.

Salada de Cenoura e Salsa com Vinagrete de Romã

Uma entrada de cores vibrantes para os dias mais frios ou um acompanhamento para o peixe grelhado.

Rendimento: 4 porções

1 romã
1 colher de sopa de azeite de oliva extravirgem
1 dente de alho amassado
Suco de 1/2 limão
Sal e pimenta-do-reino moída na hora, a gosto
250g de cenouras descascadas e raladas
1 ramo grande de salsa picada

Corte a romã ao meio. Esprema o suco de meia romã e retire os caroços da outra metade.

Em um pote de geléia ou em outro recipiente com tampa, junte o suco da romã, o azeite de oliva, o alho, o suco de limão, sal e pimenta-do-reino. Agite.

Em uma tigela, misture a cenoura e a salsa. Cubra com o vinagrete e mexa bem. Espalhe as sementes de romã sobre a salada.

Sirva em seguida.

Benefícios nutricionais

A combinação de cenoura e salsa constitui uma boa porção de hortaliças ricas em carotenóides. Com esta salada, você obterá toda vitamina A de que precisa em um dia. Ela também supre mais de um terço da necessidade diária de vitamina C, além de apresentar muita vitamina K. A romã contribui para a ingestão diária de polifenol.

Cada porção contém: 1g de proteína, 14g de carboidrato, 4g de gordura, 2g de fibra, 88 calorias/370kJ.

Salada de Aipo e Maçã

Esta salada, que já é um almoço satisfatório, também fica excelente com frango quente ou frio. No caso de prepará-la com mais de uma hora de antecedência, deixe o aipo e a maçã de molho no suco de limão antes de misturar. Isso evitará que escureçam.

Rendimento: 4 porções

200g de aipo descascado e ralado
2 maçãs com casca, cortadas
1 cebola roxa pequena cortada fino
80g de nozes picadas

PARA O MOLHO:
1/2 colher de sopa de vinagre de vinho branco (ou de vinagre de sidra)
Suco de 1/2 limão
1 colher de chá de mostarda de Dijon
2 dentes de alho amassados
Sal e pimenta-do-reino moída na hora, a gosto
1 colher de sopa de azeite de oliva extravirgem
150g de iogurte natural desnatado e diet

PREPARO DO MOLHO:
Misture o vinagre de vinho branco, o suco de limão, a mostarda de Dijon, o alho, sal e pimenta-do-reino. Em seguida, incorpore o azeite de oliva. Por último, acrescente o iogurte sem deixar de mexer.

Em uma tigela, junte o aipo, a maçã, a cebola roxa e as nozes. Adicione o molho e misture para envolver a salada.

Sirva em seguida.

Benefícios nutricionais

Nesta generosa porção de hortaliças, há pequenas quantidades de todas as vitaminas do complexo B, além de um pouco de vitamina C. A maçã e as nozes fornecem procianidinas e outros polifenóis protetores. As nozes aumentam bastante o teor de gordura, mas o índice de gordura saturada é pequeno.

Cada porção contém: 6g de proteína, 22g de carboidrato, 17g de gordura, 4g de fibra, 232 calorias/1.058kJ.

Salada de Caqui, Frango Defumado e Abacate

O caqui é uma fruta tenra, cujo sabor deixa um pouco de travo na boca. O frango defumado e o acréscimo de folhas transformam esta salada em uma refeição completa. Mas ela também pode ser servida sem o frango como uma saborosa entrada.

Rendimento: 4 porções

3 caquis
2 abacates pequenos
1 cebola roxa fatiada bem fino
300g de frango defumado picado

PARA O MOLHO:
3 colheres de sopa de azeite de oliva extravirgem
1 colher de sopa de vinagre de vinho tinto de boa qualidade
1/4 de colher de chá de açúcar
1 colher de chá de mostarda em pó
1 dente de alho amassado

PREPARO DO MOLHO:
Misture todos os ingredientes em um pote para geléia ou em outro recipiente com tampa. Agite bem.

Lave o caqui, removendo o cabinho. Divida em seis pedaços. Tire a casca e o caroço do abacate e corte em fatias do tamanho igual às do caqui. Misture o caqui, o abacate e a cebola em uma tigela, despeje o molho por cima e mexa bem. Acrescente o frango defumado.

Sirva em seguida.

Benefícios nutricionais

Esta salada é uma excelente maneira de aproveitar os polifenóis do caqui. O abacate é uma boa fonte de gordura monoinsaturada saudável e de vitamina E. Com este prato, você consome ainda uma ótima mistura de outras vitaminas e sais minerais.

Cada porção contém: 26g de proteína, 15g de carboidrato, 21g de gordura, 5g de fibra, 343 calorias/1.436kJ.

Salada de Lentilha, Espinafre e Queijo Feta

Uma salada substancial que pode ser servida como prato principal. Para reduzir o conteúdo de gordura, utilize queijo feta light e tomates secos que não sejam conservados em óleo.

Rendimento: 2 porções

150g de lentilhas
90g de espinafre-baby
1 cebola roxa pequena fatiada
30g de tomates secos picados
30g de queijo feta em cubos
30g de nozes picadas

PARA O MOLHO:
1/2 colher de chá de mostarda de Dijon
1 dente de alho amassado
Pimenta-do-reino moída na hora, a gosto
2 colheres de sopa de azeite de oliva extravirgem
1 1/2 colher de sopa de vinagre balsâmico

PREPARO DO MOLHO:
Misture a mostarda de Dijon, o alho e a pimenta-do-reino. Adicione o azeite de oliva e o vinagre balsâmico e bata. Prove e ajuste o tempero – talvez seja preciso acrescentar sal.

Lave bem as lentilhas, coloque-as em uma panela com 280ml de água, deixe levantar fervura e cozinhe até que a água seja absorvida e as lentilhas estejam macias (de 15 a 20 minutos).

Transfira as lentilhas quentes para uma tigela, incorpore o molho e misture bem. Junte o espinafre e deixe esfriar. Adicione a cebola roxa, o tomate seco, o queijo feta e as nozes.

Sirva sobre uma cama de alface, rúcula, agrião ou folhas variadas.

Benefícios nutricionais

Uma boa fonte de proteína vegetal, com um pouco de queijo para ressaltar o sabor. Uma porção desta salada supre as necessidades diárias de folato e também de diversas vitaminas do complexo B. Este prato é rico ainda em carotenóides, vitaminas C, E e K, além de ferro, cálcio, fósforo e zinco.

Cada porção contém: 23g de proteína, 4g de carboidrato, 30g de gordura, 16g de fibra, 533 calorias/2.238kJ.

Salada de Peru, Arroz Integral e Feijão-azuki

Como prato principal, esta salada é uma agradável mistura de cores, sabores e texturas.

Rendimento: 4 porções

200g de feijão-azuki (ou de feijão-preto), deixado de molho na véspera
100g de arroz integral
2 colheres de sopa de azeite de oliva extravirgem
2 colheres de chá de vinagre de vinho branco
1/2 colher de chá de mostarda de Dijon
Sal e pimenta-do-reino moída na hora, a gosto
1 pimentão verde grande, cortado
1/2 pepino cortado
1 cebola roxa cortada fino
50g de *cranberries* secas
60g de nozes
200g de peru, frango ou presunto magro cozido, picado

Escorra o feijão-azuki, coloque em uma panela, cubra com água fria – sem acrescentar sal – e deixe ferver por 10 minutos. Reduza o fogo e cozinhe por 30 a 50 minutos até ficar macio. Escorra bem.

Cozinhe o arroz integral em água fervente ligeiramente salgada por 25 a 35 minutos ou até ficar macio. Escorra e enxágüe em água corrente fria.

Bata o azeite de oliva, o vinagre de vinho branco, a mostarda de Dijon, sal e pimenta-do-reino. Incorpore esse molho ao feijão-azuki ainda quente. Quando a mistura esfriar, junte os ingredientes restantes.

Sirva sobre uma cama de folhas de alface.

Benefícios nutricionais

A combinação de feijão-azuki, cranberry *e nozes leva alguns polifenóis protetores ao seu prato. O pimentão, o pepino e a cebola roxa fornecem uma porção generosa de hortaliças. A salada é uma boa fonte de vitamina C, folato e vitaminas do complexo B, além de selênio, zinco e ferro.*

Cada porção contém: 28g de proteína, 58g de carboidrato, 19g de gordura, 12g de fibra, 503 calorias/2.112kJ.

Salada de Frango, Laranja e Erva-doce

Uma ótima maneira de aproveitar sobras de frango cozido – talvez seja ainda melhor com pato. No lugar do agrião, você pode usar folhas de espinafre-baby, rúcula ou uma mistura dos três.

Rendimento: 4 porções

3 laranjas grandes
1 bulbo de erva-doce
2 colheres de sopa de azeite de oliva extravirgem
gotas de molho de soja (de preferência, o Tamari)
Suco de 1 limão
Sal e pimenta-do-reino moída na hora, a gosto
200g de agrião
200g de frango cozido, cortado em fatias pequenas
40g de nozes picadas

Descasque as laranjas sobre uma tigela para recolher o caldo. Remova também toda a parte branca. Corte as laranjas em gomos, retirando os caroços.

Remova as partes duras ou sem cor da erva-doce e corte-a em fatias finas.

Misture o azeite de oliva, o molho de soja e o caldo de laranja recolhido. Adicione o suco de limão, sal e pimenta-do-reino.

Arrume o agrião, a erva-doce, os gomos de laranja e o frango em um prato. Cubra com as nozes e regue com o molho.

Benefícios nutricionais

Uma fantástica fonte de vitaminas A, C e K, esta salada fornece ainda vitaminas do complexo B e uma série de sais minerais, como cálcio e magnésio.

Cada porção contém: 20g de proteína, 23g de carboidrato, 15g de gordura, 6g de fibra, 298 calorias/1.251kJ.

Salada Niçoise

Esta salada mais parece o verão mediterrâneo em um prato. Fica deliciosa também com atum fresco ou em lata. O milho verde não é exatamente o que se pode chamar de autêntico, mas confere cor. Se preferir, use pimentão vermelho ou amarelo em cubos.

Rendimento: 4 porções

400g de batatas pequenas com casca
150g de vagens
2 colheres de sopa de azeite de oliva extravirgem
1 colher de sopa de vinagre de vinho tinto de boa qualidade
sal e pimenta-do-reino moída na hora, a gosto
1 cebola pequena cortada em fatias finas
200g de atum em lata conservado em água, escorrido e em pedaços (ou 200g de atum fresco cortado em fatias grossas de 4 x 1cm)
2 pés de alface-romana picada
250g de milho verde cozido ou em lata, escorrido
4 tomates cortados em 4 pedaços
4 ovos cozidos cortados em 4 pedaços no sentido do comprimento
16 azeitonas pretas pequenas
50g de anchova (opcional)

Leve as batatas para cozinhar sem remover a casca. Quando estiverem macias, retire do fogo, escorra e corte ao meio.

Cozinhe a vagem até ficar macia. Escorra e esfrie rapidamente sob água corrente. Seque bem.

Misture o azeite de oliva, o vinagre de vinho tinto, sal e pimenta-do-reino. Junte às batatas, à vagem e à cebola e mexa bem.

Se estiver usando o atum fresco, cozinhe-o muito rapidamente em uma frigideira antiaderente quente ou em uma grelha – se cozinhar demais, ficará sem gosto.

Divida a alface-romana em 4 pratos. Por cima, coloque a salada de batata com vagem, depois o milho verde e, por fim, o atum. Arrume os tomates, os ovos e as azeitonas em volta dos pratos junto com as anchovas.

Sirva imediatamente.

Benefícios nutricionais

Rica em vitamina C, carotenóides, vitamina K, folato e outras vitaminas do complexo B, além de ferro, magnésio, selênio, cálcio e zinco.

Cada porção contém: 15g de proteína, 52g de carboidratos, 15g de gordura, 12g de fibra, 381 calorias/1.600kJ.

Mix de Folhas à Italiana

Um acompanhamento saboroso e versátil para quase todos os pratos principais. Use qualquer hortaliça verde da estação: repolho, couve, agrião, rúcula, alface-romana, espinafre, acelga, erva-doce, abobrinha, vagem, alho-poró, cebolinha. Tradicionalmente, utiliza-se também dente-de-leão. As quantidades são flexíveis.

Rendimento: 4 porções

200g de repolho ou couve sem os talos
200g de alho-poró
1 bulbo de erva-doce
2 colheres de sopa de azeite de oliva extravirgem
2 a 3 dentes de alho picados
1/4 de colher de chá de pimenta-de-caiena em pó
Até 200ml de caldo de vegetais
Sal e pimenta-do-reino moída na hora, a gosto
1 limão cortado ao meio

Lave e prepare as hortaliças: rasgue ou pique as folhas e corte os demais vegetais em pedaços pequenos.

Em uma panela grande, aqueça em fogo baixo o azeite de oliva, junte o alho e refogue por 30 segundos até sentir seu aroma. Acrescente as hortaliças e mexa bem para envolvê-las no azeite com alho.

Acrescente a pimenta-de-caiena e um pouco do caldo de vegetais. Algumas colheres do caldo serão suficientes para cozinhar as folhas. Porém, as hortaliças mais firmes, como a erva-doce, precisarão de uma quantidade maior. Tampe e deixe cozinhar até que os vegetais estejam macios, o que pode levar até 20 minutos. Tempere com sal e a pimenta-do-reino. Finalize espremendo o suco de limão por cima.

Sirva quente.

• Se houver sobras, use-as para fazer uma boa sopa no dia seguinte: bata tudo no liquidificador até obter um purê e depois acrescente caldo de vegetais para afinar.

Benefícios nutricionais

Esta receita fornece duas porções de hortaliças e muita vitamina C, que você pode consumir no almoço ou no jantar. Dependendo dos vegetais escolhidos, também pode ser uma boa fonte de carotenóides, folato e outros nutrientes. A gordura consiste basicamente na gordura monoinsaturada saudável do azeite de oliva.

Cada porção contém: 2g de proteína, 12g de carboidrato, 7g de gordura, 2g de fibra, 110 calorias/462kJ.

Caçarola de Feijão e Tomate

Sirva como uma refeição vegetariana ou como acompanhamento de carne grelhada de frango ou de cordeiro. Esta receita pode ser dobrada e congelada.

Rendimento: 4 porções

75g de feijão *flageolet* (ou de feijão-verde)
50g de feijão de soja
50g de feijão *borlotti* (ou de feijão-rajado)
1 colher de sopa de azeite de oliva extravirgem
1 dente de alho amassado
1 cebola roxa cortada fino
1 pimentão verde picado
400g de tomates em lata picados
Sal e pimenta-do-reino moída na hora, a gosto
2 colheres de sopa de manjericão fresco picado

Deixe os feijões de molho em água fria na véspera. Escorra e lave bem.

Aqueça o azeite de oliva em uma caçarola grande e pesada, mantendo o fogo baixo. Junte o alho e a cebola e frite por 3 minutos. Acrescente os feijões e cozinhe por mais 3 minutos, mexendo de vez em quando. Adicione água fervente suficiente para cobrir os grãos e deixe ferver por 10 minutos. Reduza o fogo e cozinhe até ficar macio (cerca de 1 hora). Acrescente o pimentão verde e o tomate, tempere com sal e pimenta-do-reino. Continue cozinhando até que o caldo se reduza, adquirindo uma consistência mais espessa. Junte o manjericão um pouco antes de servir.

Benefícios nutricionais

A mistura de feijões é rica em proteínas, e esta receita equivale a duas porções de hortaliças. Fornece muita vitamina C, além de folato, ferro e magnésio.

Cada porção contém: 11g de proteína, 26g de carboidrato, 6g de gordura, 10g de fibra, 193 calorias/810kJ.

Purê de feijão ou de ervilha

Os purês de feijão ou de ervilha, ricos em proteínas, podem ser servidos como patê para aperitivos ou como acompanhamento para peixes e carnes grelhadas. Tempere-os a gosto.

- *Cozinhe em água fervente favas e ervilhas congeladas, depois misture com 2 colheres de chá de tahine (pasta de semente de gergelim), 1 a 2 dentes de alho, o suco de 1/2 limão e um pouco da água do cozimento das ervilhas até obter a consistência desejada.*
- *Misture feijões-manteiga cozidos, 3 dentes de alho e um pouco de azeite de oliva extravirgem.*
- *Cozinhe ervilhas congeladas em água fervente, depois coloque sob água fria para firmar a cor verde. Misture com hortelã fresca e 1 a 2 colheres de sopa de iogurte natural.*

Pilaf de Nozes

Para obter um toque colorido do Oriente Médio – e polifenóis adicionais – misture sementes de romã a este prato pouco antes de servi-lo. Use como acompanhamento para frango, peru ou faisão ou com salada verde no almoço.

Rendimento: 4 porções

800ml de caldo de galinha (ou de vegetais) bem temperado
1 colher de chá de azeite de oliva extravirgem
1 cebola picada
1 dente de alho picado
170g de arroz de grãos longos
1 colher de chá de canela moída
4 damascos secos prontos para o consumo, cortados em fatias finas
50g de nozes picadas
30g de salsa fresca picada
Sal e pimenta-do-reino moída na hora, a gosto

Leve o caldo de galinha para ferver.

Em uma panela grande, aqueça o azeite de oliva, mantendo o fogo baixo. Acrescente a cebola e o alho e refogue até ficarem macios. Junte o arroz e a canela e misture bem. Incorpore o caldo de galinha fervente, tampe, reduza o fogo e deixe cozinhar por 20 a 25 minutos, até o arroz amolecer. Adicione o damasco, as nozes e a salsa e aqueça por alguns minutos. Tempere com sal e pimenta-do-reino.

Sirva quente.

Variações

- Experimente substituir as nozes por pinhões – torre-os ligeiramente antes de incorporá-los ao *pilaf*.
- Use a mistura para rechear 4 pimentões vermelhos grandes. Corte os pimentões ao meio no sentido do comprimento e retire as sementes. Em seguida, espalhe azeite de oliva sobre as duas partes. Arrume os pimentões em uma assadeira e recheie com o *pilaf*. Asse em forno preaquecido a 300ºC por cerca de 1 hora.

Benefícios nutricionais

O uso de grande quantidade de salsa eleva o conteúdo de vitaminas e sais minerais deste pilaf, *que fornece ainda os benéficos polifenóis das nozes e da canela.*

Cada porção contém: 5g de proteína, 27g de carboidrato, 10g de gordura, 4g de fibra, 209 calorias/876kJ.

Tabule

Esta salada de ervas frescas e saborosas, misturadas a tomate e trigo para quibe, é um ótimo prato para o almoço. É também um bom acompanhamento para frango, carne e peixe grelhados. Verifique se, para preparar o trigo que você comprou, basta deixá-lo de molho – algumas variedades precisam ser cozidas por cerca de 20 minutos.

Rendimento: 4 porções

170g de trigo para quibe
4 tomates maduros
1 cebola roxa pequena picada
1 dente de alho picado (opcional)
1 colher de sopa de azeite de oliva extravirgem
A casca ralada e o suco de 1 limão
1 molho de salsa sem os cabos longos
1 molho de hortelã sem os cabos longos
1 molho de coentro sem os cabos longos
Sal e pimenta-do-reino moída na hora, a gosto

Coloque o trigo em uma tigela grande e adicione água fervente, cobrindo-o em 1cm. Deixe de molho por 10 minutos, depois afofe com um garfo.

Divida os tomates ao meio, retire a maior parte das sementes e corte a polpa em pequenos cubos.

Junte a cebola, o alho, o azeite de oliva, a casca e o suco do limão, a salsa, a hortelã e o coentro ao trigo. Mexa bem. Tempere com sal e pimenta-do-reino. Em seguida, misture delicadamente o tomate.

- O tabule pode ser guardado na geladeira em um recipiente fechado por até 3 dias.

Benefícios nutricionais

Este é um substituto saboroso para o arroz e a batata, com uma carga glicêmica relativamente baixa. Supre mais da metade da necessidade diária de vitamina C.

Cada porção contém: 7g de proteína, 42g de carboidrato, 4g de gordura, 10g de fibra, 218 calorias/915kJ.

Pão de Forma de Couve com Molho Picante de Tomate

Este prato principal vegetariano também pode ser servido como entrada para 6 a 8 pessoas.

Rendimento: 4 porções

650g de couve (pesada depois de cortada)
1 cebola picada
2 dentes de alho picados
1 colher de sopa de azeite de oliva extravirgem
75g de farinha de rosca integral (mais ou menos 3 fatias de torrada batidas no liquidificador)
2 ovos batidos
1/4 de colher de chá de noz-moscada moída
Sal e pimenta-do-reino moída na hora, a gosto
3 ovos cozidos, sem a casca

MOLHO PICANTE DE TOMATE:
2 dentes de alho picados
3 pimentas-de-caiena pequenas
1 colher de chá de azeite de oliva extravirgem
400g de tomates em lata cortados fino

Preaqueça o forno a 180°C. Unte uma pequena fôrma para pão.

Lave as folhas da couve. Separe 4 a 6 unidades grandes, corte o talo central e qualquer parte mais dura. Pique o restante das folhas e coloque em uma cesta de cozimento a vapor. Cubra com as unidades que ficaram inteiras. Tampe e deixe cozinhar no vapor por cerca de 3 minutos. Retire as folhas inteiras, que devem estar um pouco murchas, e use-as para forrar a fôrma. Deixe o restante da couve cozinhar por mais 10 minutos ou até amaciar. Em seguida, bata em um processador de alimentos.

Frite a cebola e o alho no azeite de oliva até que amoleçam. Em uma tigela grande, misture a farinha de rosca, a couve processada, os ovos batidos, a cebola, o alho, a noz-moscada, sal e pimenta-do-reino. Coloque metade da mistura na fôrma forrada. Pressione os ovos cozidos no sentido do comprimento no meio da fôrma e cubra com o restante da mistura. Aperte levemente para aplainar e dobre qualquer pedaço protuberante de folha. Cubra com papel-alumínio e coloque a fôrma em um tabuleiro fundo. Adicione água fervente até atingir a metade da fôrma. Cozinhe por 40 minutos até ficar firme ao toque.

Enquanto isso, prepare o molho: frite o alho e a pimenta-de-caiena no azeite de oliva. Acrescente o tomate e cozinhe até o molho engrossar. Retire a pimenta-de-caiena.

Deixe o pão esfriar ligeiramente, vire-o sobre um prato e corte-o em fatias. Pode ser servido em qualquer temperatura, mas fica melhor morno.

Benefícios nutricionais

Este prato é uma excelente fonte de carotenóides, vitamina C e folato, além de conter muitas outras vitaminas e sais minerais: supre quase um terço da necessidade diária de cálcio e quase a metade da de ferro.

Cada porção contém: 15g de proteína, 31g de carboidrato, 12g de gordura, 9g de fibra, 282 calorias/1.184kJ.

Arroz de Nozes

Escolha dois tipos de nozes. Experimente a castanha de caju. Se optar por pistaches, utilize apenas 50g, sem picar – junte-os inteiros à mistura. Para variar o queijo, use parmesão ou pecorino. O arroz pode ser feito na véspera e guardado na geladeira em um recipiente tampado – ele fica muito gostoso frio no dia seguinte.

80g de arroz integral
1 colher de sopa de azeite de oliva extravirgem
2 cebolas fatiadas
2 cenouras raladas
1 dente de alho amassado
200g de cogumelos picados
90g de farinha de rosca integral
50g de castanha-do-pará bem picada
50g de nozes picadas
50g de amêndoas picadas
30g de queijo cheddar ralado
2 ovos batidos
1 colher de sopa de orégano (ou de manjericão fresco) picado
2 colheres de sopa de salsa fresca picada
Sal e pimenta-do-reino moída na hora, a gosto

Coloque o arroz para cozinhar enquanto prepara os outros ingredientes. Quando estiver macio, escorra e lave em água fria, deixando escorrer bem.

Preaqueça o forno a 375°C. Unte uma fôrma grande para pão.

Aqueça o azeite de oliva em uma panela grande, junte a cebola, a cenoura e o alho e cozinhe em fogo baixo por 5 minutos. Acrescente o cogumelo e cozinhe, mexendo sempre, até ficar macio. Retire do fogo e adicione a farinha de rosca, o arroz cozido, as castanhas-do-pará, as nozes, o queijo, os ovos, o orégano e a salsa. Tempere com sal e pimenta-do-reino. Coloque na fôrma e leve para assar por cerca de 1 hora, até ficar firme ao toque e com uma tonalidade marrom por cima.

Sirva quente ou frio com molho de tomate (veja a página 217) e uma generosa porção de hortaliças ou salada verde.

Benefícios nutricionais

Servido com brócolis, é uma refeição nutritiva – embora um pouco rica em gordura. As nozes possuem uma grande concentração de gorduras saudáveis e também são uma boa fonte de proteína (sobretudo quando combinadas com pão integral, arroz integral e queijo), além de fornecerem uma série completa de vitaminas, sais minerais e microelementos minerais.

Cada porção (com 100g de brócolis cozido por pessoa) contém: 14g de proteína, 32g de carboidrato, 22g de gordura, 9g de fibra, 359 calorias/1.508kJ.

Espaguete com Nozes e Molho de Berinjela

A berinjela confere a este prato um delicioso sabor de carne.

Rendimento: 4 porções

2 berinjelas grandes ou 3 unidades médias
75g de nozes
1 dente de alho
Azeite de oliva extravirgem
Sal e pimenta-do-reino moída na hora, a gosto
300g de espaguete de trigo integral
50g de queijo parmesão ralado
50g de salsa fresca picada

Preaqueça o forno a 350°C. Com um garfo, espete as berinjelas em vários lugares, coloque-as em um tabuleiro ligeiramente untado e deixe assar por 20 a 30 minutos até que fiquem macias. Quando estiverem frias o bastante para serem manuseadas, retire a casca e junte-as em um liquidificador com as nozes e o alho. Bata, acrescentando azeite de oliva suficiente para obter uma consistência cremosa. Adicione também sal e pimenta-do-reino. Coloque em uma panela com um pouco mais de azeite de oliva.

Cozinhe o espaguete em água fervente com pouco sal até ficar *al dente* e depois escorra.

Aqueça o molho, acrescente a massa, retire do fogo e misture bem. Junte o queijo parmesão e misture novamente. Decore com a salsa e acompanhe com uma boa salada.

Sirva imediatamente.

Benefícios nutricionais

Uma ótima fonte de uma série completa de vitaminas e sais minerais, este prato supre um terço das necessidades diárias de vitamina C e de ferro, junto com as vitaminas A, E, K e as do complexo B. Proporciona também uma boa concentração de cálcio, fósforo, magnésio, selênio e zinco. As nozes fornecem os polifenóis protetores.

Cada porção contém: 21g de proteína, 76g de carboidrato, 21g de gordura, 11g de fibra, 534 calorias/2.243kJ.

Espaguete com Molho de Tomate e Anchova

Uma refeição simples no estilo mediterrâneo. Sirva com salada verde ou mista.

Rendimento: 2 porções

1 colher de sopa de azeite de oliva extravirgem
3 dentes de alho amassados
50g de filés de anchova em lata
500g de tomates maduros frescos, sem pele nem sementes, cortados (ou 400g de tomates em lata picados)
Pimenta-do-reino moída na hora, a gosto
150g de espaguete de massa integral
2 colheres de sopa de manjericão fresco picado

Aqueça o azeite de oliva em fogo baixo e refogue o alho e as anchovas por 2 a 3 minutos. Acrescente os tomates e a pimenta-do-reino e deixe cozinhar até engrossar (cerca de 30 minutos).

Cozinhe o espaguete em água fervente com um pouco de sal até ficar *al dente*, depois escorra. Adicione o molho e o manjericão, retire do fogo e misture bem.

Sirva imediatamente.

• Acrescente azeitonas pretas, se preferir. Para fazer um molho mais picante, junte 1/2 colher de chá de pimenta-de-caiena em pó amassada junto com o alho.

Benefícios nutricionais

O tomate é uma fonte excelente do carotenóide licopeno – e vale como uma porção de hortaliças. Este prato também fornece uma grande variedade de vitaminas e sais minerais.

Cada porção contém: 19g de proteína, 66g de carboidrato, 10g de gordura, 2g de fibra, 410 calorias/1.722kJ.

Salmão com Molho de Agrião e Tofu

Com o agrião é possível preparar um molho de cor verde brilhante e de sabor forte. Para suavizá-lo, escalde o agrião em água fervente e escorra antes de misturá-lo com o tofu. Se possível, use o salmão orgânico.

Rendimento: 2 porções

2 filés de salmão de 150g cada um
2 colheres de vinho branco (ou de suco de limão)
1 molho de agrião sem as hastes longas
115g de tofu
Suco de 1/2 limão
1 dente de alho amassado
Sal e pimenta-do-reino moída na hora, a gosto
2 colheres de sopa de alcaparras escorridas

Preaqueça o forno a 190ºC. Coloque o salmão sobre dois pedaços de papel-alumínio e regue com o vinho branco. Dobre o papel-alumínio sobre o peixe, fechando bem. Deixe assar por 15 a 20 minutos.

Prepare o molho: coloque o agrião, o tofu, o suco de limão, o alho, o sal e a pimenta-do-reino em um processador e bata até obter uma mistura homogênea. Junte as alcaparras.

Sirva o salmão quente com o molho de agrião frio, acompanhado de tomate assado, endívia e batata cozida com a casca.

Benefícios nutricionais

Rico em gorduras ômega-3, este prato é também uma ótima fonte de betacaroteno, luteína e zeaxantina, além de conter as vitaminas C, K e todas as do complexo B. Supre uma boa parte da necessidade diária de cálcio, fósforo, ferro e zinco.

Cada porção contém: 42g de proteína, 6g de carboidrato, 14g de gordura, 1g de fibra, 320 calorias/1.344kJ.

Salmão com Centeio e Feijão-mulatinho

Acompanhe este prato com uma salada ou hortaliças cozidas no vapor e maionese sabor limão – ou com uma mistura meio a meio de maionese e iogurte. Os grãos de centeio proporcionam uma sensação de saciedade, portanto não é preciso comer muito.

Rendimento: 4 porções

120g de grãos de centeio integral
300g de salmão (1 pedaço)
300g de feijão-mulatinho cozido (pesado depois de escorrido)
1 molho grande de salsa picada
Sal e pimenta-do-reino moída na hora, a gosto

Cozinhe os grãos de centeio em bastante água por cerca de 45 minutos e escorra.

Preaqueça o forno a 190°C.

Coloque o salmão em um refratário, acrescente um pouco d'água, cubra com papel-alumínio e asse por cerca de 15 minutos – o peixe deve ficar macio, mas ainda úmido.

Junte o centeio, o feijão-mulatinho e o salmão em uma travessa aquecida, cubra com a salsa, tempere com sal e pimenta-do-reino e misture bem.

Sirva morno.

Benefícios nutricionais

O salmão é uma fonte dos saudáveis ácidos graxos ômega-3. O feijão-mulatinho e o centeio fornecem a proteína vegetal para complementar a proteína desse peixe. A salsa contém grande quantidade de vitamina C, folato e caroteno, portanto use-a na quantidade que quiser e dê a este prato um lindo colorido verde.

Cada porção contém: 30g de proteína, 39g de carboidrato, 7g de gordura, 10g de fibra, 338 calorias/1.420kJ.

Kebabs de Tamboril com Molho de Romã

O tamboril é o peixe ideal para os kebabs, *pois não se desfaz ao ser cozido.*

Rendimento: 4 porções

500g de tamboril descamado
2 romãs
50 tomates-cereja
1 molho médio de salsa de folhas lisas, picado
2 dentes de alho amassados
1 ou 2 pimentas-de-caiena pequenas, picadas
Azeite de oliva extravirgem
Sal e pimenta-do-reino moída na hora, a gosto

Corte o tamboril em filés e depois em cubos.

No mínimo uma hora antes de cozinhar os *kebabs*, extraia o suco de 1 romã (em um espremedor de limão) e coloque o tamboril para marinar nele. (Isso pode ser feito até 24 horas antes. Nesse caso, tampe o recipiente e mantenha na geladeira, virando o peixe de vez em quando.)

Prepare os *kebabs:* distribua alternadamente em oito pauzinhos para churrasco os tomates-cereja e pedaços de tamboril (que agora adquiriram um lindo tom de rosa pálido). Grelhe os *kebabs*, virando-os duas ou três vezes (cerca de 15 minutos).

Enquanto os *kebabs* estiverem na grelha, prepare o molho. Corte a romã restante ao meio e, com uma colher, remova as sementes, colocando-as em uma tigela (retire os resíduos). Não se preocupe se isso criar muito suco. Junte a salsa, o alho, a pimenta-de-caiena e azeite de oliva suficiente para obter a consistência desejada. Misture bem e tempere com sal e pimenta-do-reino.

Sirva com arroz integral, cuscuz, Tabule (veja a página 213) ou com purê de feijão ou de ervilha (veja a página 211).

Benefícios nutricionais

A romã é rica em polifenóis protetores – um prêmio extra nesta receita já saudável.

Cada porção contém: 25g de proteína, 21g de carboidrato, 7g de gordura, 2g de fibra, 237 calorias/995kJ.

Atum com Salada de Feijão e Pimentão Vermelho

Use qualquer tipo de feijão no preparo desta refeição simples. Escolhi o feijão-branco para contrastar com o pimentão vermelho.

Rendimento: 2 porções

2 pedaços de 100g de atum fresco
Azeite de oliva extravirgem

Salada de feijão-branco e pimentão vermelho:
2 colheres de sopa de azeite de oliva extravirgem
2 colheres de chá de vinagre de vinho tinto de boa qualidade
1 colher de chá de mostarda de Dijon
1 dente de alho amassado
Sal e pimenta-do-reino moída na hora, a gosto
400g de feijão-branco cozido, escorrido
1 pimentão vermelho grande, picado
1 cebola roxa grande, em fatias finas
1 pé de alface-romana picada

Prepare a salada: misture o azeite de oliva, o vinagre de vinho tinto, a mostarda de Dijon, o alho, sal e pimenta-do-reino. Aqueça o feijão-branco, misture com o molho e deixe esfriar. Quando estiver frio, adicione o pimentão e a cebola. Misture com a alface-romana.

Aqueça uma grelha com sulcos ou uma panela antiaderente pesada. Espalhe uma camada fina de azeite de oliva sobre todo o atum. Grelhe o peixe por não mais do que 2 minutos de cada lado. Ele deve permanecer rosado no meio (se cozinhar demais, ficará duro e sem gosto).

Sirva imediatamente com a salada de feijão-branco.

Benefícios nutricionais

É um prato repleto de gorduras saudáveis ômega-3 e de fibras – e uma boa fonte da maioria das vitaminas e dos sais minerais.

Cada porção contém: 43g de proteína, 42g de carboidrato, 21g de gordura, 12g de fibra, 521 calorias/2.188kJ.

Refogado de Camarão e Amendoim

Colorido, perfumado e de rápido cozimento – deixe todos os ingredientes prontos para serem colocados na panela wok. *Eu uso camarões pré-cozidos. Os camarões crus têm um sabor melhor, mas exigem 1 ou 2 minutos a mais de tempo de cocção.*

Rendimento: 2 porções

1 colher de sopa de azeite de oliva extravirgem
1 cebola grande picada
2 dentes de alho amassados
1 ou 2 pimentas-de-caiena sem sementes, picadas
1 pimentão vermelho em fatias
1 pimentão verde em fatias
125g de cogumelos em fatias
150g de camarão
50g de ervilhas congeladas
50g de amendoins sem casca
1/2 colher de sopa de molho de soja
Pimenta-do-reino moída na hora, a gosto

Aqueça o azeite de oliva em uma panela *wok* ou em uma frigideira grande antiaderente. Junte a cebola, o alho, a pimenta-de-caiena, os pimentões e o cogumelo e refogue em fogo de médio a alto até ficarem macios (cerca de 5 minutos). Acrescente o camarão, a ervilha e o amendoim e refogue por mais 3 a 4 minutos. Adicione o molho de soja e a pimenta-do-reino. Se o refogado estiver muito seco, junte 1 ou 2 colheres de sopa de água.

Sirva imediatamente com arroz integral (100g pesados com o arroz cru).

Benefícios nutricionais

Servido com arroz integral, este refogado fornece 2 porções de hortaliças e contém muitas proteínas de diversas fontes. Também é rico nas vitaminas C, E, A e em algumas do complexo B. Supre cerca de um terço da necessidade diária de magnésio, ferro e zinco.

Cada porção (com 50g de arroz por pessoa): 33g de proteína, 52g de carboidrato, 26g de gordura, 11g de fibra, 543 calorias/2.280kJ.

Cavala Grelhada com Salada de Beterraba e Cranberry

Esta salada vermelha é um ótimo acompanhamento para a cavala grelhada.

Rendimento: 4 porções

400g de feijões variados, cozidos e escorridos
100g de *cranberries* secas
2 colheres de sopa de azeite de oliva extravirgem
Suco de 1 limão
150g de beterraba cozida em cubos
Cebolinha picada
20g de salsa de folhas lisas, picada
Sal e pimenta-do-reino moída na hora, a gosto
4 filés de cavala frescos, com cerca de 150g cada

Em uma panela pequena, aqueça levemente o feijão, as *cranberries* e o azeite de oliva. Junte o suco de limão, a beterraba, a cebolinha, a salsa, o sal e a pimenta-do-reino.

Leve os filés de cavala a uma grelha ou churrasqueira e deixe por cerca de 2 minutos de cada lado.

Sirva quente com a salada de beterraba e *cranberries* e batatas cozidas com a casca.

Benefícios nutricionais

É comum dizer que o peixe é bom para o cérebro. Esta receita contém o suficiente para quase uma semana de vitamina B12, que recentemente foi ligada à função cognitiva (veja a página 176). É também rica em gorduras ômega-3 e possui os polifenóis protetores da cranberry.

Cada porção contém: 45g de proteína, 53g de carboidrato, 31g de gordura, 13g de fibra, 667 calorias/2.801kJ.

Peixe ao Forno com Tomates e Azeitonas

Um simples jantar aromático com todos os sabores do Mediterrâneo para você saborear durante a semana.

Rendimento: 2 porções

1 colher de sopa de azeite de oliva extravirgem
1 cebola picada
1 dente de alho amassado
500g de tomates maduros frescos, sem pele nem sementes, cortados em pedaços grandes (ou 400g de tomates em lata picados)
Sal e pimenta-do-reino moída na hora, a gosto
2 a 3 colheres de sopa de manjericão fresco picado
2 a 3 colheres de sopa de salsa de folha lisa, picada
2 filés de peixe branco com cerca de 150g cada um
Suco de 1/2 limão
1 colher de sopa de azeitonas pretas

Aqueça o azeite de oliva em uma panela e refogue a cebola e o alho por 5 minutos até ficarem macios. Acrescente o tomate, tempere com sal e pimenta-do-reino e cozinhe por 30 minutos com a panela destampada. Adicione o manjericão e a salsa.

Preaqueça o forno a 190ºC. Coloque o peixe em um tabuleiro raso e tempere com a pimenta-do-reino e o suco de limão. Regue o peixe com o molho e junte as azeitonas. Tampe e deixe cozinhar por 20 a 25 minutos.

Sirva com uma mistura de arroz integral e arroz-selvagem e uma salada verde.

Benefícios nutricionais

O tomate e as ervas fornecem uma porção generosa de hortaliças neste prato, acrescentando vitaminas A e C às vitaminas do complexo B do peixe. Uma série de outras vitaminas e sais minerais completa a refeição.

Cada porção contém: 37g de proteína, 19g de carboidrato, 9g de gordura, 4g de fibra, 301 calorias/1.264kJ.

Ensopado de Lula e Erva-doce com Cevada

Um jantar de um prato só inspirado nos ensopados de peixe do Mediterrâneo.

Rendimento: 4 porções

150g de cevada
2 colheres de sopa de azeite de oliva extravirgem
3 dentes de alho picados
2 pimentas-de-caiena pequenas, secas
Salsa picada
400g de lula, lavada e cortada em anéis
Uma boa pitada de açafrão dissolvida em água fervente
250g de tomates-cereja
2 bulbos grandes de erva-doce picada
Pimenta-do-reino em grãos (opcional)
Sal a gosto

Cozinhe a cevada em bastante água por cerca de 30 minutos.

Em uma panela de ferro, junte o azeite de oliva, o alho e a pimenta-de-caiena e cozinhe por alguns minutos. Acrescente a salsa, misture e adicione a lula. Mexa sobre fogo baixo por alguns minutos e incorpore o caldo de açafrão. Se desejar, retire a pimenta-de-caiena (será difícil removê-la depois de colocar o tomate), junte o tomate-cereja, a erva-doce, a cevada escorrida e a pimenta-do-reino. Misture e verifique de vez em quando se é necessário incorporar água para evitar que grude. Tempere com sal.

Sirva com salada verde.

Benefícios nutricionais

A cevada tem uma carga glicêmica de média a baixa e muitas fibras alimentares, o que torna esta receita um jantar satisfatório. Este prato fornece uma grande concentração de vitaminas e sais minerais – supre 75% da necessidade diária de vitamina C – e uma boa proporção de gorduras ômega-3 e ômega-6.

Cada porção contém: 22g de proteína, 45g de carboidrato, 9g de gordura, 11g de fibra, 240 calorias/1.428kJ.

Frango Picante ao Molho de Chocolate

Esta é minha versão de um prato mexicano que usa chocolate sem açúcar como tempero. O gosto do chocolate não é especialmente marcante no resultado final, mas confere uma riqueza satisfatória e ressalta o sabor, além de, é claro, fornecer os importantes polifenóis. No México, esta receita costuma ser preparada com peru, coelho ou carne de caça.

Rendimento: 4 porções

1 cebola grande picada
2 dentes de alho picados
2 a 3 pimentas-de-caiena pequenas picadas
1 colher de sopa de azeite de oliva extravirgem
1 pimentão vermelho grande fatiado
200g de abóbora sem casca, cortada em cubos
200g de peito de frango sem pele, cortado em cubos
400g de tomates em lata picados
200g de feijão-mulatinho cozido (pesado e escorrido)
50g de amendoim descascado
25g de cacau em pó sem açúcar, peneirado
Suco de 2 limas
Sal e pimenta-do-reino moída na hora, a gosto

Leve uma panela grande ao fogo baixo, frite a cebola, o alho e a pimenta-de-caiena no azeite de oliva até a cebola ficar macia. Acrescente o pimentão, a abóbora e o frango e cozinhe, mexendo até o frango mudar totalmente de cor. Junte o tomate, o feijão-mulatinho e o amendoim. Misture e transfira para uma fôrma refratária com tampa. Leve ao forno a 150°C e deixe cozinhar até que a abóbora esteja tenra (cerca de 1 hora).

Misture o cacau em pó e o suco de lima, formando uma pasta. Adicione essa pasta ao frango após retirá-lo do forno. Prove e tempere com sal e pimenta-do-reino.

Este prato é muito rico, portanto é melhor servi-lo com arroz integral (200g pesados com o arroz cru) ou, para ser autenticamente latino-americano, com quinoa e uma salada simples.

Benefícios nutricionais

O pimentão vermelho, a abóbora e o tomate fornecem uma das porções diárias de hortaliças e são ricos em carotenóides (usados pelo organismo para produzir a vitamina A). Os pimentão vermelho e a lima garantem a vitamina C. O feijão-mulatinho e o amendoim são fontes saudáveis de proteína vegetal e complementam a proteína do frango. Os polifenóis do cacau proporcionam muitos dos mesmos benefícios do vinho tinto.

Cada porção contém: 34g de proteína, 48g de carboidrato, 18g de gordura, 12g de fibra, 457 calorias/1.919kJ.

Frango Basco

Uma refeição de um só prato – saudável e colorida.

Rendimento: 2 porções

1 colher de sopa de azeite de oliva extravirgem
2 coxas de frango
1 cebola grande cortada em 4 pedaços
3 pimentões (vermelho, amarelo e verde), em fatias grossas
2 dentes de alho picados
30g de tomates secos picados
50g de lingüiça de porco (ou chouriço) picada
100g de arroz integral
250ml de caldo de galinha
150ml de vinho branco seco
1 colher de sopa de massa de tomate
1 colher de sopa de ervas secas variadas
1 colher de chá de páprica
1 colher de sopa de azeitonas

Em uma panela, aqueça metade do azeite de oliva e doure as coxas de frango de todos os lados. Retire e coloque em um prato. Acrescente o restante do azeite de oliva, a cebola e os pimentões e cozinhe por 5 a 10 minutos até começarem a ficar macios. Junte o alho, o tomate seco, a lingüiça de porco e, por fim, o arroz. Adicione o caldo de galinha, o vinho branco, a massa de tomate, as ervas secas, a páprica e as azeitonas. Coloque o frango por cima, tampe a panela e leve ao forno a 180ºC por 1 hora. Outra opção é cozinhar em fogo brando no fogão por 30 a 40 minutos.

Sirva quente.

Benefícios nutricionais

Os pimentões têm bastante vitamina C e carotenóides, enquanto a cebola fornece os prebióticos. Este prato também é uma boa fonte das vitamina E e K e de algumas do complexo B. Além disso, supre um terço da necessidade diária de ferro, magnésio, zinco e selênio.

Cada porção contém: 39g de proteína, 49g de carboidrato, 27g de gordura, 10g de fibra, 611 calorias/2.566kJ.

Frango com Romã e Nozes (Faisanjin)

Use um processador de alimentos para picar as ervas e nozes com rapidez e facilidade. Para as romãs: retire as sementes e a parte branca (sem separá-las) e passe na centrífuga.

Rendimento: 4 porções

1 colher de sopa de azeite de oliva extravirgem
1 cebola grande picada
2 dentes de alho amassados
300g de peito de frango sem pele cortado em pedaços pequenos
2 colheres de sopa de massa de tomate
400g de tomates em lata picados
20g de cada uma das seguintes ervas picadas: salsa, hortelã e coentro
Suco de 3 romãs grandes (cerca de 300ml)
Suco de 1 lima
100g de nozes cortadas fino
Sal e pimenta-do-reino moída na hora, a gosto

Em uma frigideira grande, aqueça o azeite de oliva e refogue em fogo baixo a cebola, o alho e o frango até que a cebola fique macia e o frango esteja dourado por inteiro (de 10 a 15 minutos). Acrescente a massa de tomate e o tomate picado e deixe ferver por mais 10 a 15 minutos até que o frango esteja completamente cozido. Junte as ervas picadas, os sucos de romã e de lima e deixe levantar fervura de novo. Adicione as nozes, tempere com sal e pimenta-do-reino e mantenha no fogo por mais alguns minutos. Quanto menor for o tempo de cozimento, mais os polifenóis protetores permanecerão no suco de romã e nas nozes.

Sirva com arroz integral (200g pesados com o arroz seco) e Hortaliças ao Oriente Médio.

Hortaliças ao Oriente Médio

Em uma panela antiaderente grande, aqueça 1 colher de sopa de azeite de oliva. Acrescente berinjelas pequenas cortadas em cubos, cebolas roxas pequenas cortadas em 4, 200g de vagens com 4cm de comprimento e o suco de 2 limas. Tampe a panela e cozinhe em fogo de médio a alto, mexendo de vez em quando até que as vagens e a cebola estejam macias. Tempere a gosto e junte uma boa porção de ervas frescas – salsa, hortelã ou coentro.

Benefícios nutricionais

Com os acompanhamentos sugeridos, esta é uma refeição nutricionalmente completa, que fornece três porções de hortaliças e o suprimento diário total de vitamina C, além de ser rica em sais minerais e nos polifenóis da romã e das nozes.

Cada porção contém: 37g de proteína, 87g de carboidrato, 28g de gordura, 19g de fibra, 708 calorias/2.973kJ.

Pimenta-de-caiena com Carne e Amendoim

Você pode até pensar que não há carne suficiente para quatro pessoas, mas o acréscimo dos amendoins torna este prato um jantar satisfatório e lhe dá uma textura crocante que todos apreciam.

Rendimento: 4 porções

1/2 colher de sopa de azeite de oliva extravirgem
1 cebola picada
2 pimentas-de-caiena vermelhas frescas sem sementes, picadas
3 dentes de alho picados
1 colher de chá de sementes de cominho levemente batidas em um pilão
250g de carne magra picada ou moída
250g de amendoins inteiros com casca
250g de feijão-mulatinho cozido (pesado seco)
400g de tomates em lata picados
350ml de caldo de galinha
Sal e pimenta-do-reino moída na hora, a gosto

Em uma frigideira, aqueça o azeite de oliva e refogue a cebola até ficar macia. Acrescente a pimenta-de-caiena e o alho e cozinhe por 2 a 3 minutos. Junte as sementes de cominho e cozinhe por mais um 1 ou 2 minutos. Com uma espátula, retire a cebola, a pimenta-de-caiena e o alho e transfira para um refratário. Doure a carne na frigideira e depois coloque no mesmo refratário onde estão os temperos refogados.

Processe metade dos amendoins até ficarem esfarelados e adicione aos ingredientes no refratário. Junte também os amendoins inteiros, o feijão-mulatinho, o tomate (com o suco) e o caldo de galinha. Misture bem, tampe e leve ao forno a 130°C por cerca de 2 horas e 30 minutos, mexendo uma ou duas vezes. Tempere com sal e pimenta-do-reino.

Sirva com arroz integral (200g pesados com o arroz seco) e salada verde.

Benefícios nutricionais

É uma boa idéia incluir mais proteína vegetal na alimentação: menos carne e mais nozes. Isso ajuda a reduzir a quantidade de gordura saturada. Este prato é uma boa fonte de sais minerais e fornece cerca de metade da quantidade diária recomendada de ferro, magnésio e zinco.

Cada porção contém: 39g de proteína, 54g de carboidrato, 37g de gordura, 13g de fibra, 675 calorias/2.835kJ.

Lombo de Porco Assado com Purê Picante de Caqui

Quando comprar carne de porco, prefira sempre os cortes de melhor qualidade.

Rendimento: 4 porções

500g de lombo de porco
1 colher de sopa de azeite de oliva extravirgem

PURÊ PICANTE DE CAQUI:
1 pedaço de gengibre com cerca de 2 a 3cm, sem casca e picado
2 dentes de alho sem casca
1 cebola roxa grande picada
1 pimentão vermelho sem sementes, cortado
1 pimenta-malagueta sem sementes
1/2 colher de chá de sementes de cominho
4 ou 5 vagens de cardamomo
1 colher de sopa de azeite de oliva extravirgem
100g de tomates maduros
3 caquis com casca (mas sem as folhas e a parte branca), cortados
Suco de 1 lima
Sal e pimenta-do-reino moída na hora, a gosto

Em um processador de alimentos, misture o gengibre, o alho, a cebola, o pimentão e a pimenta-malagueta com 1 colher de sopa de água.

Amasse com um pilão as sementes de cominho e as sementes pretas do cardamomo.

Aqueça o azeite de oliva e refogue por 1 ou 2 minutos as sementes amassadas, acrescente a mistura processada e cozinhe, mexendo por cerca de 10 minutos.

Bata o tomate e o caqui em um processador. Junte essa pasta e o suco de lima aos ingredientes na panela, misture, diminua o fogo, tampe e deixe cozinhar por cerca de 30 minutos a 1 hora, mexendo e colocando um pouco mais de água se necessário, para não grudar. Tempere com sal e pimenta-do-reino.

Enquanto a mistura cozinha, corte o lombo de porco em 4 porções e unte levemente com o azeite de oliva. Grelhe a carne dos dois lados até que fique cozida por inteiro (cerca de 10 minutos de cada lado, dependendo da espessura das fatias e da temperatura da grelha).

Sirva o lombo sobre a mistura, acompanhado de hortaliças verdes, como espinafre cozido no vapor.

Benefícios nutricionais

O lombo é um corte magro de carne porco, por isso o teor de gordura saturada deste prato é baixo. Esse tipo de carne é uma boa fonte de vitaminas do complexo B, especialmente de tiamina.

Cada porção contém: 28g de proteína, 15g de carboidrato, 9g de gordura, 2g de fibra, 249 calorias/1.045kJ.

Ensopado de Carne com Cranberry

Como a maioria dos ensopados, este fica melhor se preparado na véspera – a carne estará mais macia e você poderá retirar a gordura sólida para ter um prato mais saudável e com sabor mais apurado.

Rendimento: 4 porções

1 colher de sopa de azeite de oliva extravirgem
700g de carne magra para ensopado
500g de cebolas-baby
300g de cenouras picadas
3 talos de aipo fatiados
2 pimentões vermelhos fatiados
3 dentes de alho amassados
4 folhas de louro
500ml de caldo de carne (ou de vegetais)
Sal e pimenta-do-reino moída na hora, a gosto
200g de *cranberries* frescas ou congeladas

Preaqueça o forno a 160°C.

Aqueça o azeite de oliva em fogo de médio a alto, acrescente a carne e doure rapidamente de todos os lados. Retire e transfira para um prato.

Refogue a cebola, a cenoura, o aipo, o pimentão vermelho e o alho, mexendo sem parar, por cerca de 5 minutos. Leve a carne novamente à panela, adicione o louro e o caldo de carne e deixe ferver. Passe para um refratário, leve ao forno por cerca de 1 hora e 30 minutos até a carne ficar macia. Deixe esfriar durante a noite.

No dia seguinte, retire a gordura que se solidificou junto com as folhas de louro. Reaqueça no forno ou no fogão e tempere com sal e pimenta-do-reino. Acrescente as *cranberries* e deixe cozinhar por mais 15 a 20 minutos.

Sirva com brócolis e batata cozida com a casca.

Tangine de Cordeiro com Cranberry

Para fazer este cozido marroquino, use carne de cordeiro magra em vez de carne de boi. Acrescente 1 colher de chá de canela moída, 1 colher de chá de cominho moído, 1 colher de chá de páprica e 2 colheres de chá de gengibre fresco ralado quando cozinhar as hortaliças.

Sirva com Pilaf de Nozes (veja a página 212).

Benefícios nutricionais

A cranberry *acrescenta procianidinas e vitamina C ao ensopado. Este prato também é uma ótima fonte de betacaroteno, luteína e zeaxantina, além de apresentar uma grande variedade de vitaminas e sais minerais. Supre dois terços da necessidade diária de zinco.*

Cada porção (com 100g de brócolis e 120g de batatas por pessoa) contém: 41g de proteína, 62g de carboidrato, 10g de gordura, 13g de fibra, 489 calorias/2.052kJ.

Fígado de Cordeiro Refogado

Um prato colorido e de preparo rápido e fácil.

Rendimento: 4 porções

100g de feijão-preto, deixado de molho na véspera
1 colher de sopa de azeite de oliva extravirgem
1 cebola grande picada (ou 6 cebolinhas picadas)
2 dentes de alho picados
25g de gengibre fresco picado
1 pimentão vermelho fatiado
1 pimentão verde fatiado
100g de cogumelos fatiados
100g de broto de feijão lavado
250g de fígado de cordeiro cortado em tiras
100ml de vinho tinto
2 colheres de sopa de molho de soja (de preferência, o Tamari)
2 colheres de sopa de massa de tomate
Pimenta-do-reino moída na hora, a gosto

Escorra o feijão-preto que estava de molho, coloque em uma panela, cubra com água fria – não coloque sal – e deixe cozinhar por 10 minutos. Reduza o fogo e cozinhe por 30 a 50 minutos até ficar macio. Escorra bem.

Aqueça o azeite de oliva em uma panela *wok* ou em uma frigideira antiaderente grande. Acrescente a cebola, o alho e o gengibre e refogue em fogo de médio a alto até que a cebola esteja transparente (cerca de 3 minutos). Acrescente os pimentões e o cogumelo e refogue até que os pimentões comecem a ficar macios. Junte o feijão-preto, o broto de feijão e o fígado, mexendo a cada adição para não grudar. Incorpore o vinho tinto, misture rapidamente, acrescente o molho de soja, a massa de tomate e a pimenta-do-reino e refogue por mais 2 a 3 minutos.

Sirva com arroz integral cozido (200g pesados com o arroz cru).

Benefícios nutricionais

Com vitamina B12 suficiente para 3 semanas, este prato também é uma excelente fonte de vitamina C e de outras vitaminas do complexo B. Fornece ainda ótimas concentrações de magnésio, zinco e ferro.

Cada porção (com 50g de arroz por pessoa) contém: 24g de proteína, 51g de carboidrato, 8g de gordura, 8g de fibra, 382 calorias/1.604Kj.

"Sorvete" de Trufas de Chocolate

Minha receita de sorvete de chocolate não leva açúcar – tem um sabor intenso de chocolate. A lecitina – à venda em lojas de produtos naturais – é um emulsificante que confere uma textura suave às sobremesas congeladas feitas sem lacticínios.

Rendimento: 16 porções

250g de peras, sem casca e sem sementes
100g de tâmaras secas
2 colheres de sopa de água
100g de bananas
100g de cacau em pó sem açúcar
250ml de suco de laranja
2 colheres de sopa de óleo de canola (ou de óleo de nozes)
2 colheres de chá de essência de baunilha
2 colheres de chá de lecitina (opcional)

Em uma panela antiaderente com tampa, leve ao fogo baixo as peras e as tâmaras com a água por 15 a 20 minutos até ficarem macias. Deixe esfriar e passe no liquidificador até obter um purê. Acrescente a banana e bata até a consistência estar homogênea.

Enquanto as peras estiverem cozinhando, misture o cacau e o suco de laranja até obter uma pasta homogênea. Junte o óleo de canola, a essência de baunilha e a lecitina. Misture a pasta de cacau com a de pêra e tâmara e bata bem. Transfira para um recipiente fechado que possa ir ao freezer e deixe gelar por pelo menos 4 horas.

Para servir, retire do freezer e espere amolecer em temperatura ambiente por 10 minutos.

Sirva com morango ou framboesa.

Benefícios nutricionais

Esta deliciosa sobremesa vegetariana fornece as procianidinas do cacau, a vitamina C do suco de laranja, além de ter uma carga glicêmica bastante baixa – 4.

Cada porção contém: 2g de proteína, 14g de carboidrato, 3g de gordura, 3g de fibra, 68 calorias/285kJ.

Sugestões de sobremesas simples

Frutas frescas – de qualquer estação – são sempre uma boa sobremesa. Por que não experimentar?

- *Morangos mergulhados em chocolate amargo derretido.*
- *Suco e sementes de romã com iogurte natural, servidos com frutas vermelhas variadas.*
- *Fatias de laranja sem casca polvilhadas com sementes de romã.*
- *Fatias de pêssegos ou de nectarinas com molho de framboesas amassadas.*
- *Fatias de pêssegos ou de nectarinas marinadas em vinho tinto por 20 a 30 minutos.*

Crumble de Cranberry e Maçã

Use a quantidade de canela que desejar – ela realça a doçura da maçã.

Rendimento: 6 porções

100g de *cranberries*
400g de maçãs sem casca nem sementes, picadas
Suco e casca ralada de 1 laranja
75g de aveia trilhada
50g de farinha de trigo integral
75g de manteiga gelada, cortada em pequenos pedaços
50g de açúcar demerara
1 a 2 colheres de chá de canela moída
60g de nozes picadas

Preaqueça o forno a 200°C.

Em um tabuleiro, misture a *cranberry*, a maçã, o suco e a casca da laranja em um refratário.

Em outro recipiente, junte delicadamente a aveia, a farinha de trigo integral e a manteiga até formar pequenos grumos. Adicione o açúcar, a canela e as nozes. Com o auxílio de uma colher, cubra as frutas no refratário com essa mistura, espalhando por igual até às bordas.

Leve ao forno por 30 a 35 minutos até que a parte de cima fique bem dourada.

Sirva quente com iogurte.

Benefícios nutricionais

Maçã, cranberry *e canela são boas fontes de procianidinas. As nozes apresentam outros polifenóis benéficos.*

Cada porção contém: 5g de proteína, 37g de carboidrato, 18g de gordura, 5g de fibra, 312 calorias/1.310kJ.

Apêndice

Afinal, o que há no vinho tinto?

Uma análise minuciosa dos estudos resumidos no capítulo 2 levou muitos especialistas a concluir que, embora o consumo regular e moderado de qualquer bebida alcoólica possa ser benéfico, o vinho tinto é a melhor opção para o bem-estar a longo prazo. Estudos confirmam essa tese. Em 1981, pesquisadores examinaram os efeitos da cerveja, do álcool puro, do uísque, do vinho branco e do vinho tinto em um modelo experimental da aterosclerose (o acúmulo de depósitos de gordura nas artérias). A cerveja foi comparada à água potável por não conferir nenhuma proteção. O álcool puro, o uísque e o vinho branco apresentaram ações protetoras modestas. Somente o vinho tinto demonstrou proporcionar proteção real contra o problema.

Em estudos subseqüentes registraram-se observações semelhantes, mas, em alguns casos, o vinho tinto não impediu a aterosclerose. Isso me fez questionar se todos os vinhos tintos têm o mesmo potencial protetor. Caso esse efeito seja conferido por uma substância específica, alguns vinhos tintos podem contê-la em grande quantidade, outros em baixa quantidade. Isso explicaria por que em alguns estudos essa bebida não proporciona tantos benefícios quanto em outros. Se as pessoas pesquisadas em um país estivessem bebendo um vinho tinto altamente protetor, enquanto em outro lugar o vinho utilizado apresentasse uma concentração menor da substância protetora, não seria surpresa constatar uma desigualdade no nível de melhora da saúde. A identificação do componente ativo facilitaria a realização de estudos mais detalhados sobre seus efeitos – o que talvez permitisse otimizar essa propriedade no processo de fabricação dos vinhos tintos ou produzir alternativas não alcoólicas.

Estudos experimentais indicaram também que um dos principais componentes do efeito antiaterosclerótico do vinho tinto era independente do álcool. Constatou-se que o extrato de semente de uva em uma dose diária de 1,5 a 2g foi capaz de reduzir à metade o nível de aterosclerose induzida pelo colesterol. Outros pesquisadores relataram ter descoberto que o suco da uva roxa Concord conseguiria evitar alterações nos vasos sangüíneos que provocam o desenvolvimento da aterosclerose.

O processo silencioso da aterosclerose

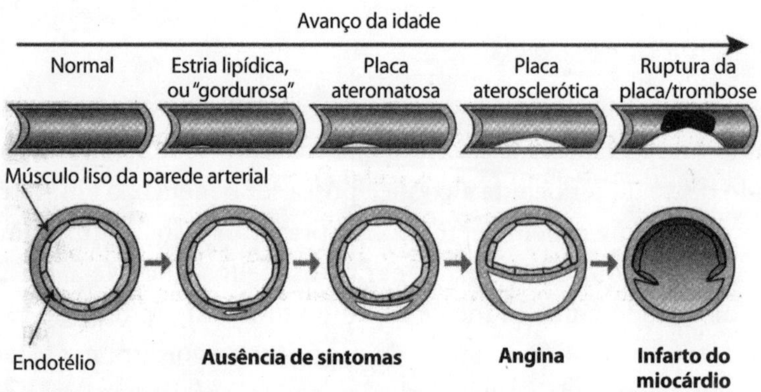

O desenvolvimento da doença coronariana é lento e gradual. O desenho acima mostra uma artéria coronária, tanto longitudinalmente (em cima) quanto em um corte transversal (embaixo). Isso representa a progressão natural da aterosclerose do início da vida até à formação de um coágulo sangüíneo na artéria coronariana, ou trombose, causando um infarto do miocárdio (ataque cardíaco).

Artérias normais e saudáveis estão sujeitas a acumular pequenos depósitos de gordura, formados pelo colesterol ruim, o LDL. Isso pode ocorrer antes mesmo dos 20 anos, caso a pessoa siga uma alimentação inadequada ou apresente outros fatores de risco. Uma mudança na dieta e no estilo de vida elimina as estrias lipídicas da parede da artéria.

Se não forem tratadas, as placas ateroscleróticas evoluem lentamente, até obstruir o fluxo sangüíneo normal e causar angina durante o esforço físico. A angina estável, embora restrinja a qualidade de vida, não coloca necessariamente a vida em risco – há quem conviva com o problema anos a fio. O verdadeiro perigo parte de uma placa aterosclerótica que, de uma hora para outra, se torna instável e sofre ruptura. Isso provoca a formação de um coágulo sangüíneo (trombose) que, ao obstruir o fornecimento de sangue para o músculo cardíaco, pode fazer com que o coração pare de bater adequadamente, com drásticas conseqüências.

Uma análise mais detalhada dos vasos sangüíneos

Uma parede arterial saudável é feita de células do músculo liso e do tecido conjuntivo fibroso. As células do músculo liso são controladas por nervos localizados na parte externa da parede arterial. Esses nervos fazem com que o músculo relaxe e se contraia, levando o vaso sangüíneo a se dilatar (vasodilatação) e a se contrair (vasoconstrição). A vasodilatação permite o aumento do fluxo sangüíneo e a queda da pressão arterial. A vasoconstrição estreita os vasos e eleva a pressão arterial. Um dos efeitos do estresse, a hipertensão arterial, ocorre quando os nervos causam a constrição dos vasos. O tecido conjuntivo fibroso confere força à parede arterial, fazendo com que ela tolere alterações maiores na pressão arterial. Mas o ideal é que ela seja flexível, e não rígida. O excesso de tecido fibroso endurece a artéria, tornando-a menos capaz de suportar essas alterações, de modo que o esforço físico pode elevar a pressão a níveis perigosos. Os vasos sangüíneos tendem a se tornar mais enrijecidos com o passar do tempo, o que aumenta a probabilidade de hipertensão e de outros fatores de risco para doenças cardíacas.

Todos os vasos sangüíneos são revestidos de uma única camada de células, o endotélio. Esse revestimento cria uma capa não viscosa entre o sangue circulante e as camadas subjacentes do músculo liso. O endotélio já foi chamado de "maestro da circulação", pois se trata de uma superfície dinâmica que baseia a interação entre o sangue circulante, a parede do vaso sangüíneo e as células que compõem os tecidos de cada órgão.

Atuando também como uma espécie de porteiro, o endotélio controla a resposta do organismo à inflamação. Como resultado de suas interações com as células do sangue circulante, pode informar às células brancas onde elas são necessárias para combater infecções ou responder a outros estímulos inflamatórios.

Como os vasos sangüíneos nos mantêm saudáveis

Uma das principais funções do endotélio é contribuir para o controle do tônus dos vasos sangüíneos. Isso ocorre basicamente por meio da liberação de pequenas quantidades de óxido nítrico, que causa vasodilatação e aumenta o fluxo de sangue. Entre as outras importantes ações desse óxido estão o combate a infecções, o controle da função vascular e a regulação da atividade cerebral. Além disso, ele exerce um papel essencial na ereção masculina. A deficiência na produção de óxido nítrico foi identificada como um sintoma apresentado por pessoas com risco de sofrer hipertensão arterial e doenças cardíacas.

O endotélio produz também muitas outras substâncias importantes para a função da saúde vascular. No caso de muitas delas, a quantidade produzida é essencial. A endotelina-1 é um bom exemplo – em pequenas quantidades, ela é necessária para manter a integridade estrutural da parede do vaso sangüíneo, mas, em excesso, causa vasoconstrição, enrijecimento da parede arterial e, em última análise, aterosclerose.

Outro produto do endotélio é a prostaciclina. Como o óxido nítrico, ela é uma molécula vasodilatadora. No entanto, sua ação mais importante é reduzir a viscosidade das plaquetas e evitar a coagulação do sangue circulante. A principal função das plaquetas é impedir o sangramento, vedando os vasos sangüíneos nos locais das feridas e controlando a coagulação. Quando se tornam viscosas demais, elas tendem a se ligar ao endotélio, provocando a formação de pequenos coágulos que podem se transformar em um grande coágulo (trombose). Como tem a capacidade de diminuir a viscosidade das plaquetas, a prostaciclina é, portanto, um fator de prevenção desse problema.

Alterações no endotélio podem baixar a produção de óxido nítrico e aumentar a de endotelina-1, duas condições que afetam gravemente a saúde. Quando a quantidade de óxido nítrico diminui, seu efeito vasodilatador também se reduz e a pressão arterial pode se elevar. Se a endotelina-1 aumentar ao mesmo tempo, ocorrerá uma vasoconstrição ainda mais grave, o que é prejudicial ao coração.

Ainda não existe um medicamento especificamente destinado ao tratamento da disfunção do endotélio. Por isso, tornou-se interessante para pesquisadores como eu descobrir quais substâncias presentes no vinho tinto são capazes de restaurar sua função normal.

Ao contrário do que ocorre com a medição da pressão arterial, não existe uma maneira simples de se avaliar a função do endotélio. Por esse motivo, em muitos casos o problema não é diagnosticado, até que surgem os sintomas de doença cardíaca. Ainda não existe um medicamento especificamente destinado ao tratamento da disfunção do endotélio. Por isso, tornou-se interessante para pesquisadores como eu descobrir quais substâncias presentes no vinho tinto são capazes de restaurar sua função normal.

Quais substâncias presentes no vinho tinto têm efeitos benéficos?

A pergunta é importantíssima, mas a resposta é complicada. O mais fácil seria dizer que são os polifenóis, substâncias que mais contribuem para a cor e o sabor do vinho tinto. Contudo, o termo polifenol é uma cortina de fumaça científica que agrupa diversos componentes com estruturas e propriedades muito diferentes. O fenol é uma substância química simples. O termo polifenol designa qualquer substância química que contenha mais de um grupo de fenol em sua estrutura.

Os polifenóis encontrados com mais freqüência no vinho são classificados de flavonóides. No vinho tinto, os flavonóides mais abundantes são as antocianinas e os flavonóis. A quercetina e o resveratrol são muito usados em estudos experimentais como importantes polifenóis do vinho. Porém, na verdade, eles são componentes menores do vinho tinto (veja o boxe "A controvérsia do resveratrol" na página 243).

Foco nos flavonóis – Os flavonóis são os polifenóis flavonóides presentes em maior quantidade no vinho tinto. Alguns deles, como a catequina e a epicatequina, são encontrados basicamente como revestimento das sementes da uva. Quanto maior a proporção de sementes por peso de uvas, maior a quantidade de flavonóis no vinho tinto. Assim, os tipos de uva com frutas pequenas provavelmente produzirão vinhos mais ricos nesses polifenóis. Os flavonóis da semente da uva se apresentam principalmente na forma de procianidinas. Quando esses pequenos polímeros (substâncias químicas) são compostos de 3 a 10 unidades repetidas de moléculas menores, como catequina ou epicatequina, costumam ser conhecidos como procianidinas oligoméricas (do grego *oligo*, que significa pequeno, em pequeno número, e *meros*, que significa parte).

As procianidinas são o polifenol mais abundante nos vinhos tintos jovens. Inicialmente, podem ser responsáveis por 1 a 2g por litro da quantidade total de polifenóis, que normalmente é de menos de 3g por litro. As moléculas de procianidina são pouco solúveis no suco da uva, mas, com o aumento da concentração de álcool durante a fermentação, as procianidinas vão sendo liberadas no vinho. Essas moléculas são a principal fonte do toque de adstringência dos vinhos tintos jovens. Com o tempo, elas reagem umas com as outras, formando polímeros mais longos, conhecidos como taninos condensados. O comprimento dos taninos aumenta de acordo com a idade do vinho. À medida que isso acontece, eles se tornam menos solúveis e acabam formando uma precipitação no fundo da garrafa.

Vinho tinto, um coquetel de polifenóis

Os pigmentos coloridos no vinho são as antocianinas. Na natureza, essas substâncias químicas vegetais constituem a fonte mais comum da coloração avermelhada das frutas (menos do tomate) e flores. Algumas delas, quando se ligam a determinados íons de metal, também conferem coloração azulada a frutas e flores. As antocianinas do vinho tinto provêm basicamente da casca da uva e são extraídas durante o processo de fermentação. No caso dos vinhos branco e rosé, como o suco usado para a produção é separado das sementes e da casca da uva antes da fermentação, praticamente não há polifenóis provenientes dessas fontes. Isso se aplica igualmente aos vinhos branco e rosé feitos de uvas vermelhas – como o champanhe, que costuma ser elaborado com a uva Pinot Noir, e o Zinfandel branco californiano.

Outra fonte de polifenóis dos vinhos é o processo de envelhecimento em barris de carvalho, principalmente quando esses recipientes são novos. O carvalho fresco contém altos níveis de polifenóis não-flavonóides chamados galotaninos, que se dissolvem gradualmente no vinho num período de 6 a 18 meses, envelhecendo no carvalho. Essas substâncias, assim como os sabores adicionais provenientes dos barris, contribuem para conferir o gosto geral e a sensação que o vinho tinto deixa na boca.

A composição de polifenóis dos vinhos é muito variada, dependendo, entre outros fatores, do tipo de uva, do estilo de produção e da natureza do solo. Além disso, os polifenóis são moléculas muito instáveis. Durante a fermentação e o envelhecimento do vinho, muitos compostos podem ser formados por meio das reações que se estabelecem entre eles e com outros elementos, como os açúcares. A oxidação dos polifenóis também se dá rapidamente. Tudo isso leva à formação de um grande número de substâncias polifenólicas. Estima-se que uma garrafa de vinho típica pode conter milhares de compostos potenciais. Muitos deles são encontrados em quantidades tão ínfimas que sua estrutura exata ainda não foi identificada. Essas modificações naturais nas estruturas do polifenol explicam ainda a evolução do sabor do vinho que ocorre durante seu envelhecimento.

Está claro que os vinhos tintos são um belíssimo coquetel de polifenóis. Sendo assim, como afetam o bem-estar? Será que alguns polifenóis são mais importantes do que outros?

Essas são perguntas-chave que devemos responder caso queiramos verificar se todos os vinhos tintos têm o mesmo potencial de prevenir doenças cardíacas ou se alguns deles apresentam características específicas que os tornam mais eficazes.

Pesquisas sobre os benefícios dos polifenóis do vinho tinto

Inicialmente, as pesquisas que visavam explicar as ações protetoras do vinho tinto e de seus polifenóis em relação às doenças cardíacas concentraram-se em duas áreas principais: as plaquetas e a oxidação do colesterol LDL.

A viscosidade das plaquetas é um dos fatores que mais contribuem para os mecanismos de coagulação sangüínea. Nos experimentos, mede-se isso avaliando a velocidade com que elas se agrupam – um processo chamado agregação plaquetária. O efeito do consumo do vinho tinto sobre as plaquetas recebeu muita atenção a partir da publicação, na revista *The Lancet*, em 1992, de um artigo de Renaud e De Lorgeril intitulado "Wine, alcohol, platelets, and the French paradox for coronary heart disease" (Vinho, álcool, plaquetas e o paradoxo francês na doença coronariana). Os autores descreveram indícios preliminares de que agricultores da região de Var, no sul da França, tiveram uma resposta surpreendentemente menor em testes de agregação plaquetária do que os agricultores do sudoeste da Escócia.

Embora as pesquisas sobre os efeitos dos polifenóis do vinho tinto e da uva sobre as plaquetas tenham continuado, o interesse voltou-se para sua atividade antioxidante. Experiências mostram que os polifenóis do vinho tinto são antioxidantes mais eficazes do que as vitaminas C e E. Será que essa ação poderia prevenir doenças cardíacas?

Muitas pessoas sabem que altos níveis de colesterol sangüíneo são um importante fator de risco para esses males. Isso ocorre porque o colesterol LDL pode se acumular na parede das artérias, sob o endotélio, onde sofre oxidação. Esse é o principal gatilho para a aterosclerose, pois o LDL oxidado não é prontamente eliminado. Uma vez presente na parede arterial, estimula uma reação inflamatória que desencadeia os processos da aterosclerose.

Se o LDL estiver protegido da oxidação, sua probabilidade de causar aterosclerose diminui.

Frankel e colegas relataram na revista *The Lancet*, em 1993, que os polifenóis presentes no vinho tinto inibem a oxidação do LDL. Segundo eles, verificou-se que esse efeito é completamente independente de qualquer ação do álcool e se constitui em uma propriedade específica do vinho tinto, não identificada em nenhuma outra bebida alcoólica.

Diversas pesquisas mostraram que o consumo de 400ml de vinho tinto por dia protegia o colesterol LDL da oxidação. Como esse resultado não se repetiu com o vinho branco, pareceu claro que os componentes polifenólicos do vinho tinto lhe conferiam uma qualidade extra.

Ainda assim, um estudo holandês lançou dúvidas a esse respeito. Nele, os participantes ingeriram 550ml de vinho tinto ou branco com baixo teor alcoólico (3,5%) toda noite. Não se constatou nenhum efeito protetor sobre a oxidação do LDL. Será que esse resultado foi uma decorrência do tipo de vinho tinto escolhido (Chianti) ou seria o álcool responsável por auxiliar a absorção dos polifenóis?

Em 1998, o *American Journal of Clinical Nutrition* publicou as conclusões das pesquisas realizadas no Papworth Hospital, Cambridge, Reino Unido, em que voluntários consumiam 375ml de uma bebida específica todos os dias durante duas semanas antes da medição do nível de oxidação do LDL. Os cinco drinques diários eram vinho tinto (Cabernet Sauvignon francês); vinho branco com uma quantidade equivalente de polifenóis do vinho tinto; cápsulas contendo polifenóis do vinho tinto em pó; vinho branco; e uma bebida de controle à base de vodca. O vinho tinto, o vinho branco com polifenóis do vinho tinto e as cápsulas contendo polifenóis em pó extinguiram a oxidação do LDL. O vinho branco e a vodca não proporcionaram benefícios. Portanto, os efeitos antioxidantes ocorreram independentemente da ingestão de álcool.

Com base nesses relatos e em outros estudos similares, muitas pessoas atribuem os benefícios antiateroscleróticos do vinho tinto às propriedades antioxidantes dos seus polifenóis. Nos últimos anos, porém, testes clínicos realizados com antioxidantes em casos de doença coronariana mostraram poucos benefícios em termos da redução da incidência de ataques cardíacos. Os cientistas deixaram de acreditar que as propriedades antioxidantes eram essenciais e passaram a se perguntar se tinham alguma relevância.

A controvérsia do resveratrol

O foco de minhas pesquisas tem sido identificar quais polifenóis do vinho tinto são responsáveis pelas ações no endotélio. Quando iniciei esse projeto, muitas pessoas me disseram que eu não deveria me dar ao trabalho de desenvolvê-lo, pois todos sabem que o componente ativo no vinho tinto é o resveratrol. Mas testes realizados no meu laboratório revelaram que é pouco provável que seja assim. A quantidade de resveratrol no vinho normalmente é inferior a 2mg por litro – pouco mais do que teríamos na cabeça de um alfinete. Isso o torna um polifenol de menor importância nessa bebida.

Sendo assim, por que a presença do resveratrol no vinho é citada com tanta freqüência como explicação para o paradoxo francês? Na época em que eu estava escrevendo este livro, já haviam sido elaborados mais de mil relatórios sobre a ação do resveratrol. Essa substância passou a ser aceita como o polifenol que protege os adeptos do vinho de todos os cantos do mundo contra doenças cardíacas e câncer. Isso me iludiu durante anos. Como o resveratrol se tornou tão venerado?

O resveratrol é uma fitoalexina. O termo vem do grego – *fito*, planta, e *alexina*, que protege, expulsa. Refere-se a uma substância produzida pelas plantas como mecanismo de proteção. A quantidade de resveratrol na casca da uva aumenta em razão de estresses ambientais, como luz ultravioleta e ataques de fungos. Os níveis tendem a ser mais altos nos tipos de uvas de cascas finas, como a Pinot Noir. A análise de alguns vinhos Cabernet Sauvignon (fabricados com essa uva de casca mais espessa) revela menos de 0,1mg por litro. O resveratrol está presente também nos vinhos branco e rosé, mas geralmente em níveis menores do que nos vinhos fabricados com uvas vermelhas.

Parte da ação do resveratrol parece demonstrar potencial para se desenvolver como uma nova terapia médica. Pode inibir a coagulação sangüínea e tem propriedades anticancerígenas e antiinflamatórias. No entanto, existe uma significativa lacuna de credibilidade entre as doses usadas nos trabalhos experimentais para causar tais efeitos e o que poderia ser ingerido diariamente por meio do consumo de vinho ou de outras fontes vegetais dessa substância.

Em 1993, estudos realizados na Universidade de Davis, Califórnia, mostraram que o resveratrol poderia evitar a oxidação do colesterol LDL. A partir disso, acumulou-se uma grande quantidade de conhecimentos sobre a ações experimentais desse polifenol. David Goldberg e colegas da Universidade de Toronto tentaram ao máximo investigar a atividade do resveratrol. Em 1995, relataram sua capacidade de impedir a coagulação sangüínea. Entretanto, a concentração necessária no sangue para causar esse resultado foi de pelo menos 10 a 20mg por litro. Estudos subseqüentes com voluntários saudáveis não mostraram efeitos notáveis na coagulação sangüínea com quantidades que poderiam ser obtidas por meio do consumo de vinho. Outro estudo revelou que o resveratrol poderia bloquear os estágios iniciais da aterosclerose experimental – mas a dose usada foi equivalente à ingestão de pelo menos 5 litros de vinho por dia.

Um quadro semelhante surge da avaliação de estudos sobre as propriedades anticancerígenas do resveratrol. Em pesquisas com ratos, a menor dose de resveratrol usada foi de 0,2mg – seria o equivalente a um camundongo de 30g beber 100ml de vinho, quase uma taça cheia. É difícil imaginar como tomar vinho ou até mesmo nadar em vinho pode fornecer resveratrol suficiente para que se alcancem níveis protetores.

Outras pesquisas também contribuíram para a aceitação disseminada da ingestão do resveratrol presente no vinho como a explicação do paradoxo francês. Em 1997, pesquisadores da Northwestern University Medical School, em Chicago, relataram como essa substância poderia imitar parte da ação do estrogênio. Isso foi visto como um argumento em defesa do papel essencial do resveratrol nos benefícios proporcionados pelo consumo do vinho tinto. Peter Kopp, que trabalhava na mesma divisão da Northwestern University, escreveu um editorial no *European Journal of Endocrinology* com o seguinte título: "Resveratrol, a phytoestrogen found in red wine. A possible explanation for the conundrum of the 'French Paradox?'" (Resveratrol, um fitoestrogênio encontrado no vinho tinto. Uma possível explicação para o mistério do "paradoxo francês"?). Esse editorial, redigido para enfatizar as pesquisas de um colega, sedimentou o folclore em torno do resveratrol. Desde então, essa substância foi citada em pelo menos 60 artigos científicos como a explicação para o paradoxo francês.

Realizamos testes no meu laboratório para verificar se o resveratrol modificava a função do endotélio. Concluímos que, dada a altíssima concentração necessária para se observarem efeitos, seria impossível obter tais resultados por meio do consumo de vinho. Outros pesquisadores chegaram a conclusões similares.

Em 1997, George Soleas publicou uma revisão detalhada das ações conhecidas do resveratrol em "Clinical Biochemistry" (Bioquímica clínica). A partir do título do seu trabalho, só podemos supor que Soleas não tinha muita esperança de que essa substância fosse o segredo por trás do paradoxo francês: "Resveratrol: a molecule whose time hás come? And gone?" (Resveratrol: uma molécula cujo momento chegou? E terminou?). Comentando a relativa incapacidade de o resveratrol causar a dilatação dos vasos sangüíneos ou atuar como antioxidante, ele escreveu: "O resveratrol é, de fato, um elemento de pouquíssima importância, podendo até, mais precisamente, ser caracterizado como um espectador." Isso representou uma conclusão muito sólida, e ainda não temos motivo para considerá-lo algo mais do que um espectador no paradoxo francês.

Como o vinho tinto protege os vasos sangüíneos?

A deterioração da função do endotélio nos vasos sangüíneos é um fator tão crítico para o desenvolvimento da aterosclerose que os tratamentos que o preservam ou restauram poderiam proporcionar consideráveis benefícios. Isso também aumenta a probabilidade de que a ação dos polifenóis do vinho tinto no endotélio desempenhe um papel importante por seu efeito protetor.

Hipertensão arterial, colesterol LDL elevado, diabetes, sedentarismo, idade e tabagismo são fatores que reduzem as propriedades protetoras do endotélio. Isso faz com que os vasos sangüíneos no coração e em outros tecidos se tornem menos capazes de resistir ao desenvolvimento da aterosclerose. Não se sabe ainda se os polifenóis do vinho tinto podem romper os elos entre todos esses fatores de risco e as doenças cardíacas. Estudos experimentais mostram que essas substâncias protegem o endotélio do LDL elevado. Esses resultados reforçam a idéia de que a ingestão de vinho tinto serve como explicação para o paradoxo francês – a baixa incidência de doenças cardíacas na França, apesar do alto consumo de gordura saturada.

Estudos experimentais mostram que os polifenóis do vinho tinto protegem o endotélio do LDL elevado.

Para mim, a revolução mais importante em nossa compreensão de como os polifenóis do vinho tinto conferem proteção contra as doenças cardíacas originou-se de estudos conduzidos em 1993 por Fitzpatrick e colegas. Eles mostraram que o vinho tinto e os extratos de uva causavam vasodilatação dependente do endotélio através da liberação de óxido nítrico. Pesquisas anteriores haviam estudado os efeitos antitrombóticos dos flavonóides no endotélio.

Estudos realizados com pessoas saudáveis e portadores de doença coronariana revelaram indicações que reforçam a interação entre os polifenóis da uva e o endotélio. Em voluntários saudáveis, 500ml de vinho tinto e o mesmo vinho tinto sem álcool produziram vasodilatação dependente do endotélio, enquanto a bebida à base de vodca usada para comparação não provocou esse efeito. É interessante notar que o vinho sem álcool foi muito mais ativo do que o vinho tinto em si. Em outro estudo, pacientes com doença coronariana que beberam aproximadamente 320ml de suco da uva roxa Concord duas vezes ao dia durante duas semanas apresentaram melhora na vasodilatação dependente do endotélio. O tratamento também reduziu ainda a susceptibilidade do LDL à oxidação.

Estudos revelaram também a ação antiinflamatória do vinho.

Estudos revelaram também a ação antiinflamatória do vinho em voluntários saudáveis. Em uma dessas pesquisas, comparado apenas à vodca, o vinho tinto impediu os efeitos adversos de uma refeição com alto teor de gordura. Outro trabalho, envolvendo a comparação da ingestão de vinho tinto e de gim durante quatro semanas por homens de 30 a 50 anos de idade, em Barcelona, Espanha, reforçou a idéia de uma ação antiinflamatória, bem como uma interação específica com o endotélio. Ao fim de 28 dias do consumo de vinho tinto, as células brancas do sangue apresentaram alterações indicando o efeito antiinflamatório dessa bebida. Amostras de sangue revelaram também mudanças apontando efeitos protetores no endotélio.

Identificando o componente do vinho tinto responsável pela proteção vascular

A história das pesquisas sobre o resveratrol destaca os problemas de se extrapolar, com base em estudos experimentais, qualquer prova de que um único fator identificado possa ser responsável pelos efeitos benéficos de um alimento ou de uma bebida em particular. Para se estabelecer essa conexão, é preciso que se adotem várias abordagens complementares. Um ponto óbvio a se levar em consideração é se a ingestão normal de, por exemplo, duas taças de vinho por dia forneceria a quantidade suficiente de tal substância para a produção dos efeitos a ela atribuídos.

O objetivo das nossas pesquisas era descobrir o componente mais importante do vinho tinto para modificar a função vascular e impedir a aterosclerose. Por meio desse trabalho, esperávamos identificar uma substância que conferisse proteção contra as doenças cardíacas.

Nossos estudos experimentais foram guiados por uma série de fatores. A incidência de doenças cardíacas é muito alta na população local do leste de Londres, o mais importante grupo de pacientes atendido pelos serviços de saúde associados à minha faculdade de medicina (o St. Bartholomew's Hospital, o Barts, e a London School of Medicine and Dentistry). No caso da maior parte dessas pessoas, o consumo de vinho tinto é baixo ou inexistente, seja por uma questão de preferência, custo ou religião. Mesmo que os efeitos positivos conferidos por essa bebida sejam comprovados, ela não fará parte da sua lista de compras. Assim, a melhor maneira de lhes proporcionar o mesmo benefício seria por meio do desenvolvimento de uma cápsula que pudesse substituir verdadeiramente o consumo diário de vinho.

> ***O hábito de tomar vinho pode ser influenciado pelo conhecimento do grau de eficácia das propriedades protetoras dos diferentes tipos dessa bebida.***

Em relação às pessoas que gostam de vinho, identificamos uma questão também importante: será que todos os vinhos tintos proporcionam o mesmo benefício? Para mim, parece provável que o hábito de tomar vinho pode ser influenciado pelo conhecimento do grau de eficácia das propriedades protetoras dos diferentes tipos dessa bebida.

Nossas pesquisas iniciais – publicadas na revista *Nature* em 2001 – examinaram se o vinho tinto afetava a síntese de endotelina-1 em células do endotélio cultivadas em laboratório. Decidimos enfocar essa substância porque os estudos realizados na década anterior haviam concluído que ela desempenha um papel importantíssimo na ocorrência de doenças cardíacas. A endotelina-1 é um potente vasoconstritor – estreita os vasos sangüíneos, desencadeando processos que promovem a aterosclerose. Portanto, se o vinho tinto tivesse a capacidade de suprimir sua síntese, isso poderia proporcionar consideráveis benefícios em termos da proteção contra problemas do coração. Para investigar essa tese, testamos extratos de diferentes vinhos para medir sua ação sobre a produção dessa substância. A extensão do efeito mostrou-se estreitamente correlacionada à concentração dos polifenóis no vinho. Todos os vinhos tintos que usamos suprimiram a endotelina-1. O suco da uva vermelha exerceu uma discreta atividade inibidora, mas os vinhos branco e rosé

> ***Todos os vinhos tintos que testamos suprimiram a endotelina-1. O suco da uva vermelha exerceu uma discreta atividade inibidora, mas os vinhos branco e rosé não promoveram nenhum resultado.***

não promoveram nenhum resultado. Isso foi uma forte indicação de que os polifenóis relevantes estavam na semente ou na casca da uva. Diversos polifenóis, inclusive o resveratrol, apresentaram pouca ou nenhuma interferência na síntese da endotelina-1, mesmo em concentrações que tinham ação antioxidante. Concluímos que o resultado não foi devido às propriedades antioxidantes.

A revolução das procianidinas

Para abordar a questão de quais polifenóis eram responsáveis por esse resultado, purificamos os mais potentes para a supressão da síntese da endotelina-1. Bill Mullen e Alan Crozier, da Universidade de Glasgow, identificaram os compostos que purificamos. Descobrimos que eram procianidinas de vários tamanhos e estruturas.

Curiosamente, Fitzpatrick e colegas já haviam purificado os polifenóis do extrato de semente de uva que causam vasodilatação dependente do endotélio. Foram procianidinas de tamanho e estrutura semelhante às que identificamos no vinho tinto. Pesquisas sobre a supressão da agregação plaquetária pelo suco da uva roxa Concord também indicaram que é provável que isso se deva às procianidinas do suco.

Em trabalhos mais recentes, a análise de uma grande variedade de vinhos revelou que a capacidade que essa bebida tem de modificar a síntese da endotelina-1 está relacionada à sua concentração de procianidina. Muitos vinhos tintos apresentam alto conteúdo dessa substância, com quantidades próximas a 1g por litro, o que é cerca de mil vezes mais do que o nível médio de resveratrol. A absorção pelo organismo de apenas uma pequena proporção de procianidina seria suficiente para que se observassem efeitos benéficos.

E não é apenas o vinho tinto

As procianidinas são abundantes em diversas fontes vegetais. Isso aumenta a possibilidade de que a ingestão dessas substâncias fitoquímicas forneça uma base evolutiva para a manutenção de vasos sangüíneos saudáveis. A importância das procianidinas e seu consumo por meio de alimentos, bebidas e outras fontes naturais são discutidos no capítulo 3.

Glossário

Acidente Vascular Cerebral (AVC) isquêmico – É provocado pelo suprimento insuficiente de sangue ao cérebro, muitas vezes em decorrência de um coágulo sangüíneo causado por aterosclerose no pescoço.

Ácido alfa-linolênico – Ácido graxo essencial ômega-3 poliinsaturado de 18 carbonos, presente em fontes vegetais como sementes de linhaça, nozes e hortaliças folhosas verde-escuras. Pode ser um precursor da síntese dos ácidos graxos ômega-3 EPA e DHA, de cadeia mais longa.

Ácido docosahexanóico (DHA) – Importante ácido graxo ômega-3 de cadeia longa (22 carbonos) que ajuda a conferir proteção contra doenças cardíacas e desempenha um importante papel no perfeito funcionamento cerebral. Muitas dietas são deficientes em DHA. Essa substância está presente em grande número de peixes gordurosos, como arenque, cavala, sardinha, salmão e atum e, em menor extensão, em animais alimentados no pasto. Os ovos enriquecidos com ômega-3 de galinhas alimentadas com uma dieta vegetariana são excelentes fontes desse ácido. Pode ser produzido em pequenas quantidades a partir do ácido alfa-linolênico alimentar.

Ácido eicosapentaenóico (EPA) – Ácido graxo ômega-3, composto de 20 carbonos, precursor da síntese do DHA. Pode ser convertido em prostaglandina com menor atividade inflamatória. As fontes alimentares são as mesmas do DHA.

Ácido elágico – Ácido polifenol que reage com a glicose, formando os elagitaninos. Presente na framboesa, na romã e nas nozes.

Ácido oléico – Ácido graxo monoinsaturado de 18 carbonos encontrado em praticamente todos os óleos e gorduras de origem animal e vegetal.

Ácidos graxos – Cadeia de átomos de carbono com um grupo ácido em uma das extremidades. A cadeia de carbono pode ser saturada ou insaturada, dependendo da presença de átomos de carbono que têm o máximo de átomos de hidrogênio (saturada) ou que apresentam ligações duplas (insaturada) que poderiam reagir com outros átomos de hidrogênio. O termo **monoinsaturado** designa os ácidos graxos com uma única ligação dupla. A classificação **poliinsaturado** refere-se aos ácidos graxos com várias ligações duplas.

Ácidos graxos essenciais ômega-3 e ômega-6 – Ácidos graxos essenciais à vida, mas que não são produzidos pelo organismo. Devem ser obtidos por meio dos alimentos. Entre suas fontes estão: peixes gordurosos, nozes, semente de linhaça, óleos vegetais e hortaliças verde-escuras.

Ácidos graxos poliinsaturados – Ácidos graxos ômega-3 e ômega-6.

Agente de colagem – Agente usado para clarificar o vinho. Ele tem a capacidade de se ligar às partículas presentes no vinho e provocar sua precipitação.

Aminoácido – "Bloco construtor" das proteínas. As proteínas são compostas por 20 tipos de aminoácidos. Oito deles são considerados essenciais, pois não são produzidos pelo organismo. Devem ser obtidos por meio de fontes alimentares. Veja o capítulo 11.

Angina pectoris – Dor no peito provocada pelo suprimento inadequado de sangue ao músculo cardíaco. Em geral, é causada pela obstrução das artérias pela aterosclerose. Costuma ser sentida durante a prática de exercícios e desaparece com o corpo em repouso.

Antioxidante – Qualquer substância que retarda ou impede reações de oxidação.

Antocianinas – Pigmentos vermelho, roxo e azul de algumas hortaliças (repolho roxo e cebola roxa) e de algumas frutas (morango, cereja, uva roxa, etc.). Estão presentes, portanto, no vinho tinto. São um tipo de flavonóide.

Arginina – Aminoácido que ajuda a manter um sistema vascular saudável. Age dentro das paredes do vaso sangüíneo, a fim de mantê-las relaxadas e promover o fluxo de sangue.

Artéria – Vaso sangüíneo muscular que faz parte do sistema circulatório. Normalmente, transporta sangue rico em oxigênio proveniente do coração.

Arteriosclerose – Perda de elasticidade e espessamento das paredes das artérias. Em geral, ocorre com o envelhecimento.

Aterosclerose – Forma de arteriosclerose caracterizada pela degeneração das artérias decorrente do acúmulo de depósitos de gordura chamados de placas ateromatosas (ateromas).

Betacaroteno – Carotenóide que pode agir como precursor da síntese de vitamina A. Possui também propriedades antioxidantes.

Betacianinas – Pigmentos vermelhos a roxos, como a betanina da beterraba – não relacionados estruturalmente às antocianinas.

Carboidratos – Substâncias compostas de açúcares. Os carboidratos simples são moléculas individuais de açúcar, como glicose e frutose, ou dois açúcares juntos, como a sacarose (o açúcar de mesa). Os carboidratos complexos são longas cadeias de açúcares armazenadas em algumas plantas. Os carboidratos simples são rapidamente absorvidos, enquanto os carboidratos complexos precisam ser digeridos para que sua absorção ocorra. Alguns carboidratos complexos vegetais não são digeríveis – eles são conhecidos como fibras alimentares.

Carga glicêmica (CG) – Índice do total de açúcar digerível em uma determinada porção de alimento.

Caroteno, carotenóides – Pigmentos vermelho, laranja e amarelo encontrados nas folhas e nos frutos de muitas plantas. Atuam como precursores da vitamina A e também como antioxidantes.

Catequina e epicatequina – Flavonóis encontrados no cacau, nas uvas, no vinho tinto e nos chás verde e preto.

Colesterol – Substância gordurosa (lipídio) encontrada nas membranas celulares de todos os tecidos do corpo, inclusive no sangue. É produzido pelo organismo e fornecida também pelos alimentos que ingerimos. Altos níveis de colesterol no sangue contribuem para a aterosclerose.

Cuvée – (Fr.) Designa um lote de vinhos cuja identidade deve ser diferenciada e precisa.

Degeneração macular – Deterioração progressiva da função das células fotossensíveis do olho. Provoca cegueira.

Diabetes mellitus – Doença caracterizada por uma deficiência de insulina que desencadeia problemas no controle dos níveis de açúcar (glicose) no sangue.

Diurético – Agente que aumenta o fluxo de urina.

Doença cardiovascular – Termo geral que designa doenças do coração e dos vasos sangüíneos (artérias ou veias).

Doença coronariana – Termo utilizado para descrever a aterosclerose nas artérias coronarianas, que pode causar angina e provocar infarto do miocárdio (ataque cardíaco) e morte súbita.

Doença degenerativa – Deterioração progressiva da função dos tecidos e órgãos que ocorre com o passar do tempo.

Endotelina-1 – Peptídio de 21 aminoácidos produzido pelo endotélio com ações vasoconstritoras. Desempenha um importante papel na manutenção da estrutura das paredes arteriais. Em excesso, contribui para o desenvolvimento da aterosclerose.

Endotélio – Camada única de células que reveste os vasos sangüíneos, o coração e os vasos linfáticos.

Enzimas – Proteínas complexas produzidas pelas células vivas que agem como catalisadoras em reações bioquímicas específicas.

Epicatequina – Veja *Catequina*.

Epidemiologia – Estudo da incidência e distribuição de doenças e de outros fatores relacionados à saúde entre as populações.

Estatina – Um tipo de medicamento que inibe a produção de colesterol e ajuda a reduzir o colesterol LDL.

Estresse oxidativo – Ocorre quando formas altamente reativas do oxigênio, conhecidas também como radicais livres, danificam proteínas e o DNA. O estresse oxidativo prolongado causa uma série de danos às células, o que provoca sua morte ou prejudica seu funcionamento adequado.

Fenol – Moléculas que apresentam um ou mais grupos de hidroxila que se ligam diretamente a um átomo de carbono em um anel de átomos.

Fibra – Termo que designa os componentes carboidratos das plantas – frutas, hortaliças, nozes, grãos integrais – que não são digeríveis. Esses elementos, porém, desempenham uma função vital no processo de digestão e na função intestinal. Hortaliças, frutas, leguminosas, cereais e pães integrais são excelentes fontes de fibras. Existem dois tipos de fibras: as insolúveis, que não se dissolvem na água; e as solúveis, que se dissolvem na água e podem ser parcial ou completamente decompostas pelas bactérias existentes no intestino grosso, proporcionando uma fonte de nutrientes com propriedades benéficas à saúde. As fibras solúveis ajudam a estabilizar o açúcar sangüíneo e contribuem para a redução dos níveis de colesterol no sangue (em especial do LDL), baixando assim o risco de doença cardíaca. Aveia, feijão, maçã e frutas cítricas são boas fontes de fibras.

Fitoesteróides – Substâncias químicas vegetais (esteróis) adicionadas aos alimentos para bloquear a absorção de colesterol e reduzir o colesterol LDL.

Fitoquímico, fitonutriente – Substância química de origem vegetal.

Flavonóide – Um grupo de polifenóis fitoquímicos abundante em frutas e flores, no cacau e em algumas nozes.

Flavonol – Um tipo específico de flavonóide.

Gene – Unidade de hereditariedade composta de DNA que ocupa uma posição fixa em um cromossomo.

Glicose – Açúcar simples que atua como a principal fonte de energia em muitos processos celulares.

Gordura visceral – Gordura que se acumula no abdômen, em volta dos intestinos e em outros órgãos importantes. Está associada a um risco maior de se desenvolver resistência à insulina e diabetes.

Gorduras trans – Gorduras hidrogenadas presentes em produtos à base de óleos vegetais sólidos ou semi-sólidos, como margarina, e em muitos itens de confeitaria e alimentos semiprontos. Para produzir essas gorduras, o gás hidrogênio é injetado no óleo vegetal na presença de catalisadores químicos. O processo modifica a estrutura química das gorduras de tal maneira que o organismo tem dificuldade de metabolizá-las. As gorduras trans foram associadas ao aumento do risco de diversas doenças, entre elas câncer, diabetes, arritmia cardíaca e aterosclerose.

Hipoglicemia – Baixo índice de açúcar no sangue (glicose).

Homocisteína – Produto da quebra metabólica da metionina, um aminoácido essencial encontrado na proteína. Altos níveis de homocisteína podem elevar o risco de doença cardíaca, perda de memória e mal de Alzheimer.

Índice de Massa Corporal (IMC) – Medida da gordura corporal baseada na altura e no peso. Para calcular o IMC, divida seu peso em quilos pelo quadrado da sua altura. Veja a página 183.

Índice glicêmico (IG) – Índice dos açúcares alimentares que são rapidamente absorvidos. Quanto maior a taxa de absorção dos açúcares no sangue, maior o índice glicêmico.

Infarto do miocárdio – Conhecido também como ataque cardíaco. É causado pela obstrução de uma artéria coronariana por um coágulo sangüíneo que provoca a morte de uma região do músculo cardíaco em decorrência da falta de oxigênio.

Insulina – Hormônio secretado pelo pâncreas que controla a concentração de glicose no sangue.

Isquemia – Redução do suprimento de sangue para um tecido ou órgão do corpo.

Lipídio – Termo geral que designa substâncias gordurosas, entre elas os ácidos graxos, os triglicerídios e o colesterol.

Lipoproteína – Complexo protéico que consiste na combinação de proteínas e lipídios. As lipoproteínas atuam no transporte do colesterol.

Lipoproteína de alta densidade (HDL – High density lipoprotein) – Lipoproteínas que transportam o colesterol até o fígado para decomposição e excreção. Conhecido também como "bom colesterol".

Lipoproteína de baixa densidade (LDL – Low density lipoprotein) – Lipoproteínas que transportam o colesterol aos tecidos do corpo. O LDL alto pode provocar danos às artérias. Conhecido também como "colesterol ruim".

Luteína – Um tipo de carotenóide que, junto com o composto zeaxantina, desempenha um papel essencial na função da mácula do olho.

Membrana celular – "Parede" que cerca as células vivas de todos os organismos. É composta de proteínas e gorduras (fosfolipídios).

Metabolismo – Soma de todos os processos bioquímicos que ocorrem nas células vivas. O termo costuma ser usado também para se referir à interação entre ingestão, utilização e produção de energia.

Microbiologia – Ramo da biologia que envolve o estudo de microorganismos e seus efeitos nos seres humanos.

Micronutriente – Qualquer substância, como uma vitamina, mineral ou microelemento mineral, essencial para o crescimento e o desenvolvimento saudável do organismo.

Mitocôndria – Estrutura responsável pela produção de energia na célula.

Obesidade – Condição definida pelo peso corporal acima da média, em geral com um Índice de Massa Corporal (IMC) acima de 30 (veja a página 183).

Ômega-3 – Ácidos graxos poliinsaturados presentes em algumas fontes vegetais (veja *Ácido alfa-linolênico*).

Ômega-6 – Ácidos graxos poliinsaturados encontrados em todos os óleos vegetais, sementes e nozes.

Osteoporose – Condição em que a estrutura óssea é modificada e enfraquecida, aumentando o risco de fraturas.

Oxidação – Resultado de uma reação química com o oxigênio. É associada ao envelhecimento, mas também constitui uma parte importante do sistema de defesa do organismo contra infecções.

Paraoxonase – Enzima associada ao HDL que ajuda a prevenir a oxidação do LDL.

Peptídios – Grupo de compostos que consiste em dois ou mais aminoácidos.

Picnogenol – Procianidinas extraídas da casca do pinheiro.

Plaquetas – Diminutas partículas semelhantes às células que são essenciais para a coagulação sangüínea normal. Às vezes, porém, se tornam excessivamente viscosas em pacientes com doenças cardíacas, aumentando o risco de formação de coágulos e causando ataques cardíacos ou AVCs.

Polifenol – Qualquer composto químico que tenha mais de um grupo fenol.

Prebiótico – Carboidrato complexo que promove o crescimento de bactérias saudáveis no intestino.

Proantocianidina – Outra designação para procianidina.

Probiótico – Suplemento alimentar e alimento contendo bactérias potencialmente saudáveis que podem melhorar a função intestinal.

Procianidina – Tipo de flavonóide que consiste principalmente em epicatequina e catequina em cadeias curtas, conhecidas como oligômeros (veja a página 79).

Prostaciclina – Lipídio biologicamente ativo sintetizado a partir do ácido araquidônico que atua como vasodilatador e inibe a função das plaquetas, prevenindo a formação de coágulos sangüíneos.

Prostaglandina – Tipo de lipídio biologicamente ativo que desempenha uma função crucial na inflamação.

Proteína – Compõe-se de uma ou mais cadeias de aminoácidos. As funções estruturais e bioquímicas essenciais de todas as células dependem das proteínas que elas contêm.

Radical livre – Molécula instável contendo pelo menos um elétron desemparelhado que interage com outras moléculas e causa oxidação. A oxidação provoca danos celulares, desencadeando doenças e envelhecimento prematuro.

Resistência à insulina – Perda de sensibilidade à insulina nos músculos, na gordura e no fígado, o que resulta na lenta captação da glicose no sangue.

Síndrome metabólica – Combinação de sintomas médicos que inclui obesidade, diabetes ou resistência à insulina, hipertensão arterial, colesterol HDL baixo e triglicerídios elevados.

Síndrome X – Veja *Síndrome metabólica.*

Taxa metabólica basal (TMB) – Velocidade em que o organismo queima calorias em repouso.

Teobromina – Substância encontrada no cacau cuja estrutura é semelhante à da cafeína e que também possui efeito estimulante.

Terapêutica – Ramo da medicina que diz respeito ao tratamento e cura de doenças.

Triglicerídios – Três moléculas de ácidos graxos associadas a uma molécula de glicerol. É a forma mais comum de moléculas de gordura naturais encontradas nos alimentos e produzidas pelo organismo. Os triglicerídios circulam na corrente sangüínea transportados pelas lipoproteínas, que também carregam colesterol. Assim, altos níveis desses elementos podem ser sinal de colesterol elevado, além de estarem associados a um risco maior de doença cardíaca.

Vascular – Termo relacionado aos vasos sangüíneos.

Vasoconstrição – Constrição dos vasos sangüíneos resultante da hipertensão arterial.

Vasodilatação – Relaxamento e alargamento dos vasos sangüíneos que ocasiona a redução da pressão arterial.

Veia – Vaso sangüíneo que faz parte do sistema circulatório. Em geral, transporta sangue com pouco oxigênio até o coração.

Vins de pays – (Fr.) Um estilo de vinho regional. Uma categoria acima dos *vins de table* (vinhos de mesa).

Índice das receitas

Informações sobre os próximos lançamentos

Para receber informações sobre os lançamentos da EDITORA SEXTANTE, basta cadastrar-se diretamente no site www.sextante.com.br

Para saber mais sobre nossos títulos e autores, e enviar seus comentários sobre este livro, visite o nosso site www.sextante.com.br ou mande um e-mail para atendimento@esextante.com.br

EDITORA SEXTANTE
Rua Voluntários da Pátria, 45 / 1.404 – Botafogo
Rio de Janeiro – RJ – 22270-000 – Brasil
Telefone (21) 2286-9944 – Fax (21) 2286-9244
E-mail: atendimento@esextante.com.br